健身气功通用教材

健身气功发展史

国家体育总局健身气功管理中心　编

人民体育出版社

编委会

总　序

气功作为中华民族的文化瑰宝，是一门研究自我身心和谐的学问。据现有资料考证，气功至少已有五千多年的历史。其源起与人类的形成同步，盛行于新石器时代。在春秋战国时代，与百家诸子的学说相结合，形成了完整的理论体系。秦汉以降，流行于社会各阶层。汉季，佛教东渐、道教兴起，气功实践与宗教修行相结合，之后在魏晋、隋唐以至明清，又经历数次繁荣昌盛的阶段。大量实践经验的积累，形成了健身气功独具特色的理论体系和丰富多彩的锻炼方法，数千年来为中华民族的繁衍生息作出了卓越的贡献。

进入21世纪，健身气功事业发生了翻天覆地的变化，开创了健身气功史上空前的良好局面。国家体育总局健身气功管理中心从挖掘整理优秀传统气功功法入手，并汲取当代最新的科学研究成果，先后编创推出了健身气功·易筋经、五禽戏、六字诀、八段锦和太极养生杖、导引养生功十二法、十二段锦、马王堆导引术、大舞等系列功法，积极引导群众开展健康文明的健身气功活动，满足广大群众日益增长的多元化健身需求。尤其是近年来，国家体育总局健身气功管理中心把健身气功与建设健康中国、体育强国和文化强国结合起来，注重与健康、文化等融合发展，加之《“健康中国2030”规划纲要》等系列国家政策的指引和新时代群众对美好生活愈加迫切地向往，学练健身气功的群众与日俱增，不仅形成了数以百万计的健身气功习练人群，精彩纷呈的健身气功活动在中国城乡开展得如火如荼，而且还传播到境外众多的国家和地区，成为世界各国民众了解中国文化和分享健康生活的重要途径。

随着学练健身气功的持续深入，广大群众对健身气功的悠久历史和文化内涵全面了解的渴望愈加强烈，对隐藏于古老典籍中的气功健身原理秘奥的兴趣愈加强烈，对千百年来健身气功增进身心健康的经验方法的学习热情愈加强烈，对运用现代科学探索健身气功的研究成果的关注愈加强烈。然而，之前编写出版的健身气功·易筋经、五禽戏、六字诀等系列功法丛书，限于种种原因，仅对编创推广的各种功法进行了简要介绍，未能就功法功理等深层次问题进行系统阐释。为满足广大健身气功习练者的迫切需要，我们经过长时间的论证和酝酿，自2014年起陆续启动了健身气功系列通用教材的编撰工作。因为，健身气功推广普及虽然千头万绪，但关键环节是功法教材。建设什么样的功法教材体系，核心教材传授什么内容、倡导什么样的价值取向和学术导向，关系到健身气功的育人与育才，关系到健身气功的发展与昌盛，关系到中华文化的传承与升华。遗憾的是，健身气功至今尚无一套全面而系统的通用教材。经过专家学者们的审慎研究，此次编撰的系列通用教材，主要包括《健身气功导论》《健身气功发展史》《健身气功·易筋经》《健身气功·五禽戏》《健身气功·六字诀》《健身气功·八段锦》《健身气功·太极养生杖》《健身气功·导引养生功十二法》《健身气功·十二段锦》《健身气功·马王堆导引术》《健身气功·大舞》等。

时代是思想之母，实践是理论之源。健身气功绵延数千年，有其独特的文化内涵；新时期编创推广的各种健身气功功法，也有十几年的实践积累。此次编撰系列通用教材，既要加强对健身气功传统文化的挖掘和阐发，也要加强对实践经验的总结和提炼，更要善于聆听时代的声音，使健身气功养生文化与当代文化相适应、与现代社会相协调，把跨越时空、超越国界、富有永恒魅力、具有当代价值的文化精神弘扬起来，进一步推动健身气功创造性转化、创新性发展，激活其生命力，为解决人类健康问题贡献健身气功智慧和方案。这次编撰工作是以科技攻关的方式展开的。《健身气功导论》委托中国科学院力学研究所陶祖莱研究员撰写，主要是从中国传统文化与现代科学相结合的视角，探讨并系统阐释气功健身的基本原理、练功要素和实践指要等内容，从总体上论述了健身气功的共同规律和内容，是贯穿健身气功各功法的生命线。《健身气功发展史》委托国家体育总局体育文化发展中心和天津体育学院联合编撰，是以中国历史发展脉络为主线，着重阐述健身气功的历史演变进程和规律，旨在正本清源，更好地认知、继承和发扬健身气功养生文化。《健身气功·易筋经》等系列功法教材，均是委托原功法编创课题组负责编撰。各功法教材依据经典，征诸实践，分别从史、理、法、效、学、练、教、问等角度讲述各功法的奥秘，既有继承，也有发扬，特别是使过去很多难以言表的、只有靠师徒传授和反复领悟的内容跃然纸上，让学者有迹可循、有法可依，对初学健身气功具有指导意义，亦能指明向更高境界进取的途径。

行百里者半九十。中国汗牛充栋的古代典籍著作，正史之中虽屡见健身气功的蛛丝马迹，但鲜有专文论述，野史、稗史虽记述广泛，然往往浅而不确；历代医家经典虽多有专题论述，却多重其法而简其理、略其论；各家宗教修持秘典，资料虽丰、记述亦详，因或隐语连篇，或语言晦涩，或借喻累牍等缘故，要想挖掘气功健身之奥义，困难亦是颇巨。21世纪现代科学发展可谓迅猛，但面对人体这个复杂的巨系统，至今尚无法用现代科学理论完全解释气功健身养生的机理。何况，古人之思想、生活之环境、知识之背景、认知之方法，与今人已有迥然之别。因此，要想编撰一套适应新时代发展要求、立足中国传统文化、体现国际学术前沿的健身气功通用教材，需要各项目组付出更为艰巨、更为艰苦的努力。“为学之实，固在践履”。各项目组承担任务后，坚持解放思想、实事求是、与时俱进、求真务实，坚持辩证唯物主义和历史唯物主义，紧密结合新的时代条件和实践要求，以全新的视野深化对健身气功规律的再认识，进行了大量的文献检索考证和广泛的调查研究，分别组织了不同类型的教材研讨会，进行了多次集中封闭撰稿和教学实验，反复斟酌、几易其稿、精雕细琢，努力锤炼精品。与此同时，我们还邀请多位学术造诣较高的权威专家组建评审组，在立项评审、中期检查和结项评审等关键环节上严格把关，在编撰过程中积极出谋划策、提供咨询和建议，从而确保高质量编撰教材。值得一提的是，陶祖莱研究员为整套教材的框架设计和内容编写提供了宝贵的智力奉献。在此，我们由衷地感谢各项目组、专家评审组付出的辛勤劳动！

这次编撰教材是健身气功深化改革的一项重要举措。为保证系列教材编撰质量，采取分批启动、分批推出的方式。在编撰过程中，我们做了以下几方面的努力。一是守中学为体，以西学为用，运用集体的智慧，增强教材的科学性、人文性、民族性、时代性、系统性和实用性。二是尊重功法原创，融入最新研究成果，在理论内涵的挖掘、技术操作的规范上下功夫，注重功法体系建设，倡导健康生活方式。三是教材各自独立成册，方便学者阅读操作，并充分考虑受众面，力求把难懂的古代语言和现代科学术语尽量用通俗易懂的言语表达出来，既方便普通群众学练健身气功使用，亦可供练功已有相当基础者提高运用。编撰教材的同仁们，有心为普及和发展健身气功事业尽绵薄之力，但这毕竟是项全新的工作，向无蓝本可循，其编撰难度之大是可以想象的，又限于我们的水平和能力，肯定会有许多不尽如人意之处，敬请各界专家、学者和读者们给予批评和指正，使之能更好地为指导民众科学练功、增进身心健康发挥作用。

前　言

一个民族要生存和发展，除了进行经济、政治、军事、文化等各种活动，为自己创造一个比较适宜的外部条件外，还必须从事一些用于自身发展的健身活动。正因为如此，在世界上任何一个古代文明中，人们都可以看到具有鲜明民族特色的健身术。同样，有着五千多年灿烂文明史的中华民族，在历史的发展中也发展出了具有东方特色的健身体系——健身气功。

作为中国土生土长的一种健身养生功法，健身气功与中国传统文化有着千丝万缕的联系。通过梳理健身气功的发展演变历程，我们也可以看出它与中国传统文化有着根深蒂固的关系，在它发展演变的每一个阶段，都有着中国传统文化的鲜明印记，它的功法与健身意义与中国儒家文化、道家文化、佛教文化、中医文化、武术文化等有着密切的关系，并且经过千百年的发展演变，已经形成了自身独特的健身、养生文化内涵。

从20世纪初至今，在不同的时间阶段都有一些研究者对气功相关概念进行理论阐述。了解他们对于气功概念的认识，对我们科学准确地把握“什么是气功”，“什么是健身气功”具有重要意义。

一、相关概念的界定和梳理

概念属于发展的范畴，气功从古代发展至今，内涵和形式一直在不断地丰富和增演。导引的概念早在先秦时期就被确认，并广泛使用，而“气功”一词则出现较晚。在中华气功发展史上，晋代以前并无“气功”一词，不过与现代气功内涵相类似的身心锻炼方法的词语或方法，却时见于古代史书的记载。如散见于历代文献中的“吐纳”“导引”“服气”“调息”“定功”“内功”“静功”“坐忘”“禅定”“胎息”等，都属于气功的范畴。这些名称虽不相同，但都是从不同角度，通过姿势、呼吸、心神的调炼，来达到练气养生的目的。这些实际上都属于气功的内容，表明气功在中华文明历史上有着悠久历史。以上名称虽然属于气功范畴，但与气功都有本质的联系和内容形式上的微小差别，实质都是通过调身、调息、调心等运动形式达到强身健体的目的，本书只把这些与气功健身相重合的点拿出来分析，至于它们之间的区别及其他方面，不再赘述。

“气功”一词最早见于晋代许逊所著的《净明宗教录》一书中，其中记载有“气功阐微”之语。此处气功虽有练气、修德之意，但尚未作为专用名词使用。此后，在碧严先生所撰《中山玉柜服气经》（《云笈七签》卷六十收录）中，也出现了“气功妙篇，气术之道略同……”的记载，但它在内涵上与我们现在所说的气功也还不是完全一致。1931年王竹林先生出版了《意气功详解》一书，首次直接以气功命名。1934年董浩先生编著的《肺痨病特殊疗法——气功疗法》出版，1938年方公溥的《气功治验录》付梓，并创立了“公溥气功治疗院”。在这些研究成果中，都逐渐将气功这一名称提了出来，他们可以说是近现代最早提出和推广“气功”这一概念者。

1957年，气功这个词语又出现在刘贵珍先生编著的《气功疗法实践》一书中。他在书中这样写道：“‘吐呐、导引、定功、静功、内功、调息、静坐’等都属于气功的范围。这些名称虽不相同，但都是从不同角度，通过姿式、呼吸、心神的调炼，来达到培育元气的目的。这就是我们统称的'气功'。所以，我们把培育元气的健身法称之为气功。[①]"从这段话可以看出，刘贵珍先生是将呼吸之气调整看作是气功的本质特征的。

之后，许多专家又对气功的概念问题作了分析。如北京中医药大学刘天君教授认为："气功是以古典哲学理论为指导思想，以调身、调息、调心的统一操作为内容，以开发人体潜能为目的的心身锻炼技能。[②]"杨丙人先生认为，"气功是一种专门增长、调动和应用人体场，包括能量流及其信息的自我锻炼方法[③]"。"气功是中国古代劳动人民在长期同疾病和自然灾害作斗争的实践中，逐渐总结而成的一种自我身心锻炼的方法。气功锻炼是在其传统理论的指导下，通过调身、调息、调心（合称三调）的配合应用，以平衡阴阳，充实内气，活跃气机，从而达到发掘人体潜能的作用[④]"等。

结合以上学者们的研究和分析，我们基本上可以将气功定义为是一种以调心、调息、调身为手段，以防病治病、健身延年、开发潜能为目的的一种身心锻炼方法。这种方法是一种以自身形体活动、呼吸吐纳、心理调节相结合为主要运动形式的民族传统体育项目，是中华悠久文化的组成部分。

从气功在历史上的发展、演变来考察，中华气功的主体是健身气功，诸如古代的导引、吐纳、食气等气功形式，都是早期的健身形式。后经诸子百家以及儒、道、佛、医的研究应用，逐渐地传习发展成为一类自我身心锻炼的气功健身方法。随着历史的演进，一些形成规范的健身功法逐渐为广大民众所熟知，人们从这类健身气

---

①刘贵珍：《气功疗法实践》，1957年版，石家庄，河北人民出版社。

②刘天君：《关于气功定义的探讨》，载《中国气功科学》，1996年3期。

③杨丙人：《气功定义的探讨》，http://blog.sina.com.cn/s/blog_687553110100k87b.html。

④黄健，慧勤：《简明气功辞典》，2000年版，107页，上海，上海科学技术出版社。

功的锻炼中受到健体、祛病和延年的益处，并对健身气功逐渐有了较多的了解。

中华人民共和国成立以后，随着党和国家对人民群众健康的关心，在相关部门的指导下，对健身气功进行了挖掘、整理和研究，建立了临床和研究机构，培养了专业人员。一些气功家与医务工作者合作，用现代的科学技术，对气功医疗功效进行了实验研究，在临床治病和理论研究两方面取得了很大成绩。在“文化大革命”期间和20世纪80年代后期与90年代初期，传统的中华气功文化虽然经历了一段曲折的发展经历，但经过国家管理部门的清理、整顿，通过去伪存真，气功迎来了新的发展机遇。

1996年8月5日，在中共中央宣传部、国家体委、卫生部、民政部、公安部、国家中医药管理局、国家工商行政管理局联合下发的《关于加强社会气功管理的通知》中，“健身气功”一词被正式提了出来，并明确指出：“社会气功是指社会上众多人员参与的健身气功和医疗气功活动。其中群众通过参加锻炼，从而强身健体、养生康复的，属健身气功；对他人传授或运用气功疗法直接治疗疾病，构成医疗行为的，属气功医疗。[①]”这种将气功分为健身气功和医疗气功的分类法，不仅是加强社会气功管理的需要，也反映了当时气功发展的客观现实，同时也符合气功发展的客观规律。

2000年9月8日，经国家体育总局第18次办公会议通过的《健身气功管理办法》，对健身气功的概念进行初步界定：“本办法所称健身气功是中华悠久文化的组成部分，是以自身形体活动、呼吸吐纳、心理调节相结合为主要运动形式的民族传统体育项目。”这一正式确定的健身气功概念，对健身气功的本质特征作了明确的表述，即以健身

①国家体育总局健身气功管理中心：《健身气功二百问》，2007年版，1页，北京，人民体育出版社。

为出发点和最终目的，是自身形体、呼吸和心理调节相结合的传统体育项目，是中华悠久文化的组成部分。上述特征实际上也是健身气功与其他体育项目相区别的本质属性。

“健身气功”属于复合名词，“健身”和“气功”两个词语相互限定。一方面，“健身”作为定语修饰“气功”，将气功限定为健身目的，有健身意义的气功。另一方面，“气功”作为定语修饰“健身”，限定了健身的手段是通过气功锻炼。这就规范了体育健身和气功锻炼之间相互取舍的限定关系。既突出气功的主要运动形式和功能，通过调身、调息、调心的运动形式达到强身健体的目的；又发展了体育的基本目的——运动健身。健身气功在气功和体育运动找到重合之处，二者的重合点，增减之间形成健身气功独到的活动形式，使其成为区别于其他体育项目的体育健身方式。

概念和特征的确定，为指导人们进行锻炼和科学研究指明了正确的方向，保证了健身气功科学、健康地发展。健身气功的概念，是在中华传统气功文化的基础上，在实践过程中，通过去伪存真和甄选与优化后提出来的，因而具有深厚的文化内涵和价值。

首先，健身气功的核心是追求健康，相应地其主要价值就是确定了健康的真正内涵和获得的渠道，即健身气功应该站在中国传统医学和现代西方医学的角度，从对健康的认识历程中汲取营养。这也是健身气功传统价值与现代价值的互为融合。

其次，健身气功作为一类体育项目，其健身理念适用于现代体育健身的一般科学基础。但健身气功又是具有中国传统特点的体育项目，因而中国传统的健身理论也成为了健身气功之健身理念的主要内容。

第三，“形体活动、呼吸吐纳、心理调节”既带有体育运动的一般属性，同时更突出了健身气功的个性特征。这种个性特征突出体现在心理调节的方式和内容之中，具有中华民族敦厚的文化特征。

第四，健身气功是中华传统文化的一朵优秀奇葩，通过调身、调息、调心的方法使人体在运动健身时进入最佳状态并发挥最好水平，则是健身气功的最终目标之一。从这一角度来看，健身气功可以成为未来世纪生命科学的突破口和打开人类更高智慧大门的敲门砖。

二、本书编写的学术路径

健身气功史是一门研究健身气功在数千年的历史长河中，在多种文化合力作用下，孕育、形成和不断增演发展的学科。从学科性质讲，它属于社会科学范畴；从历史学角度看，它又属于通史范畴的专门史，其时间跨度从远古一直到如今现阶段。为了对健身气功从古到今漫长的历史能有个全程性和阶段性的基本把握，本书以历史时期为主线，研究健身气功的萌芽与形成、发展与规范的历史演变规律。

中华气功史料浩如烟海，散见于经、史、子、集等各类历史文献，它的内涵和外延随着历史的发展，至今仍在不断地丰富和扩大。本文只从健身养生的视角，沿着历史发展的脉络，重点地介绍每个历史时期比较典型的人物、文献著作、主要的健身气功养生思想、主要功法实践及现阶段编创推广的新功法的源流等，把健身气功的发展轮廓和相关功法形成和发展关系客观地展现。在撰写中主要参考各时期的文献典籍、现阶段各领域学者的相关研究成果，以及国家体育总局创编推广的气功功法的前期研究成果等。

三、研究健身气功史的目的和意义

国家体育总局健身气功管理中心在结合传统气功文化和理论基础上创编的一系列健身气功新功法，分别于2003年和2010年推出了“五禽戏”“六字诀”“八段锦”“易筋经”及“太极养生杖”“导引养生功十二法”“十二段锦”“马王堆导引术”“大舞”等功法。以上功法自推广普及以来，深受社会大众的广泛欢迎，收到了良好的社会效果。截至2015年年底，全国正式注册的健身气功站点达到了27838个，习练群众达到350 多万人，同时还向海外40个国家和地区宣传推广健身气功。与此同时，通过科研课题立项，对与健身气功相关的基础理论、功理功效、文化建设、产业发展等多领域进行了广泛的调研探讨。但关于健身气功发展的研究，尚有待完善，如关于健身气功理论基础等需要进一步的梳理和研究。

健身气功是民族传统体育中的代表性项目，而健身气功史是气功学中一门最基本的主干学科。健身气功作为一个有着自己特点的人体健身养生方式，之所以能够独立成为一门学科，就在于它和其他健身项目相比，具有自己的历史过程和文化背景。从这个意义上说，有关健身气功发展史研究应是理论研究中的制高点。健身气功史研究可以为其他相关理论研究提供一个历史的时空框架。目前，有关气功的人文社会学科理论研究少有突破，应该说与气功发展史的研究不足有关。

通过梳理和认识健身气功孕育、形成与发展的基本历史进程及规律，探讨其深厚文化背景、价值功能、社会载体等多方面内容。我们今天要继承、弘扬健身气功文化，必须遵循它的发展规律。可规律总是隐藏在事物背后，对它的把握，总需要一个由表及里的研究过程。因此，研究历史，首先尽可能全面了解某一事物的历史现象，这是个基础，否则就成了空梳之谈。努力寻找形成这一现象及不同历史阶段特点的根本原因，找出相关事物间存在的发展关系，只有在了解现象、总结特征和分析原因这样一个由表及里的过程基础上，才能真正认识、掌握事物发展的历史规律，从而对当今健身气功的发展走向有一个较为清醒的认识。

健身气功的形成与发展和中国各历史时期的社会背景、经济发展、文化思想等，有着多方面的密切关系。因此，通过对健身气功史的学习和研究，也是从一个侧面来认识、了解中国悠久的历史文化，以及健身气功在中国传统文化中的历史地位与作用。另外，健身气功无疑是中国传统文化的优秀成果之一。在这个文化成果中，既有古人的智慧精华，也不可避免地裹挟着历史糟粕。我们只有在对气功发展历程认识的基础上，以历史和辩证唯物主义为理论指导，以科学的、客观的精神甄别区分。

随着时代的前进和社会的进步，健康将逐渐成为人类的永恒追求。在现代系统科学思维崛起的科学体系中，在现代整体健康观念的理论框架启示下，在重新审视中国传统健身理论的基础上，继承、发扬和构建健身气功的健身理论将会是一个有着理论价值和现实意义的课题。

目　录

第一章 先秦时期的健身气功

（远古——公元前221）

健身气功起源于何时，至今未见直接的文献资料。但根据间接的文献资料和考古学的有关证据，早在史前时期的古人类中，就出现了一些养护自身机体的气功运动方式。这实际上就是中国最早的具有健身特点的气功雏形。春秋战国时期，随着人们开始注重对一些健身养生活动形式的总结，逐步规范化的气功健身特色渐渐引起人们的重视，健身气功开始初步形成了。

第一节　原始形态的健身气功

气功，作为人类的一种文化形态，起源甚早，伴随着人类的发展而逐步成型。人类在诞生的早期，既无锋利的爪牙，又无坚厚的毛皮，力气和迅捷奔跑的能力也远远比不上许多野兽，又加之当时恶劣的卫生条件，所以人类在各种生活活动中受伤和生病是难以避免的。有了伤痛疾病，人类自然就要寻找治疗的方法，而在伤痛疾病的反复发生之后，又会促使人们积极寻找防治伤病、保护自身健康的方法，这可以说是史前气功知识产生的前提条件。同时，出于对恶劣自然条件的抗争，人类也摸索出了一些养护自身肌体的气功运动方式。这样，一系列原始的以健身祛病为主旨的气功形式也就开始萌芽了。

一、文物考古资料展示的原始健身气功信息

随着史前人类保护身体技能的一些初级知识的出现和发展，人类一些有意识地保护身体的原始气功形式开始出现在当时人类的生活中。史前时期，与原始健身气功有关的某些表现，主要反映在以调谐身体机能

为主的运动健身方式方面。这在考古资料和民族学资料中，均有着一定的反映。

其实，这种以调谐身体机能为主的早期健身气功形式的出现，是有着一定的人类生活基础的。其中，火的应用与饮食的改进、衣着的进步、婚姻形态的演进、居住方式和环境卫生的改善等，都为以调谐身体机能为主的早期气功健身方式的出现奠定了基础。

首先是火的利用。在我国早期的古人类云南元谋人化石产地地层①、陕西蓝田猿人遗址②、距今50万年前的北京猿人洞穴中③，均发现了当时人类用火的痕迹，表明人类已能有意识地对火进行控制与使用（图1）。后来，人们在长期制作工具的过程中，发明了人工取火的方法。这一进步，大约是在山顶洞人之前就开始了④。从史前人类偶然接触火，到适应和有意识地利用火，表明了人类掌握了支配一种自然力来改善自己的

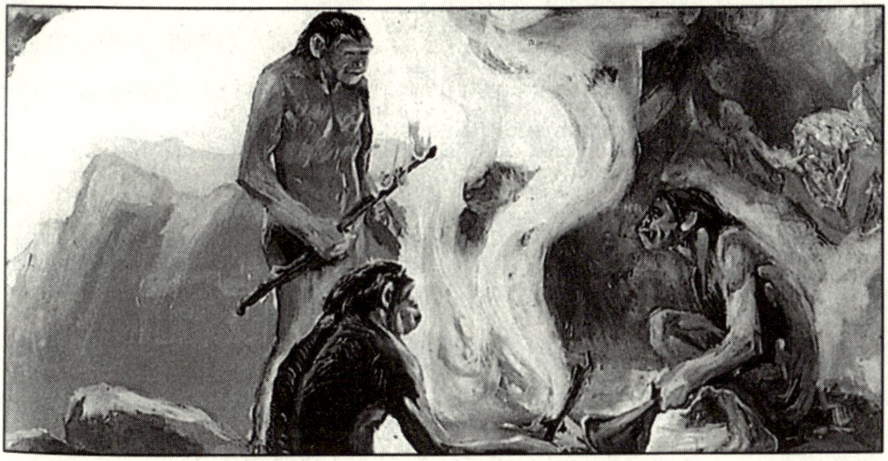

图1　北京人用火图（载齐心主编《图说北京史》上，图22，北京燕山出版社出版，1999年9月）

①张兴永、周国兴：《元谋人及其文化》，载《文物》，1978年10期。

②吴新智、袁振新、韩德芬，等：《陕西蓝田公王岭猿人地点1965年发掘报告》，载《古脊椎动物与古人类》，1966年10期。

③贾兰坡：《中国猿人及其文化》，1964年版，北京，中华书局。

④史兰华，等：《中国传统医学史》，1992年版，7页，北京，科学出版社。

生存条件；从最初的利用火以供取暖御寒，改善潮湿阴冷的生活居住环境，到有意识地利用火的特点，通过各种方式（如新石器时代居住遗址中发现的用火取暖的灶炕、火烧地面等[①]）来减少因风寒引起的外感疾病和阴冷潮湿而导致的风湿病，说明火的应用作为一种原始的提高机体保健的手段已成为史前人类生活的重要组成部分。这也是人类有意识地进行养生保健的一种重要形式。

火的应用，促使人们开始实施一些人类养生保健的措施，比如改善了饮食条件和营养状况、增强了人类抵抗疾病的能力；比如热熨法、灸治法等火疗和熏疗法及其他一些通过火的使用而降低疾病发生率、有助于增进健康的方法等。这类原始的以火疗为特点的人类原始的养生保健形式，是早期人类健身气功萌芽的条件之一。

衣着的进步，也是史前人类早期健身气功萌芽的条件之一。在距今两万年前的山顶洞人遗址中，就发现了一端带孔的骨针，这显然主要是作为缝制衣服的工具来使用的[②]。此外，在新石器时代西安半坡遗址出土的许多陶器上皆留有布纹痕迹[③]、在河姆渡文化遗址还发现有管状骨针[④]、大汶口遗址10号墓发现有死者身上覆盖的朽衣灰遗物[⑤]等。这些发现都说明早在七千多年以前，我们的祖先就已发明和使用织机来织布了，反映出史前人类已经从赤身裸体状态逐渐穿上了纺织而成的衣物。这是人类在自我保护措施方面的一大成就，这种对自身机体的有意识的护养，是人类原始养生手段的又一重要内容。从某种意义上讲，它虽然不能等同于后来人类的养生体育形式，但这种有意识地养护自身机体的保健方法，在一定程度上为早期健身气功的出现奠定了条件。

人类婚姻形态的进步，也为人类自觉地实施养生保健、提高身体

---

①彭曦：《对我国原始社会医疗保健的初步考察》，载《史前研究》，1985年3期。

②贾兰坡：《山顶洞人》，1951年版，龙门联合书局。

③许顺湛：《中原远古文化》，1983年版，314页，郑州，河南人民出版社。

④宋兆麟、黎家芳、杜耀西：《中国原始社会史》，1983年版，170页，北京，文物出版社。

⑤中国社会科学院考古研究所：《新中国的考古发现与研究》，1984年版，94页，北京，文物出版社。

素质创造了条件。从早期的群婚杂交阶段，到只能在同辈兄弟姐妹之间进行的血缘群婚阶段，到限于在两个不同血缘集团之间进行的族外婚阶段，直到相对固定的对偶婚阶段，每一种婚姻形态的进步都标志着人类对自身体质进步认识的提高。为了有利于人类身体素质的提高，为了减少遗传性疾病，婚姻形态的进步也在一定程度上为早期健身气功的出现提供了可能性。

早期人类居住方式和环境卫生的改善，如从最初的洞穴居处，到半地穴式居处，逐渐发展为有墙壁和屋顶的土屋、木屋与石屋，是人类通过居住生活方面的改善而有意识地提高自身养生保健的条件的前提。这种以自然条件的改善来加强人类自身养护的方式，可以说是人类最早、最朴素的养生保健措施，它既包含了人类最普遍的养生观念，又集聚着人类体育养生的一些特点。继之后来出现的诸种人类养生方式，如食养生、气养生、动养生及环境养生等，都与史前人类这种最初的、朴素的养生内容有着密不可分的联系。而这同样是人类早期健身气功出现的前提。

上述早期人类在火的利用、衣着的进步、婚姻形态的进步和居住方式与环境卫生改善方面的进步，都为早期健身气功的出现提供了前提。而就在上述诸条件的基础上，史前人类通过长期的生活实践，逐渐地认识了一些以调节身体机能、提高身体抵抗能力的早期气功健身方法。而这些早期气功健身方法形式，在原始时代的一些考古资料中都有着较多的体现。

在史前的考古遗存中，还发现了一种砭石，这类砭石亦即后来的针石。按照《说文解字》的解释："砭，以石刺病也。"说明砭是一种原始的医疗工具。根据考古资料，旧石器时代中期的丁村人已能把石片加工成三棱尖状器，石尖之锋利，不亚于针尖。近年来有人指出"早期的砭石包括不同类型的打制小型石器"[①]，可证中国砭石的起源不迟于旧石器时代晚期。至新石器时代，各种类型的砭石多有发现。1963年在内

①马继兴、周世荣：《考古发掘中所见砭石的探讨》，载《文物》，1978年11期。

蒙古多伦旗头道洼新石器时代遗址中，发现了一根经过磨制的石针，长4.5厘米，一端有针，呈四棱锥形，可作针刺之用①。在山东日照两城镇龙山文化遗址中，也发现了两枚锥形砭石，其中一枚残长9.1厘米，粗端为三棱锥体，细端为圆锥体；另一枚残长8.3厘米，尖端为长而锐利的三棱锥体②。另外，在考古发掘中，一些新石器时代遗址中还有骨针、陶针和石锥出土③。这种种相关资料的发现，反映出砭石的应用，早在石器时代就出现了。

据有关学者的研究，史前的砭石主要有两种用途，一是外治，即作外科割治之用；二是内治，即后来的针灸④。关于石器时代针灸的产生，还见于许多文献的记述，西晋皇甫谧之《针灸甲乙经》中曾说："黄帝咨访岐伯、伯高、少俞之徒，而针道生焉。"唐孙思邈所撰《备急千金要方·序》中提到："黄帝受命，创制九针。"而另一些著作，如罗泌的《路史》却有关于伏羲氏"尝草制砭以治民疾"的说法。这些文献的记载，虽存在着黄帝和伏羲氏的差异，但它们所认定的人物却同属于新石器时代。结合石器时代有关砭石的不断出土，反映出至迟在新石器时代，原始的针灸即已出现了。

针灸的出现。根据中医理论，针灸是通过调理气机达到治疗疾病的目的。《灵枢·终始篇》说："用针之类，在于调气。"也就是说，针灸是通过调整人体之气来达到消除疾病、恢复健康的目的。而为达到这一目的，针砭的实施对象当然就是对人体腧穴的刺激。这样一来，就会在人体中产生循经感传的现象⑤。《灵枢·根结篇》把针灸时人的体内出现的循经感传现象视作"得气"的一种表现，提出有的"气滑"、有的"气涩"。《灵枢·行针篇》中还有"或神动而气先针行，或气与针相

①傅维康：《针灸推拿学史》，1991年版，10页，上海，上海古籍书版社。

②同①，10~11页。

③彭曦：《对我国原始社会医疗保健的初步考察》，载《史前研究》，1985年3期。

④张荣明：《中国古代气功与先秦哲学》，1987年版，38页，上海，上海人民出版社。

⑤傅维康：《针灸推拿学史》，1991年版，27页，上海，上海古籍书版社。

逢，或针已出而气独行”等现象的记载。这种现象与气功学家在进行静坐、导引和吐纳等养生功法练习时，所体验到的有一股气流在体内按一定的路线运行的循经感传现象是相类似的。根据医学中的经络学说，人体经络的发现与经络循行路线的确定，与针灸、导引行气中发现的循经感传现象有密切的联系。随着石器时代针灸的出现和人类身体中随之产生的循经感传现象，原始人类对人体的经络现象当已有所认识。这为后来经络概念、经络学说和气功的出现与形成奠定了基础。因此，原始砭石的运用有赖于对人体腧穴的发现，并会产生相应的循经感传现象。而这种人体内循经感传现象的产生，与原始的导引、行气等气功的出现又有着密切关系。

20世纪70年代中期，在青海省乐都县柳湾的一座马家窑文化时期的墓葬中出土了一件陶塑人像。这个塑像是浮雕在一个高33.4厘米、口径19厘米的陶罐腹部。就其形象看，粗犷的面容显然是男性，而它的乳房和生殖器官则又具鲜明的女性特征。这一塑像的脸部表情凝重，两眼似睁非睁，目光凝视；而口部嘴唇又微张开，腹部隆起，双手放在下腹两侧，腿膝屈曲，两脚分开站立，犹如蹲裆骑马式[1]。通过对这一塑像上述特征的分析，有的学者认为，“这尊塑像的整幅形态分明是在‘吹响呼吸，鼓腹行气，与历代气功站桩式样惟妙惟肖，丝毫不差。因此，可以极其肯定地说，这是一尊从原始时代遗存下来的地地道道的气功塑像”[2]。这恐怕是我国迄今为止出土文物中最早的气功研究的物证（图2）。

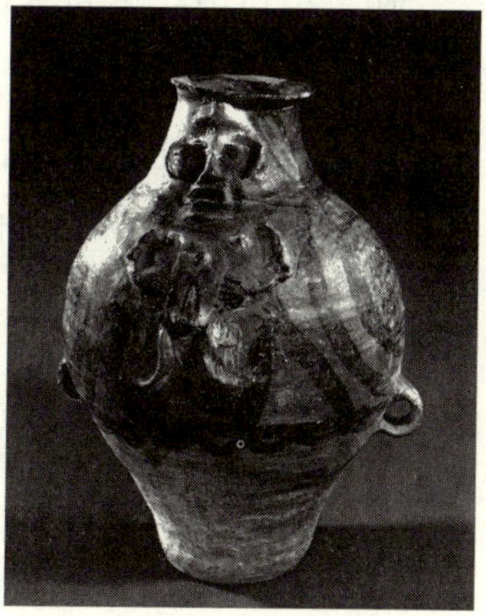

图2　新石器时代马家窑文化气功人像彩陶壶（青海乐都柳湾墓地出土）

①李仰松：《柳湾出土人像彩陶壶新解》，载《文物》，1978年4期。

②张荣明：《中国古代气功与先秦哲学》，1987年版，79~82页，上海，上海人民出版社。

上述说法有一定道理，因为我们通过对已经出土的新石器时代诸类附着在人们生活用具上的陶塑人像分析，多数的只是塑人的头部，而且从塑像的特征上看，人的眼睛多画成圆形，所注重的多是艺术造型的发挥和对人的脸部表情的自然处理。相比之下，柳湾的这尊陶塑人像却具有自己的特点，即以显示正在行气状态全貌的全身人像成型，并塑造成不同于一般人像的双目眯缝、垂帘微闭、目光凝滞的似气功家正在练功中的状态形象。尤其令人感到有趣的是，这件塑像双腿弯曲，使腹部顺着罐腹自然隆起，较好地表现了养生锻炼中行气鼓腹的外在形态。在古代养生典籍中讲述人的气功要领时，时常出现“将双目微闭，垂帘观照”[①]“神识内守，鼻息绵绵，以肚腹微胁”[②]等记载，而遵此特点表现在人们日常生活用具上的这件行气人塑像，其练功的神态已得到了较为细致的描绘，可以认为是当时的一件作为人们行气练功、养生健身的示范品。从一定程度上讲，史前人类的养生功法，在这时已有了相当的水平。

如果仅以上述资料来证明史前人类已具有一定形式的养生功法还嫌孤例的话，在仰韶文化半坡类型中出土的各类人面鱼纹图陶画，则又为我们提供了当时更为丰富的气功资料。这类人面鱼纹图，均是描绘在陶盆的内壁，一般的图案多作两组形象，一组是两个图案化的鱼形纹，另一组为两个人面鱼纹图案，其人面作圆形，顶有三角形高髻或头饰，口衔双鱼。尤其值得注意的是，在这类图案的人的头顶部多开有一个三角形的天窗[③]。这类图案虽拙扑、简单，但又显得奇幻、怪异。从整个画面分析，这类人面头顶上的小孔或天窗，似表示的是“天门”，亦即头顶百会穴，或曰“天阙”“顶门”等。道教气功家认为，气功练到一定的阶段，头顶上百会穴一开，就会产生灵气飘出的虚幻感觉。著名养生典籍

①（清）傅金铨：《济一子道书·樵阳经·卷一》，http://blog.Sina.com.cn/s/blog_67blaa550101ckuc.html.

②灵宝毕法：上卷. 道藏精华录：第六集. http://www.360doc.com/content/15/0212/00/21786663_448031779.shtml。

③中国科学院考古研究所、陕西省西安半坡博物馆：《西安半坡》，1963年版，22页，北京，文物出版社。

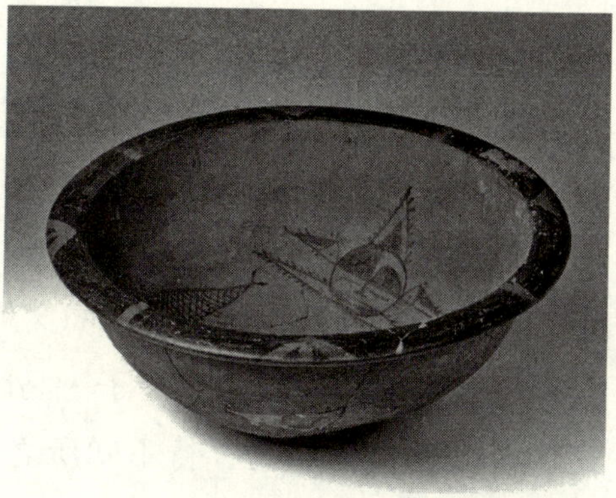

图3　新石器时代仰韶文化人面鱼纹彩陶盆（陕西西安半坡出土）

《性命圭旨·利集》中即有“直气自升，天门自开”之说。因此，结合对人面鱼纹图案之人面头顶上供“灵魂出窍”的天窗这一通道的分析，这个灵魂之所以从头顶（天门）出窍的观点，与上古气功有很大的关系（图3）。也即是说，上古之民之所以在人面头顶画一“天门”，就是他们在气功实践中产生的“灵魂出窍”的朦胧观念之形象的体现[①]。更令人感到惊奇的是，在甘肃出土的几件与仰韶文化同一时代的马家窑文化的陶塑人像头顶上，每每有“一黄豆大的小孔”[②]。在这类艺术品的不为人注意的人头顶上部，置一小孔，当不是出于艺术欣赏的考虑。从某种程度上讲，这一类小孔在同时期陶塑人像头顶上的频频出现，应与人面鱼纹之人面图案头顶上的“天窗”有着同样的意义。从前述图案中头顶绘有鱼尾式三角“天窗”的人面看，其和气功理论所描述达到“炉火纯青”时出现的“天门天阖”现象，应有着内在的联系。而其人面又以鱼形作装饰，更显示了两者之间耐人寻味的微妙关系。这为表现“灵魂出窍”的人面鱼纹产生于气功实践之中，又增添了一个重要证据[③]。

从上述针灸的出现而反映出的史前人类对人体循经感传现象和腧穴的认识，已经从侧面证实了原始人类进行养生健体活动的原始养生功法的存在；而以行气为表现特点的陶塑人像和人面鱼纹陶画的出现，更向我们展示了远古人类进行气功养生保健活动的重要事实。这是史前人类对人类健身气功作出的巨大贡献。

①张荣明：《中国古代气功与先秦哲学》，1987年版，113~121页，上海，上海人民出版社。

②张朋川：《甘肃出土的几件仰韶文化人像陶塑》，载《文物》，1979年11期。

③同①，120~121页。

二、文献资料对原始健身气功的描述

对中国早期的气功，古人曾经有过多方面的描述，对我们研究原始时代的气功提供了许多有价值的文献资料。

在战国时期的典籍《庄子・马蹄》中，有这样一条记载："夫赫胥氏之时，民居不知所为，行不知所之，含哺而熙，鼓腹而游。"这里所指的赫胥氏，大抵是指处在早期原始社会，他在古代传说中较之伏羲氏、神农氏时代更远古。其中描述的赫胥氏之民"含哺而熙，鼓腹而游"，可以说是与古代练气功有关。众所周知，练气功的关键是要意守丹田①，而上文中的"鼓腹"，所致应该就是呼吸方式。宋代医书《圣济总录》就指出，练气功就是"鼓腹淘气"。当代健身气功的习练者和研究者就主张腹式呼吸是练气功的中心环节，提倡"无论坐卧立，鼓腹长呼气"②，就是说通过腹式呼吸，使真气在丹田积聚起来，久而久之，真气充盛，练功者的腹部就能异乎常人地大幅度起伏。因此，上文所指赫胥氏之民的腹能鼓动，应该是锻炼有年，而非一日之功了。

在与《庄子》同一时期的古文献《列子》一书中，赫胥氏又被称为"华胥氏"。《列子・黄帝篇》也记载赫胥氏（华胥氏）的事迹："华胥氏之国在弇州之西，台州之北……其民无嗜欲，自然而已。不知乐生，不知恶死，故无夭殇；不知亲己，不知疏物，故无爱憎；不知背逆，不知向顺，故无利害；都无所爱惜，都无所畏忌。入水不溺，入火不热，斫挞无伤痛，指擿无痟痒。"这里所描述的也是华胥氏即赫胥氏之民炼功有素的情形。其中的"入水不溺，入火不热，斫挞无伤痛，指擿无痟痒"，其实就是长年累月进行原始气功锻炼之后产生的一些气功效应，这大体上反映了古代练气功者的一些实际情形。这可以让我们约略看出原始

①《道藏精华录》第七集《性命圭旨》说："脐下三寸曰丹田。"

②张惠民：《气功疗法趣谈》，1980年版，天津，天津科学技术出版社。

社会中赫胥氏之民练气功的一些真相。

在《庄子·达生篇》中，还有这样一段记载："子列子问关尹曰：'至人潜行不窒，蹈火不热，行乎万物之上而不栗。请问何以至于此？'关尹曰：'是纯气之守也，非知巧果敢之列。'"对于这一记载，唐人成玄英进一步解释说："夫不为外物所侵伤者，乃是保守纯和之气，养于恬淡之心而致之，非关运役心智，分别巧诈，勇决果敢而得之。"有鉴于此，能够使身体产生"不为外物所侵伤"的效应，既不是要弄魔术，惑人眼目，更不是依仗胆量，鲁莽做作。其主要原因是由于体内保持着一股"纯和之气"，也就是《庄子·达生篇》中的所谓"纯气之守"。这应该是早期人类对气功健身锻炼的一段绝妙而又精辟的说明。表明从赫胥氏之民开始，人们对于练气功健身所产生的人体真气的作用，已经有了相当深入的认识。

在《庄子》一书中，也同样记载了赫胥氏之后的伏羲氏时代一些与气功健身相关的信息。在《庄子·大宗师篇》中有这样的记载："夫道……伏戏氏得之，以袭气母。"这里的"袭"是指调合，"气母"则是指阴阳二气。在刘武所著《庄子集解内篇补正》中就这样解释："《则阳篇》云'阴阳，气之大'，则气母者，即阴阳。"其意是说，伏戏（羲）得道，就能调合阴阳二气，而古代气功健身正是通过调和人体阴阳之气来达到保持健康的目的。

黄帝时代，人们对于气功锻炼已有了比较系统的看法。在《庄子·在宥篇》中这样记载："黄帝立为天子十九年，令行天下，闻广成子在于空同之山，故往视之……问曰：'闻吾子达于至道，敢问：治身奈何可以长久？'广成子蹶然而起，曰：'善哉问乎！……至道之极，昏昏默默。无视无听，抱神以静，形将自正。必清必静，无劳女形，无摇女精，乃可以长生。目无所见，耳无所闻，心无所知，女神将守形，形乃长生。"文中所说的"至道"表示的就是气功，而练气功的具体方法就是"无视无听，抱神以静"，"目无所见，耳无所闻，心无所知"，"无摇女精"。如果我们将其归纳一下，应该如同当代健身气功习练者所说的那样：收视返听，摈除杂念；爱精养气，清静无为。上述所总结出的黄帝时代人们气功健身的理论简明扼要，意义完备。虽然可能掺进了庄子时代所具有的认识水平，但其中必然或多或少地保留了远古人们对于气功健身实践的一些认识和体会。

关于黄帝时代有关气功健身活动的记载，还记载在《淮南子·泰族训篇》中。文中这样描述道："王乔、赤松，去尘埃之间，离群慝之纷，吸阴阳之和，食天地之精，呼而出故，吸而求新……可谓养性矣。"据旧题为西汉刘向所撰的《列仙传》记载，赤松子生活的神农时代，是介于伏羲时代和黄帝时代之间。历史上称赤松子是享有盛名的气功健身养生家，《汉书·张良传》就说汉代张良功成名就之后，曾"愿弃人间事，欲从赤松子游耳"。这里的所谓"游"者，实际上就是效法赤松子的气功养生之术。

富于神话传说的最古老的奇书《山海经》，是中国先秦时期的一部重要古籍。在这部典籍中，也有着对远古先民从事气功健身活动的描述。在《山海经·大荒北经》中，有一条这样的记载，"大荒之中……有山名曰齐州之山、君山、鬵山、鲜野山、鱼山。有人……一曰是威姓，少昊之子，食黍。有继无民，继无民任姓，无骨子，食气、鱼。"从当代健身气功学角度来认识，气功讲求人体柔软，而文中"无骨子"应是指擅长气功的原始初民"继无民"练气功时"专气致柔"，身体柔软得像婴儿那样，呈无骨之态[①]。《山海经校注》引郝懿行云："食气、鱼者，此人食气兼食鱼也。《大戴礼·易本命篇》云：'食气者神明而寿。'"将练气功的原始初民与"鱼"连在一起，说明擅长气功的"继无民"在"食气"，即进行"吐故纳新、吹呴呼吸"[②]的气功练习时，还善食鱼类。"食鱼"，鱼可能为"继无民"的主要食物，原始初民可能从鱼的生理特点，感悟到鱼的呼吸除了腮之外，还靠头顶上的两眼小孔，气功练

①《老子·十章》。

②《山海经校注》，袁珂校注，1980年版，436页，上海，上海古籍出版社。

到一定的境地，就像水中漫游的鱼儿一样，头顶“天门开阖”，这样，人就可以“神明而寿”，得养寿年了。

上文中的原始初民继无民，经过天长日久，代复一代的气功锻炼，已经达到了身体柔软、宛如无骨的效果。这大抵是继无民被冠以“无骨子”之名的由来，说明继无民是一个练功有素，渊源悠久的原始部落。继无民具有较高的气功水平，大抵与得天独厚的居住环境有关。继无民食鱼，居住的地方当是上文所说的“鱼山”。鱼儿不离水，可见继无民栖身之所有山有水，山水相依；而山水之地草木葱茏，正是练气功的最佳环境。现代科学研究证明，山林之中，尤其是有瀑布河流的地方，空气中的负离子非常丰富，这对于人体健康是大有裨益的，而对于气功锻炼往往能收到事半功倍的效果。由此可见，继无民在练功方面达到的较高造诣，是在情理之中，并不难以理解。

由于继无民除了练功食气之外仅仅食鱼而不食他物，反映出他们尚未摆脱早期原始社会的渔猎风尚。这从一个侧面说明无骨子的历史年代是相当早的。结合郭沫若先生对青铜器铭文的有关研究[①]，继无民僻处一山，专以食鱼为生，大抵是郭氏所说的“鱼族或鱼国”。而前述距今五千多年的仰韶文化中出土的陶盆，每每绘有形态各异的鱼纹，并常常出现一类奇谲怪诞的含鱼人面，结合“无骨子食气、鱼”的古老记载，可知善练气功的继无民应该是远古时代的食鱼之族。

三、大舞的功法源流

“大舞”一名，始见宋代文献。在《诗经·邶风·简兮》中所记“左手执籥，右手秉翟”的宫廷文舞，北宋蔡卞（1048—1117）在《毛诗名物解》中为区别手持鹭羽的“小舞”将“文舞”又称“大舞”，其曰：“‘左手执籥，右手秉翟’，此大舞也……所谓大舞者，籥舞也；所

①郭沫若：《殷彝中图形文字之一解·殷周青铜器铭文研究·卷一》，1961年版，北京，科学出版社。

谓小舞者，羽舞也。”

南宋罗泌撰写的《路史·前纪》：“阴康氏之时，水渎不疏，江不行其原，阴凝而易闭，人既郁于内，腠理滞著而多重腿，得所以利其关节者，乃制为之舞，教人引舞以利道之，是谓大舞。”将“大舞”专指“引舞以利其关节”的宣导舞①。

尧舜时期，江水泛滥，湿气弥漫，先民们普遍得了关节不利重症，《尚书》《史记》等对此都有记载。如《尚书·虞书·尧典》曰：“咨四岳，汤汤洪水方割，荡荡怀山襄陵，浩浩滔天。②”洪水泛滥过后，湿气会长时间滞留灾区，是先民们普遍患上关节病症的原因。

在以狩猎生活为主的原始时代，先民们的生活完全融入大自然中，对动物的生活习惯和运动姿态有着极深的了解，为他们模仿各种运动姿态提供了有利条件。最初的祛病健身法是在狩猎生活中以舞的形式产生，即“引舞以利导之”。这种舞是对飞禽走兽的模仿，基本作用是宣达腠理、通利关节，适应于风寒湿所致的各种病症。

《帝王统录》引《教坊记》说：“昔阴康氏③，次葛天氏，元气肇分，灾沴未弭，民多重腿之疾，思所以通利关节，是始制舞。”《吕氏春秋·古乐篇》曾有尧舜时期“阴多滞伏而湛积，水道壅塞，不行其原，民气郁阏而滞着，筋骨瑟缩不达，故作舞以宣导之”的记载。《黄帝内经·素问·异法方宜论篇》讲到黄河流域的远古时代时，由于“地平以湿……其民食杂而不劳，故其病多痿厥寒热”，于是先民们“治宜导引按跷”，以此方法达到预防、治疗各种因潮湿而导致的关节病。上述提及的“宣导舞”，实际上就是早期的“导引养生疗法”，而“按”是指按摩推拿，“跷”为手足运动之意。而这种早期的“导引养生疗法”与黄河流域的史前居民在居室修建上多加防潮与取暖设施，注意居室空气

①蔡卞：《毛诗名物解·卷七》，《四库全书》文渊阁版，参见周伟良：《健身气功九功法源流考略（三）》，载《中州体育·少林与太极》，2013年8期，2~5页。

②“汤汤”“浩浩”和“荡荡”都是形容洪水汹涌的状况。

③据《三五纪历》《补三皇本纪》等书记载，阴康氏的年代远在伏羲之前。

对流的措施是一致的。据此可知“舞”与“导”直接相关，“舞”或“大舞”都属于“导引”的范畴，是导引的雏形，具有相同的功能，据此说明导引最早是以舞的形式出现的。

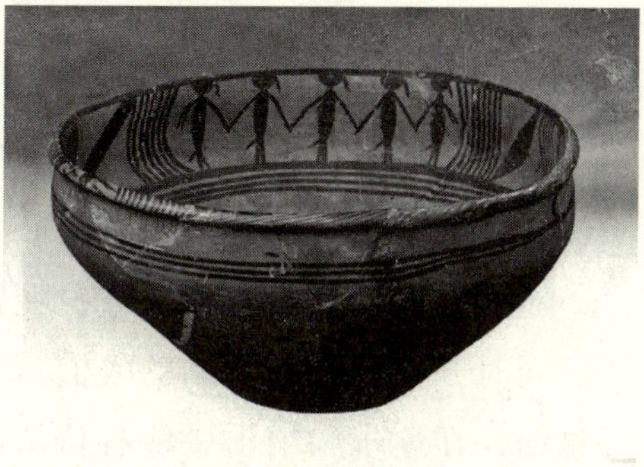

图4 新石器时代马家窑文化舞蹈纹彩陶盆（青海大通上孙家寨出土）

除有关“大舞”直接的文献记载，如前面所述，青海省乐都县柳湾出土的陶塑人导引图像，同时也体现出“大舞”的动作姿态。在甘肃秦安天水大地湾出土的前仰韶晚期地画中，有模仿鸟兽形态的先民舞蹈，其舞姿有两足重心互换的特点。青海大通县孙家寨出土的新石器时代的彩陶盆，上面绘有三组舞蹈图案，图中鲜明的舞蹈姿态，轻盈整齐，他们5人一组，手拉手，面向与走向一致向左旋转（图4）。在此后的中国古代崖画、壁画或出土帛画中也有“以舞宣导”的图画记载，东汉傅毅《舞赋》中说舞蹈是“娱神遗老，永年之术”，这些为研究原始“大舞”的动作内涵和运动形式提供了重要依据。

据上所述，不论是“大舞”的文献记载，还是出土文物的“以舞宣导”，以及水灾泛滥，湿气弥漫，先民普患关节不利之症的史实记载，在记述时间上都大致相当，这充分印证了中华民族的祖先运用“舞”来康复疾病的真实性。这些蕴涵“大舞”的早期的健身气功信息全面而丰富，为现阶段研究和编创“健身气功·大舞”提供了直接的理论依据和参考。

如今编创的“健身气功·大舞”立足于健身，突出“通利关节，以舞宣导”的“动以养生观”，配合升、降、开、合的肢体动作，辅以呼吸、意念，调理脏腑，疏通气血等，从而达到健身养生之目的。这既是对5000年前中华文化的传承，又体现了与时俱进的健身养生思想[①]。

①国家体育总局健身气功管理中心：《健身气功·大舞》，2010年版，4页，北京，人民体育出版社。

第二节　夏商西周时期健身气功的发端

随着人类文明程度的演进，在社会生产力和经济文化水平不断进步的同时，夏商西周时期的人们开始注重对一些健身养生活动形式进行总结，在逐步归纳出一些有价值的、对后代产生重要影响的气功养生理论的同时，一些具有明显健身特点的气功形式和方法，经过人类自身的实践和检验，开始作为一类健身形式逐步被提炼出来。进入夏商周以后，与上古时代的早期气功蔚然成风不同，一些具有健身特点的气功形式成了隐者阶层一家独擅的方术。之所以会这样，大抵是因为这一时期医疗条件尚不完备，致使气功导引自然成为了那些特权阶层的保健强身的必不可少的手段。

一、夏代的“禹步”与健身气功

在史前时期原始气功萌芽的基础上，进入文明时代的夏代，人类对包括健身气功在内的养生保健知识已有了初步的积累。从有关传说和文献记载中得知，至少在禹夏时代，就已经出现了一些具体的气功健身养生形式。《帝王世纪》曾记载了一段这方面的传说：“尧命（禹）以为司空，继鲧治水，乃劳身涉勤……手足胼胝，故世传禹病偏枯，足不相过，至今巫称‘禹步’是也。”意思是说大禹在常年累月疏理江河、与潮湿环境朝夕相处的过程中患了偏枯病。为了战胜这种疾病，大禹发明了一种独特的健身方法，即“禹步”。

这种被称为“禹步”的锻炼方法，在唐代著名养生家孙思邈的《千金翼方·禁经》中有如下详细介绍：“凡禹步法，移步左右脚前后不同。凡欲作法，必先取三光气，又禹步，然后作法验矣。三光者，日、月、星；禹步者，或三步、七步、九步不定。若欲受三光气者，极晴明日，向日两脚并立，先所愿事，随意多少小咒之，然后取禹步三步也。所欲步时，先举头看日光，剩开口吸取日光明，即闭口塞气至三步，始得放气也。三步者，从立处两过移两脚，始成一步，三步即是六过移脚也。向日光禹步时，左脚先移，右脚后移。若向月、星二光禹步时，并右脚先移，左脚在后也，但步数不同耳……又向星禹步作九步，时既长久，若一气不得度，是以三步作一闭气，则九步即三过闭气也。”

上述所说的“禹步”，实际上是一种呼吸运气结合脚步移动的气功健身养生方法。较之于在史前时期出现的“作舞以宣导之”的“阴康氏”之舞，其合理程度无疑大有提高。当然，《千金翼方》中对“禹步”的总结和介绍，显然经过了后世养生家的加工完善，但其中也有可能反映了一些夏代气功式禹步的基本面貌。

大禹在历史上是以治理洪水著称于世的。据《尸子》记载：“禹于是疏河决江，十年不窥其家，足不爪，胫无毛，生偏枯之病，步不相过。”显而易见，大禹所患的偏枯病，与他常年累月疏理江水，同潮湿的环境朝夕相处有关。如前所引述，帝尧时代的人们为了对付湿气侵袭，已经懂得要“作舞宣导之”。而到了大禹时代，像他这样不畏艰险、勇于向自然界作斗争的人物，在身患偏枯病之后，自然不甘就此奄奄待毙，理所当然会运用当时极为普遍的“宣导之舞”以治疗疾病。而大禹之所以能在古代气功健身养生的发展历程中发挥一些特殊的作用，是与他在治理江河的漫长岁月中足迹遍及天下，见得多识得广有关，这可以说是一种无可比拟、得天独厚的条件。《论衡·别通篇》说：“禹、益并治洪水，禹主治水，益主记异物，海外山表，无远不至。”《绎史》卷十引《淮南子·修务训》还记载说：“禹沐浴霪雨，栉扶风，决江疏河，凿龙门，辟伊阙，修彭蠡之防，乘四载，随山栞木，平治水土，定千八百国。”这样，大禹自然会遇见许多隐者逸客、养生之士以及擅长各种方术的巫师，除了熟悉中原之地以“宣导之舞”为特征的早期气功健身养生术之外，还有条件了解边远地区各种形式的健身养生方法，从而就能兼蓄并收，博采众长，在原来基础上进一步完善与发展气功健身的养生方法（图5）。

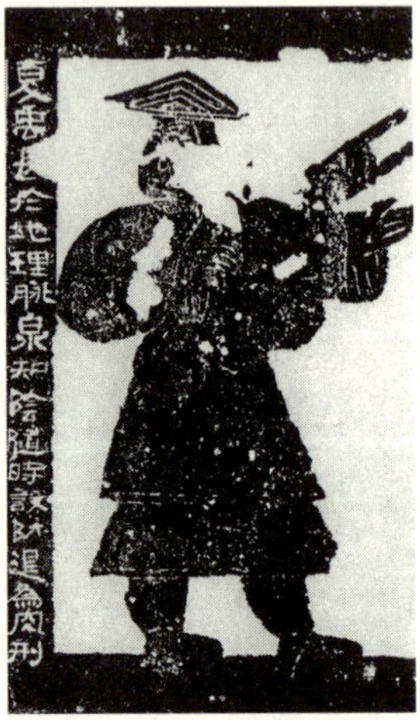

图5　汉画像石中描绘的大禹像

当然，大禹当时也不可能毫无师承借鉴就凭空创造出了程序比较复杂的“禹步”，他必定有着一定的实践基础的。在道教文献《洞神八帝元度经·禹步致灵》中，曾有这样的描述：“禹步者，盖是夏禹所为术……届南海之滨，见鸟禁咒，能令大石翻动。此鸟禁时，常作是步。禹遂模写其行，令之入术。自兹以还，术无不验。因禹制作，故曰禹步。”就是说，大禹在“南海之滨”看见鸟的形态步伐而得到启发，于是创作了“禹步”。上古时代的“南海之滨”一带，正是东夷集团的势力范围，而少昊部落又属于东夷集团。他们居处近海，以鸟为图腾，因而与“熊经鸟伸”的原始气功应该有很大的关系。可见，为治理江河而足迹遍天下的大禹，大抵是从东南方鸟图腾部落的“鸟伸”式气功导引中得到很多启示，由此创立了自成一格的“禹步”。而且“鸟伸”式气功导引正是一种较为舒展的宣导之舞，对“关节不利”偏枯之病的治疗，应该是很有成效的。

其实，如果我们细查大禹的“禹步”，则极耐人寻味，其与“宣导之舞”应该有着密切的联系。马骕《绎史》卷十引《尚书大传》卷五曾有“禹其跳汤扁……其跳者，踦也”的记载，这虽然形容的是偏枯之病的外在形态，但是从一个侧面也许透露出这样一些信息：大禹身患偏枯之病后，仍然顽强地进行锻炼，这里所说的“其跳者，踦也”，或许正是古代气功导引的一种表现形式。南朝梁人陶弘景的《养性延命录·导引按摩篇》记载说：“虎戏者四肢踞地，前三踯，却二踯；长引腰侧脚仰天，即返踞行前却各七过也。”这里“前三踯，却二踯”，与大禹的“其跳者，踦也”确有相似之处。

从上述后人对“禹步”的描述来看，所谓的“禹步”，是呼吸运气结合脚步移动，有一定的程序与要求，可以说是一种较为别致的气功导引方法，较之帝尧时代的“宣导之舞”自然有了进一步的发展。当然，这里记载的“禹步”大抵已经过后人的加工与完善，但无论如何总保留了一些“禹步”当时的真面目。

二、商代彭祖的“导引行气”与健身气功

由夏入商，随着社会的发展，人们对气功健身有了更为全面的认识。从古籍文献的记载来看，商王朝时期，传说中的气功养生家是不乏其人的，但最有名的要数彭祖。

彭祖是商代一位享有盛名的气功养生家，关于他的事迹，在后世有着许多众说纷纭的传说。《庄子·刻意篇》记载说：“吐故纳新，吹呴呼吸，熊经鸟伸，为寿而已矣。此道（导）引之士，养形之人，彭祖寿考者之所好也。”在汉代学者刘向所撰的《列仙传》中，对彭祖的记载更为详细：“彭祖者，殷大夫也，姓篯名铿，帝颛顼之孙，陆终氏之中子。历夏至殷末，八百余岁。常食桂芝，善导引行气。”说一个人享寿竟至八百余岁，这当然是荒诞不经的，历史八百多年，大概是以彭祖命名的一个氏族，而其中商代的彭祖尤以气功养生而负盛名[①]。

司马迁的《史记·五帝本纪》在提及彭祖时指出：“禹、皋陶、契、后稷、伯夷、夔、龙、倕、益、彭祖，自尧时而皆举用。”《正义》亦说：“彭祖自尧时举用，历夏、殷，封于大彭。”也就是说，彭祖在帝尧时已被擢用，历夏、商，封于大彭（今徐州）。但至商代末年，彭祖这个氏族就遭到了毁灭性的打击，所以《史记·楚世家》中又记述说：“彭祖氏，殷之时尝为候伯，殷之末世灭彭祖氏。”

作为一个精于气功养生的氏族，后人给予彭祖氏不少的关注。

①张荣明：《中国古代气功与先秦哲学》，1987年版，63页，上海，上海人民出版社。

《楚辞·天问》就有这样的记载："彭铿斟雉，帝何飨？"王逸《注》说："彭铿，彭祖也，好和滋味，善斟雉羹，能事帝尧，尧美而飨之。"又，《庄子·刻意篇》成玄英《疏》说："彭祖者，姓钱名铿，帝颛顼之玄孙也。善养性，能调鼎，进雉羹于尧，尧封于彭城，其道可祖，故谓之彭祖。"即是说，彭祖精通烹调，曾进献野鸡羹给帝尧而深受赏识，并因此得以受封。

中医外治名著《理瀹骈文》中则有"彭祖小续命蒸脐法"的记载，认为彭祖寿高八百的主要原因之一，就在于他采用了脐敷养生疗法。

关于彭祖的具体气功导引方法，东晋道教养生家葛洪在《神仙传》中有如下记载："（彭祖）常闭气内息，从旦至中。乃危坐拭目，摩搦身体，舐唇咽唾，服气数十，乃起行言笑。其体中或疲倦不安，便导引闭气，以攻所患。心存其体，头面九窍，五脏四肢，至于毛发，皆令俱至，觉其气云行体中……寻即体和。"此外，道教《服气长生辟谷法》亦有类似记载："彭祖曰……其偶有疲倦不安，便导引闭气，以攻所患……不须针药灸刺，凡行气欲除百病，随所在作念之，头痛念头，足痛念足，和气往攻之，从时至时，便自消矣。"

可见，彭祖氏除了擅长气功导引养生之外，还精于饮食养生和药物养生，以至于这个精于养生的氏族在帝尧时代得到擢用。直至后代还时见于文献记载，并有所谓"彭祖石室"的存在。如《太平寰宇记》卷十五引《彭门记》说："殷之贤臣彭祖，颛顼之玄孙，至殷末，寿及七百六十岁，今墓犹存，故邑号大彭焉。"同书卷一百二十四说："《列仙传》云：'历阳有彭祖石室。'今山下有洞口，初俯偻而入，约十步乃渐高广，莫知远近。"

至于彭祖这个善于气功养生的氏族在殷朝末年横遭打击的原因，在《太平广记》卷二引述的葛洪《神仙传》中，有这样的记载："殷王传彭祖之术，屡欲秘之，乃下令国中，有传祖之道者诛之。又欲害祖以绝之。祖知之乃去，不知所之。"正因为如此，彭祖才自此之后不知去向，大概是远遁山林、归隐养生去了。

彭祖，作为一个享有盛名的气功养生家族，早在帝尧时代就以精于烹调养生而知名。在商代，其独具特色的气功导引更是影响深远，以至在绵延几百年的家族发展史上，历代都以长寿而名震世上。

三、邛疏、王乔的“行气练形”与健身气功

西周时期，随着对四季不同气候与疾病关系的逐渐认识，人们对养生健身也有了更深的了解。据《周礼》记载：“四时皆有疠疾：春时有首疾，夏时有痒疥疾，秋时有疟寒疾，冬时有嗽上气疾。”为此，周代设立了食医来专门掌管周王与贵族阶层的饮食，指导“六饮、六膳、百馐、百酱”等多方面的饮食调理工作，提出饮食调理要与四季气候相适应。这一时期，还有了专职主管环境卫生的职官，如“庶氏掌除毒蛊”；“翦氏掌除蠹物……以莽草薰之”；“壶涿氏掌除水虫”，使水清洁等。这一切都为当时气功的发展和普及奠定了一定的基础。不过，从有关文献的记载来看，西周时期的气功，主要还是在王公贵族中间风行。

在《列仙传》卷上曾有这样的记载：“邛疏者，周封史也。能行气炼形。”周封史是邛疏的一个官称，而邛疏具有“行气练形”的本领。这里的“行气”当是指“吐故纳新”，“炼形”则是指“熊经鸟伸”。因此，“行气炼形”表明周代邛疏习练的气功已经注重动静结合了，并具有了一些新的特色。同时也反映出气功活动在周王朝中确有一定的影响，这也是《列仙传》中为什么将身为“周封史”的邛疏懂得“行气炼形”的事实记录在此的原因。

同样是在《列仙传》卷上，还记载了这样一件事：“王之乔者，周灵王太子晋也。好吹笙作凤凰鸣，游伊、洛之间。”从这一记载来看，这个王之乔颇有隐逸风貌，可能就是一位擅长气功的隐士，而对此人的记载，在后来的文献中也曾经出现过。

《淮南子·齐俗训篇》中就有“王乔、赤松子，吹响呼吸，吐故内新，遗形去智，抱素反真”的记载。这里“王乔”即是上面所说的“王

之乔”，这个人能够“吹响呼吸，吐故内新”，显然是一个气功养生家。《淮南子·泰族训篇》中说得更为详尽：“王乔、赤松，去尘埃之间，离群慝之纷，吸阴阳之和，食天地之精，呼而出故，吸而求新，蹀虚轻举，乘云游雾，可谓养性矣。”同样，在《艺文类聚》卷七八引桓谭《仙赋》中，也这样记载：“夫王乔、赤松，呼则出故，翕则纳新，夭矫经引，积气关元，精神周浴。”

在屈原的《楚辞·远游》中，还有“轩辕不可攀援兮，吾将从王乔而娱戏”的记述。但如何“从王乔而娱戏”呢？文中又接着说：“餐六气而饮沆瀣兮，漱正阳而含朝霞，保神明之清澄兮，精气入而粗秽除。”如果细细分析这四句，可以看出这实际上就是仿效王乔“吐故纳新”练气功而已。

上面文献所提到的邛疏、王乔二人，前者为王室史官，后者则是王孙贵胄，他们或者“吹呕呼吸”，或者“行气炼形”，都对气功导引养生之术热衷有加。反映出气功活动在周代是风靡朝野，相当普及的。而也正因为作为史官的王乔身体力行，汲汲于此，才被作为气功养生著名人物流传于世。

四、《周易》思想对早期健身气功的描述

《周易》是成书于殷周之际的一部重要的中国传统文化文献，它包括经与传二个部分。其中《易经》产生于殷周之际，《易传》则形成于战国时期。经由六十四卦的卦辞和三百八十四爻的爻辞所组成，传由彖辞、象辞、文言、说卦传、序卦传、杂卦、系辞传所组成。《周易》虽然是古代的一部占卜之书，但由于其思维方式奇特、包含义蕴宏深博大，数千年来一直为我国学术界所瞩目和重视。这部著作在研究天地万物中，突出了对生命的研究，反映了我国古代人对生命科学古朴的认识，同时也处处透露出当时人们对有关气功保健养生方法的认识。

如前所述，养生与气功活动在原始社会是社会生活中普遍存在的一

种现象。意识是存在的反映，而企图“象万物万事而画卦”的《周易》也就不可避免地会反映古代养生与气功思想，这是合乎情理的。如在《周易·说卦》中就强调指出，“昔者圣人之作《易》也，将以顺性命之理”，“穷理尽性以至于命”。这就清楚地表明《周易》“远取诸物，近取诸身”，对于人体生理以及性与命相当重视。由此出发，《周易》涉及养生与气功，则是不难理解的。

明代大医家张介宾在其《类经图翼·医易义》中指出：“天地之道，以阴阳二气而造化万物；人生之理，以阴阳二气而长养百骸。易者，易也，具阴阳动静之妙。”“天地之理具乎易，而身心之理独不具易乎？矧天地之易，外易也；身心之易，内易也。”明人赵台鼎在其《脉望》卷四中也持有类似的观点：“天地定位，而易行乎其中者，天地者，吾身之天地也；易行者，吾身之易行也”，“易者，其吾身之生理乎，其天地之根乎！”后人对《周易》的理解都充分说明涵盖面极广极大的易理确已反映了一些人体生理活动的规律。

《周易》的理论“广大悉备”，天道地道人道均有论述。《周易·说卦》：“乾为首，坤为腹，震为足，巽为股，坎为耳，离为目，艮为手，兑为口。”这是把人的器官与八卦相对应的早期提法，为以后人的脏腑、气血等观念的形成打下基础。通观《周易》一书，许多方面都透着对人类气功保健养生的论述。周易是阴阳思想的系统展现，每一个事物都可以分为阴阳，它还深入探讨了万物运动变化的普遍规律和形式，由万物变易引出“居安思危”。周易这些有关认识论、思维方法及“易”义的论述，对气功养生的理论发展产生重要影响。

《周易·乾卦》说：“乾，元、亨、利、贞。”彖曰：乾道变化，各正性命，保合太和，乃利贞。民国年间易学名家尚秉和先生在其《周易尚氏学》卷一中指出，《周易》所谓“各正性命，保合太和，乃利贞”，意即人们在冬季应保养元气，安定精神。这样索解，完全符合古代传统思想观点及中医养生学说。

《周易·系辞上传》说：“一阴一阳之谓道，继之者善也，成之者性也。”前一句是说，阴阳二气互相平衡，彼此调和，就可以称之为道。详而言之，就是天地之间阳气下降，阴气上升，阴阳交通而万物生，这即是“生生之谓易”的易道。同样，人们倘能仿效天地间阴阳二气的运动，调和人体中的阴阳二气，这当然是有助养生，故曰“继之者善也”。

《周易·系辞上传》说：“《易》无思也，无为也，寂然不动，感而遂通天下之故。”所谓“无思无为，寂然不动”，正是习静养气之要领。由静而动，随后就是“感而遂通天下之故”。这话在一定的程度上与古代气功可以贯通，故擅长习静养气的宋明理学家对此尤为欣赏，津津乐道。例如，明儒罗乔指出：“心不能无感，未发时寂然为静，然不妄动亦是静；感而遂通为动，动而内照深沉，存神默运于其间，亦是静。”

《周易·系辞上传》说：“圣人以此（易）洗心，退藏于密。”清人胡方《周易本义注》卷五说：“洗心者，去其私意私欲之蔽累，以还其太虚也。”准此而言，所谓“洗心”，其实就是排除杂念，一尘不染。所谓“退藏于密”，就是深居密住，不接人事，摒除外缘。唐人李鼎祚大抵已看出《系辞上传》这二句话与古代气功有某些内在的联系。他的《周易集解序》说：“圣人以此洗心，退藏于密，自然虚室生白，吉祥至止，坐忘遗照，精义入神。”这里“虚室生白，吉祥至止”以及“坐忘”云云，都是气功健身活动中所强调的。

可见，《周易》中许多部分对世间万物的描述，多包含着对人类气功健身意义的精深理解。下面，以《周易》中“颐卦”和“艮卦”为例，分析其中所包含的健身气功思想。

（一）颐卦对健身气功思想的反映

《周易》的颐卦是震下艮上，卦象为䷚。《易经》上说：“颐：贞吉。观颐，自求口实。”《易传》解释说：“彖曰‘颐，贞吉’，养正则吉也。‘观颐’，观其所养也。‘自求口实’，观其自养也。”宋人李中正在其《泰轩易传》卷三中解释道：“颐卦二阳外周，四阴中虚，有颐颊之象。上止而下动，有颐养之象。颐肖离，离肖龟，全卦之体，有龟之象。龟以气为养，不求养于人，此养正之义。”元人龙仁夫的《周易集传》卷三亦说：“颐六爻，外刚中虚，有自然龟象。”

《易经》中的这一颐卦，大意是讲养生。古文中，“颐颊”是指口的外表，这一卦取名为“颐”，是颇有深意的。《易经》说：“观颐，自求口实。”强调的是“自求口实”，即养生立足于自我。李中正认为颐卦的“全卦之体，有龟之象。龟以气为养，不求养于人，此养正之义”。这一解释颇为精辟，符合“自求口实”的本意。

在《易经》中，作者还把养生与龟联系起来：“初九：舍尔灵龟，观我朵颐。凶。”对此，宋人李中正《泰轩易传》卷三解释说：“人之所养，鲜不为嗜欲所诱者，故于初而致其戒。颐之全卦，有龟之象。龟之灵者，咽息不食，以元气为养，而不志于物以为养，故可御大寒，去大饥，可以长生不死。人之良贵，即龟之灵也。如舍尔之灵龟，以观我之朵颐，良贵已丧矣。‘朵颐’者，动口而嚼也。”清人惠栋《易汉学》卷二也指出：“颐卦：六（应为初九）曰舍尔灵龟。半农先生《易说》曰：颐有龟象，内阴外阳。阳象甲，阴象体，而初在下，象伏龟。伏龟者，灵龟也。龟能食气，食气者神明而寿，故称灵。”

综合以上诸家的解释，《易经》这一句大意是说，人们倘若不去模仿灵龟食元气而自养，只知一味贪嚼厚味，那是不吉的。

值得提及的是，在殷商青铜器铭文中，屡屡出现这样一种徽记，此徽记分别见于“父戊方鼎”及“甲寅父癸角”上面。郭沫若先生对此指出：“人形下一物分明鼋黽之象。”即一个人与一个大乌龟。郭氏认为，“此等图形文字乃古代国族之名号，盖所谓‘图腾’之孑遗或转变也”，“准诸一般社会进展之公例及我国自来器物款识之性质，凡图形文字之作鸟兽虫鱼之形者必系古代民族之图腾或其孑遗”[①]。这既说明古人

①郭沫若：《殷彝中图形文字之一解》，见《殷周青铜器铭文研究·卷一》，1961年版，北京，科学出版社。

崇拜龟这种动物，又表明了古人似乎在模仿龟的举动。而且如果我们仔细观察这一铭文，就会发现这个人形的姿态极像气功站桩，因此，这一般商青铜器上的人龟图腾徽记，应该就是古人效法乌龟伸颈呼吸的举动进行气功锻炼的确凿证据。

令人感到有趣的是，在《道藏精华录》第三集所著录的道教《古仙导引按摩法》中，至今还比较具体地留下了这一渊源悠久的人效龟息的“龟鳖行气法”的记载：“龟鳖行气……反两手，据膝上，仰头像鳖取气，致元气至丹田。”由此可以看出，产生于商周之际的《易经》，已把龟与养生紧密联系起来，这从一个侧面说明，古人效龟食气的气功活动确实产生得很早，从而进一步证实了商代金文中人效龟息的具体含义。

结合上述人们对龟的崇拜，我们再分析一下《易经》颐卦中所说的“观颐，自求口实”，就会明白其中的“观颐”并非是观人之颐。因为《易经》颐卦中也强调“观我朵颐。凶”，而且观人口嚼食物并无什么实际意义。因此，这个“观颐”，应该是观察龟的呼吸动作。

众所周知，龟是没有肋间肌的，所以它在呼吸时是用口腔下方一升一降，把空气先送入口腔，然后再压送到肺里，像吞咽食物似的。由于龟是长寿动物，再加上奇特的呼吸动作，自然就会引起古人的注视与观察。古人观察之后，发觉龟并不依靠食物，而仅仅依赖自身的龟息，食气而自养，就能生存下来。这不正是《易经》颐卦中卦辞所说的“自求口实”吗？

在宋人郭雍编撰的《郭氏传家易说》卷三中，有这样的记载：“颐之善者，莫善于龟之为物也。盖言语饮食，人所以致养，亦所以为颐之患。”意即如果不知自养，只是依赖外物而养，那么“福兮，祸之所伏”，有利之处即是致患之处。郭氏的这一索解与《易经》颐卦中内在逻辑是正相符合的。

《易经》于“初九”之后接着说：“六二：颠颐，拂经于丘颐。征凶。”对此，当代古文字学家高亨在其《周易大传今注》卷二说：“颠，借为填，塞也。颐，腮也。填颐，纳食物于腮中。拂，击也。经借为胫，自膝至足称胫。丘颐，丘之腮，即丘之两坡。‘填颐，拂经于丘颐。征凶。’谓人以填口腮之故，而招击胫之辱于丘坡之上。此出行不利之象，故筮遇此爻，征伐则凶。”以贪口欲之故，招击胫之辱。这说明不知食气自养，只注重“朵颐”是不吉的。

接着，《易经》又说：“六三：拂颐，贞凶，十年勿用，无攸利。”这里的六三“拂颐”，大抵是六二“拂经（胫）”的继续。结合上文的记载，可以看出，《易经》强调的是“以贪口欲之故”，必然“招击胫批颊之辱”，进一步说明不知自养（如龟食气），只注重依赖外物之养（朵颐），那么结果总是不妙的。所以郭雍的《郭氏传家易说》卷三指出：“‘远取诸物’，独龟不以是（指食物）而寿，举颐之患息矣，不亦善乎！”正可谓一语中的，点出了气功健身的关键。

（二）艮卦中体现出的气功健身思想

在《周易》中，艮卦是艮下艮上，两艮相重，卦象为䷳。《易经》的卦辞为：“艮：艮其背，不获其身，行其庭，不见其人。无咎。”爻辞为：“初六：艮其趾。无咎。利永贞。六二：艮其腓，不拯其随，其心不快。九三：艮其限，列其夤，厉，薰心。六四：艮其身。无咎。六五：艮其辅；言有序。悔亡。上九：敦艮。吉。”

对《周易》之一的卦辞，理学的开山祖宋人周敦颐大加青睐，他说：“看一部《华严经》，不如看一艮卦。”在其看来，《华严经》洋洋洒洒八十卷，虽然思辨精巧，文辞华赡，号称“佛经之王”，但与寥寥数十言的艮卦之辞相比，还是不可等量齐观的。这一极高的评价，实际上道出了《周易》艮卦的奥妙之处。

历史上，宋明理学家大都擅长习静养气，在气功健身的方法上是“主静”的。而艮卦之辞恰恰在这一点上能够充分满足或迎合他们的内在需求，况且艮卦又不是佛道异端之辞，而偏偏是高踞儒家六经之首的《周易》的内容，这一权威当然不可动摇。正因为如此，自周敦颐以后，宋儒如二程、朱熹、袁甫，明儒如薛瑄、焦竑、徐问等人，都不断对此援引为据，乐此不疲。

既然这样，我们就有必要认真分析一下《周易》艮卦的实质涵义，分析一下其何以能同习静养气的气功健身挂起钩来。

从古文字学上来分析，艮，在《说文》中“从匕目”，为集中视力，有所注意的意思。获，《仪礼·大射篇》一书中认为是“获者兴”。郑玄《注》则说：“古文获（繁体作獲）皆作护（繁体作護）。”这样一来，卦辞“艮其背，不获其身”可以解释为“人的精神意识先专注背部，而不必顾及全身”。但为何要专注背部呢？宋人李中正的《泰轩易传》卷五说：“人心之欲无穷，患其不能止者，盖不知止于无欲之地也。背者，所欲不存之地……艮其背者，止于无欲之地，则内心不动，故能忘我而不获其身。”明人张镜心《易经增注》卷六更进一步强调说：“艮其背，背为身为阴，其形止，艮象也。五官有欲，背独无欲，而五脏皆系于背，艮义也。人之止一如其背，泊然无欲，内宁于极寂，尔丧我，嗒焉丧耦，心无其心，止无其止，是为真止。”两位历史上不同时代的大家都不约而同地从排除欲念的角度出发，提出了“艮其背”能导致物我皆忘，泊然无欲。这是就古文字的意义上来解释的，那么，从气功养生角度来看，我们可以借助于中医理论及佛教典籍《周易》的艮卦卦辞做出解析。

一般而言，气功家们多主张意守“丹田”，以便取得蓄积真气的效果。不过，根据中医理论，人体脐背乃“命门”所在，也就是说是人体原动力之所在。在气功健身过程中，人的精神意识首先专注这个部位，自然有提纲挈领、培养真气之妙。为此，明代医学家赵献可在其《医贯》一书中，详尽地阐述了人体背部“肾间命门”的重要性。他说：“命门即在两肾各一寸五分之间，当一身之中。”“命门无形之火，在两肾有形之中……命门为十二经之主：肾无此，则无以作强，而技巧不出矣；膀胱无此，则三焦之气不化，而水道不行矣；脾胃无此，则不能蒸腐水谷，而五味不出矣；肝胆无此，则将军无决断，而谋虑不出矣；大小肠无此，则变化不行，而二便闭矣；心无此，则神明昏，而万事不能应矣。正所谓‘主不明则十二官危也’。余有一譬焉。譬之元宵之鳌山走马灯，拜者舞者飞者走者，无一不具，其中间惟是一火耳。火旺则动速，火微则动缓，火熄则寂然不动，而拜者舞者飞者走者，躯壳未尝不存也……余所以谆谆必欲明此论者，欲世之养身者治病者，得以命门为君主，而加意于火之一字。夫既曰立命之门，火乃人身之至宝。”

在明代伍守阳编撰的道教气功内丹术著作《天仙正理直论·鼎器直论》中，有这样的记载：“言外鼎者，指丹田之形言也。言内鼎者，指丹田中之炁言也。以形言者，言炼形为炼精化炁之用。故古云：前对脐轮后对肾，中间有个真金鼎。”这里所说的“真金鼎”，自然是指丹田。“前对脐轮后对肾”，表示丹田的部位是在身体当中。这样一来，历代所谓意守丹田，不仅可意守前腹，亦可意守后背，二者殊途同归，大有异曲同工之妙。既然如此，我们就能明白佛家在气功禅定中提倡精神意识系念于腰背一说，是颇有深意的。

通过上述佛道文献及中医理论的互相印证，我们可以看出《周易》所谓“艮其背，不获其身”至卦辞，实际上与后世气功中意守丹田如出一辙，具有培养真气、积蓄能量之效。而卦辞的下一句“行其庭，不见其人”，则应该是一种隐喻。“庭”，指整个身体，精神意识在意守着人体内部的生理状况，专注一处，渐渐地物我皆忘，忘掉了自身。

前面我们结合佛道文献及中医理论对《周易》艮卦的卦辞进行了分析，那么，艮卦的爻辞与气功健身有着什么关系呢？

《周易》艮卦的爻辞开首说：“初六：艮其趾。无咎。利永贞。”其后为：艮其腓（腿肚），艮其限（腰），艮其身，艮其辅（颊腮），艮其敦（额）。这实际上预示着气功锻炼中存在着一种从意守脚趾开始进而意守头额的方法。

在五代十国时期的后秦弘始年鸠摩罗什译著的佛家《禅秘要法经》卷上，有这样的描述：“结跏趺坐，齐整衣服，正身端坐……闭目以舌拄齶，定心令住，不使分散，先当系念着左脚大指上，谛观指半节……次观踝骨"，接下去是按着顺序自下而上地谛观，如"胫骨""膝骨""腕骨""肋骨""脊骨""肩骨""头皮""脑"，乃至"系念额上"。在另一部佛家典籍《安般守意经》康僧会《序》中，亦有相同的看法，其中讲到："还观其身，自头至足，反复微察内体。"由此可见，佛家的禅定正是从意守脚趾开始，随后直达额上的。由此我们在细细揣摩艮卦从"艮其趾"到"艮其敦（额）"，说明这也是一种古老的气功健身方法，而且这种健身方式已经由来已久。

总之，《周易》在许多方面对古人的气功健身思想做了较为科学的总结。通过对《周易》以及这一时期相关文献记载的分析，可以看出在通过顺应阴阳二气变化的性命之理来实施保健养生这一原则上，古人主要是采用的导气、引气的气功养生方法，亦即我们常说的导引行气。而导引行气的主导作用就在于调节阴阳二气。后人以《周易》为指导，把人的寿命按六十四卦平均为六十四岁，以一卦象征一岁，泰卦象征二十五岁，否卦象征五十七岁，强调人应该按不同阶段的卦象导引行气，进行气功健身，调节阴阳，以求健身长寿。这可以说是《周易》的阴阳学说在中国气功健身养生学上具体实践的珍贵体现。

第三节　春秋战国时期健身气功的初步形成

春秋战国时代，诸子百家，百花齐放，百家争鸣。学术思想的空前繁荣，使得以气功健身为代表的保健养生也获得了较快的发展，这对后世健身气功的发展有极大的影响。

百家诸子，立论不同，其修身治学的方法和道理也有所区别。因此，从气功健身的思想方面来看，诸子百家是各有其特色的。道家着眼于人的生命运动和万物之根本——"道"或"天"的关系；儒家重于社会道德和内心的修养，主张以礼治心，以治气养心为主旨；法家似乎宗于老子，而更强调治身的方法；医家、养生家都以人自身的生命运动为主，讲究养形、全生，如此等。总之，诸子学说的建立，表明作为修身治学（认识世界）方法的健身气功已经发展到很高的水平。与此同时，诸子学说的创立，也对当时以及前此以往的人们的气功健身实践做了总结，使之上升于理性，把气功健身推向其发展史上一个较高的发展阶段。

一、《黄帝内经》对健身气功的描述

《黄帝内经》是我国现存较早的医学经典，原书内容包括《黄帝内经》十八卷，《外经》三十七卷；《扁鹊内经》九卷，《外经》十二卷；《白氏内经》三十八卷，《外经》三十六卷；《旁篇》二十五卷。后来，除《黄帝内经》外，其他医经均已失传。据考证，《黄帝内经》不是黄帝所作，纯属后人伪托。目前史学家比较一致地认为《黄帝内经》成书于距今两千五百年前的战国时期，现今的《黄帝内经》是经过历代医学家整理而成的著作。《黄帝内经》不仅丰富地记载了不少早期的健身气功学资料，并且为健身气功学的发展起了重要的奠基作用（图6）。

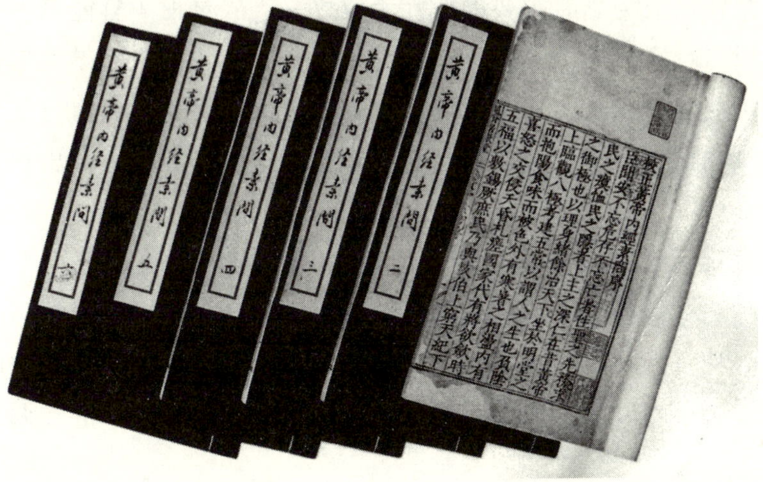

图6　战国时期出现的《黄帝内经·素问》（中国中医研究院图书馆藏书）

在《黄帝内经》首篇《素问·上古天真论》中，有这样明确的记载："余闻上古有真人者，提挈天地，把握阴阳，呼吸精气，独立守神，肌肉若一。"这里指出了在尚无文字记载的上古时代，便已有健身气功的吐纳导引之法。在《素问·移精变气论》中还说："余闻古之治病，唯其移精变气，可祝由[①]而已……""往古人居禽兽之间，动作以避寒，阴居以避暑……故可移精祝由而已。"这里的"移精变气"，据唐人王冰所注："移谓移易，变谓变改，皆使邪不伤正，精神复强而内守也。"可以推断，"移精变气"可能是我国上古时期的一种气功疗法。就"动作以避寒，阴居以避暑"所提示的时间年代来看，反映出在人工取火发明以前或自然火的使用尚未普遍的时代中，先民们只能依靠"动作"来抵御寒冷，只能应用"移精变气"来治疗疾病。表明"移精变气"这种健身疗法最晚在我国远古时期的"隧人氏"时代以前就已产生了。这可以推断为《黄帝内经》对我国古代健身气功的较早记载。

《黄帝内经》一书对当时流行的气功健身方法做了肯定。《灵枢·病传篇》记载："黄帝曰：余受针于夫子，而私览于诸方，或有导引行气、乔摩、灸、熨、刺、焫、饮药之一者，可独守耶？将尽行之乎？岐伯曰：诸方者，众人之方也，非一人之听尽行也。"说明导引行气这种气功疗法已成为当时重要的医疗手段之一。《灵枢·官能篇》更一步指出："语徐而安静，手巧而心审谛者，可使行针艾……缓节柔筋而心和调者，可使导引行气。"这段描述就更清楚地说明，以导引行气为代表的健身气功同针灸一样已成为当时的重要医疗健身方法，并出现了专业的气功修炼者，他们既教授气功，又施行运气治疗。

在肯定了气功健身作用的同时，《黄帝内经》还记载了不少早期的气功功法，如导引、按蹻、服气、行气、咽气咽津、存思等称谓，都与健身气功有着一定的关系，下面分类做一介绍。气功就其功法的主要特点来看，可划分为两大类，即静功和动功。静功讲究入静、调息、存

①祝由，是指《黄帝内经》成书之前上古真人治病的方法。

神、养气，而采用静态的、相对固定的练功姿势为主的功法，一般注重精神或所谓“性”的炼养；动功是指练功姿势以多变的肢体运动形式为特点的功法。实际上，动功和静功没有严格的界限，不少静功类功种也结合应用导引。

属于动功一类的，在《黄帝内经》中出现了导引、按跷的描述。

“导引”之名在《黄帝内经》中共十四处，其中《素问》凡五见，《灵枢》凡九见。关于导引的含义，唐人王冰指出：“导引，谓摇筋骨，动支节。”（《素问·异法方宜论》注），而唐僧慧琳的《一切经音义》第十八卷中认为：“凡人自摩自捏，伸缩手足，除劳去烦，名为导引。”关于导引的作用及功用，王冰认为“导引则气行条畅”（《阴阳应象大论》注），可“用为养神调气之正道也”《异法方宜论》注）。从以上各家之注可以看出，《黄帝内经》中的导引主要是动功范畴。

按跷之名，以通常的解释似为按摩之古称，但在王冰的《异法方宜论》注中，却这样解释：“按，谓抑按皮肉”“跷，谓如跷捷者之举动手足，是所谓导引也。”可见按跷的真正含义实不同于今日的按摩，正如慧琳在其《一切经音义》第十八卷中所指出的那样：“凡人自摩自握，伸缩手足，除劳去烦，名为导引；若使别人握搦身体，或摩或捏，即名按摩也。”可见，按跷亦隶属于健身气功的动功范畴。

属于静功一类的，在《黄帝内经》中出现了服气行气、咽气咽津、存思等的描述。

在《黄帝内经》的《素问·生气通天论》中，出现了“圣人传精神，服天气，而通神明”的记载，在《素问·上古天真论》中还有“呼吸精气，独立守神，肌肉若一”的描述。这里的“服天气”和“呼吸精气”对后世健身气功的发展影响较大。如南朝梁时陶弘景的《服气导引法》及《养性延命录》中，均有“服气疗病诀”等方法的记载，而其形成大概就是本于此。从上文“肌肉若一”的描述，更能看出这种服气之法是属于具有一定姿势的静功范畴。

至于行气之名，《黄帝内经》中也有明确的记载，而且它常与导引疗法并用。其作用正如隋代、初唐时人杨上善所指出的："行气则其气易和也。"关于行气，现存天津市博物馆收藏的一件战国时期的《行气玉佩铭》也有记载。这件《行气玉佩铭》为一个十二面玉柱体，中空，顶端未透，铭文雕刻在表面，每面刻3字。其原文为"行气，深则蓄，蓄则伸，伸则下，下则定，定则固，固则萌，萌则长，长则退，退则天。天几舂在上；地几舂在下。顺则生；逆则死。"全文加上重文、符号共45个字。郭沫若先生在其《奴隶制时代》一书中做出了这样的解释：这是深呼吸的一个回合，"吸气深入则多其量，使它往下伸，往下伸则定而固；然后呼出，如草木之萌芽，往上长，与深入时的径路相反而退进，退到绝顶。这样天机便朝上动，地机便朝下动。顺此行之则生，逆此行之则死"。这实际上是记述了行气法的具体而完整的一个练功过程。这种功法的完备性及应用于医疗健身的事实说明，以行气为特色的健身气功在我国的先秦时代就已相当发达了。这个气学理论，不但是中医基础理论的重要组成部分，也是研究气功理论的主导思想之一。

咽气咽津之名见于《素问遗篇·刺法论》，其原文是这样记载的："所有自来肾有久病者，可以寅时面向南，净神不乱思，闭气不息七遍，以引颈咽气顺之，如咽甚硬物，如此七遍后，饵舌下津令无数。"这段文字较详尽地记述了一个完整的练功过程，对如何调神、调息，以及如何咽气、咽津等步骤，都描写得格外生动而具体，并明确指出该法的适应症是一切"肾有久病者"，其中关于练功时间、练功方向的记载，即使在今天看来也是颇具科学意义的。

存思之法亦见于《素问遗篇·刺法论》，原文写到："黄帝曰：余闻五疫之至，皆相染易，无问大小，病状相似，不施救疗，如何可得不相移易者？岐伯曰：不相染者，正气存内，邪不可干，避其毒气，天牝从来，复得其往，气出于脑，即不邪干。气出于脑，即室先想心如日。欲将入于疫室，先想青气自肝而出，左行于东，化作林木。次想白气自肺而出，右行于西，化作戈甲。次想赤气自心而出，南行于上，化作焰明。次想黑气自肾而出，北行于下，化作水。次想黄气自脾而出，存于中央，化作土。五气护身之毕，以想头上如北斗之煌煌，然后可入于疫室。”以上记述的这种存思五气法，实际上与现代健身气功中的意气功相类，反映出我国古老的意气健身功法有着悠久的历史。

作为一部重要的医学经典，《黄帝内经》不仅记载了多种具体的气功健身功法，同时也对先秦时期的健身气功做了一些理论性的总结。

《黄帝内经》认为，人之有生是“以天地之气生，四时之法成”（《宝命全形论》），反映出人的生理变化与自然界的四时气候的变迁以及日月星辰的运行之间存在着密切的关系。为此，《黄帝内经》依据这一理论，提出了人类要想达到健康长寿，就要顺应自然界四时气候的变化规律而加以调摄的原则。如《灵枢·本神篇》强调指出：“故智者之养生也，必顺四时而适寒著……如是则僻邪不至，长生久视。”《素问·宝命全形论》也指出：“人能应四时者，天地为之父母。”《黄帝内经》这种对先秦时期根据四时气候变化以调摄心身的养生理论的总结，直接影响了后世健身气功中有关练功原则的确立及功法的产生。

《黄帝内经》认为，一天中的时间变化与人体阳气的盛衰也是息息相关的。

《素问·生气通天论》指出：“故阳气者，一日而主外，平旦人气生，日中而阳气隆，日西而阳气已虚，气门乃闭。”为此，人在一天中的养生要做到“是故暮而收拒，无扰筋骨，无见雾露，反此三时，形乃困薄”。

《黄帝内经》在对气功养生理论的总结中，除注重调摄心神之外，同时还注重对精与气的摄养。它把“精”与“气”均看作人体生命的基本物质，并指出“精者，身之本也”（《素问·金匮真言论》）、“真气者，所受于天，与谷气并而充身者也”（《灵枢·刺节真邪篇》）。这样一来，人们在进行气功健身时，必须重视保摄精气。在《黄帝内经》的指导下，后世的中医养生学理论，均把精、气、神作为摄生中的三个要素，故有“人身三宝精气神”之谓。而这恰与健身气功中的三个练功内容或基本手段，即调身（调精）、调息（调气）、调心（调神）相吻合。表明

《黄帝内经》确实为健身气功的形成奠定了重要的理论基础。

《黄帝内经》主张和提倡进行合理的运动，反对那些过度安逸和一味追求静止不动的做法。从以上《黄帝内经》中有关动静功法的记述和理论的总结不难看出，后世健身气功中尽管流派众多、功法纷繁，但总不外乎两大基本形式，这就是静中求动者，属于静功一类，如静坐、内养功等；动中求静者，属于动功一类，如五禽戏、易筋经等。表明现代健身气功的基本理论无不是以《内经》为基础而产生发展的。

综上所述，《黄帝内经》的基本理论对健身气功的形成和发展有着直接和深远的影响，其中所保存的早期健身气功资料也为今天研究古代健身气功提供了重要依据。

二、道家思想与古代健身气功

道家是中国春秋战国时期诸子百家中最重要的几个思想学派之一。这一学派起始于春秋末期的老子，但先秦时期并没有“道家”这一名称。用“道”一词来概括由老子开创的这个学派是由汉初开始的。道家思想的特点是无所不容、无所不包。这一学派提倡道法自然，自然无为，提倡与自然和谐相处。春秋战国时期，道家最著名的代表人物是老子、宋钘、伊文和庄子。以他们为代表的道家学派在中国古代气功理论的开创与发展中具有重要的历史地位。

（一）老子思想与古代健身气功

老子即老聃，是春秋末期著名的思想家、哲学家、政论家，道家学派创始人。《老子》（又名《道德经》）一书相传是老聃所著。老子的思想学说迷离惝惚，比较玄虚，但在许多地方都直接或间接地表达了对古代气功健身的看法。他的某些哲学论述与古代气功健身若即若离、水乳交融。其很多观点，不仅一直被奉为经典，而且也成了健身气功修炼方法上的座右铭。关于老子对古代气功健身的实践和认识，主要表现在以下四个方面（图7）。

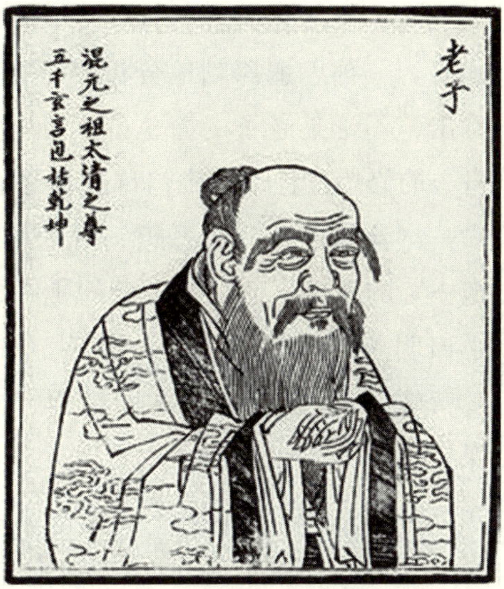

图7 老子像

1．“存其性”与“养其神”

老子的气功健身思想之一就是“存其性”与“养其神”，这实际上是主张气功健身的一种向内用力的特点。由于气功健身养生是一门专门从事研究人体身心健康的科学，因而在认识方法和修炼方法上就离不开向内用力，也就是要“存其性”与“养其神”。

关于“啬”的认识。在《老子》一书中有这样的记载：“治人事天莫若啬。夫唯啬，是谓早服；早服谓之重积德，重积德则无不克，无不克则莫知其极；莫知其极，可以有国，有国之田，可以长久；是谓深根固柢，长生久视之道。”（《老子》59章）文中的“治人”也即治国，而“事天”，按后人的解释就是治身。如孟子《尽心》篇所说的“存其性，养其性，所以事天也”中的“事天”也是同一个意思。至于“啬”，原是爱惜、保养之意，在这里是指爱惜精神。在韩非的《解老》篇中，曾有“圣人之用也静，静则少费，少费谓之啬”的解释，可以为证。总之，老子的主张，就是要人们爱惜精神，不要浪费精神。人们应长期地积蓄自己的精神，有了这种精神，外可以治国，内可以长寿。从大的方面来讲，它既是国家长治久安的基础，也是个人养生延年的根本。

上文老子所说的“啬”，实际上就是气功健身中的“养神”“存神”“安神”。而对此三者，唐代著名医学家、气功家孙思邈在其《存神练气铭》中曾解释说：“夫身为神之窟，神气若存，身康力健；神气若散，身乃死焉；若欲存身，先安神气；若欲安神，须练元气。气在身内，神安气海；气海充盈，心神安定；定若不散，身心宁静；静至定俱，身存永年。”孙思邈深刻地分析了存神、安神和养生长寿的关系。由此我们看出，不论是老子的啬也好，孙思邈的存神、安神也好，都是人们自已身心的修炼过程，这个修炼过程是通过自身的内向作用而达到的。

“营魄抱一”的思想。对于气功健身的认识，老子还提出了“营魄抱一”的思想。他认为“营魄抱一，能无离乎?”（《老子》10章）“见小曰明……用其光，复归其明，无遗身殃”（《老子》52章）这里的“营魄”，就是魂魄，亦即精神、肉体。“营魄抱一”，是说精神与肉体保持统一而不相分离。这在气功健身中叫“意守”“内视”。而“用其光，复归其明”，依照宋元之际著名学者吴澄在《道德真经注》中的解释，是“用其照物之光，回光照内，复返而归藏于其内体之明也”。这话的意思实际上是指人有内视功能，人不仅能认识外界，而且还能认识自己身体之内的各种运动变化情况。这实际上是对老子关于气功健身状态的一种解读。在气功健身锻炼中，“意守”可以守丹田，也可以守其他某一穴位或身体的某一经络、某一部位。而“意守”与“内视”，主要是要求人们把注意力集中到人体的内感觉上，或感觉到肌肉紧张和松弛、肠胃的蠕动、呼吸的深浅、穴位和经络的跳动，或看到脏腑的颜色和病灶等。

在老子的著作中，虽然对气功健身之“营魄抱一”的认识没有谈得那么具体，但他确实认为可以通过这种气功修炼方法给身体带来好处，达到“无遗身映”。

“涤除玄览”的主张。在老子的气功健身中，还提出了一种关于“玄览”的认识。他认为，人们如果有了这种认识，就能从根本上掌握气功健身的规律，达到“没身不殆”的效果。那么，老子的这种“玄览”在气功健身中到底是一种什么样的认识呢?

老子说：“天下有始，以为天下母。既得其母，以知其子；既知其子，复守其母，没身不殆。”（《老子》52章）又说：“涤除玄览，能无疵乎？”（《老子》10章）这两句话实际上有着密切的关联性。“既知其子”，是指认识万物；“复守其母”，是指认识万物本源和根本规律（也就是“道”）。而“涤除玄览，能无疵乎？”是说人具有一种非常高深和玄妙的认识，实际上是关于“道”的认识，正如《淮南子·修务篇》中所说：“执玄览于心，照物明白。”人们有了对“道”的理解，那认识世界上的一切事物也就很容易做到“照物明白”了。因此，在老子看来，人们要想得到“玄览”，就需要创造条件，而这个条件就是去掉心灵中的各种杂念，使之达到“无疵”的地步。这实际上就是气功健身中的修炼过程。

“闭门塞兑”与“不行而知”。老子将“玄览”作为通过气功健身而达到的一定境界，那么这种境界应该怎样才能实现呢？老子说：“塞其兑，闭其门，终身不勤。开其兑，济具事，终身不救。”（《老子》52章）又说：“不出户，知天下；不窥牖，见天道。其出弥远，其知弥少，是以圣人不行而知，不见而明，不为而成。”（《老子》47章）“为学日益，为道日损，损之又损，以至于无为。无为而不为……”（《老子》48章）这里的“兑”和“门”是指口、耳、目、鼻等感觉器官。“终身不勤”的意思是说一生劳扰，不得安宁；而“终身不救”则是说一生处于无法救治的危险之中。这些都涉及气功健身之道。从老子的这几段话可以看出，人们在气功健身过程中，通过修炼的方法进而获得一种特异的思维能力和认识状态，这就是后人所说的通过气功健身而得到的一些认识和感知。

上述老子关于气功之“存其性”与“养其神”的认识，其目的就是通过气功健身，进而达到祛病延年，并开发出人类所具有的一定程度的特异功能，这种活动本身也是一种人类自身的肌体实践。比如，人们在从事气功健身锻炼的过程中，常常会感到体内产生冷、热、麻、胀、痒、跳、虫爬等反应，这种反应或发自经络、或发自肌肉、皮肤、血液、五脏等，这种感觉实际上都是感性认识。人们为了获得这些感性认识，必须做到“存其性”与“养其神”，如“入静（无为）”“不窥牖”“闭门塞兑”等。可见，气功健身活动也是一种确确实实的实践活动，这种实践不仅是动态的，而且有时是静态的。通过气功健身而产生的感性认识，不仅仅是指客观世界作用于耳、目、口、鼻这些器官后产生的感觉，而且应包括人体内部由气功锻炼引起的冷、热、麻、胀等体内感觉。

2. “致虚守静”

“虚”和“静”是老子气功健身思想中的重要支柱，也是研究老子气功健身实践和认识所必须注重的两个方面。

在老子著作中，凡涉及对“虚”这一概念的记载，其意思都比较清楚。如“天地之间，其犹橐籥乎！虚而不屈，动而愈出”（《老子》5章）。这里谈天地之间很空虚，但其中不是什么也没有，相反，它虽虚而不穷竭，运动生生不息。清人严复在其《老子道德经评点》中说“‘虚而不屈’，虚而不可竭也”，即指此而言。老子还说：“是以圣人之治，虚其心，实其腹，弱其志，强其骨。”（《道德经》3章）这里的“虚其心”是指圣人治理国家时，应使自己的心灵处于清静空旷状态，断妄想思虑之心，故曰“虚其心”（明释德清《老子道德经解》）。还有些地方，老子虽然没有提到“虚”这个概念，但实际上还是在谈“虚”。如“大盈若冲”（《老子》45章），“道冲，而用之或不盈”（《老子》4章）。这里的两个“冲”也是空虚之意。“谷神不死”（《老子》6章）这个“谷”也是形容空虚的，“知不知，尚矣”（《老子》71章）是谈一个人知道自己还有所不知，态度谦虚，也是一种“虚”。

总之，老子在其著作中所说的“虚”，共涉及了三层意思：一是指空虚状态；二是指人的谦逊态度；三是指人的心灵中没有一丝杂念，处于极度清净的“心中无物”的状态。而这后一种状态是气功修炼所必需的。

至于老子的“静”，在其著作中主要是指统治者能与民休息，不随意扰乱老百姓的宁静生活。如“不欲以静，天下将自正”（《老子》37章），“我好静而民自正”（《老子》57章）等。认为统治者在主宰国家时，必须具有镇静的态度，避免急躁轻浮。要“静为躁君”（《老子》26章），“静胜躁，寒胜热”（《老子》45章），“清静为天下正”（《老子》3章）。只有心灵高度入静，才能在气功健身过程中，通过杂乱的万物，进一步认识其产生根源及规律，从而使自己在“道”的指引下，平安地度过一生，而不发生危险。老子说：“致虚极，守静笃，万物并作，吾以观复。夫物芸芸，各复归其根，归根曰静，静曰复命，复命曰常，知常曰明。不知常，妄作，凶。知常容，容乃公，公乃全，全乃天，天乃道，道乃久，没身不殆。”（《老子》16章）这里的“虚极”是指心灵极度清静开阔；“静笃”则是心灵高度入静；“归根”指万物回归本原；“复命”指复归自然所赋予的本性；“常”指万物来源于道，又复归于道这一永恒规律；“容”即宽容、包容；“公”是大公无私；“全”即周全；“天”指自然。按照老子的认识，人们如能致虚守静，就能看到万物运动变化的根本规律，而不致轻举妄动，遭受凶灾。只有如此，才能做到心胸宽广，大公无私，循道而行，终身不发生危险。

上面老子着重强调了致虚守静对人生带来的重大好处，那么为什么心灵极端清静、高度入静会给人生带来好处呢？为什么人们在至虚至静的时候能看到世界万物运动变化的规律呢？这实际上是老子所强调的对气功健身的一些认识方法和修炼方法。在一般人看来是那么神秘莫测，不可捉摸，但在气功家看来，它是非常容易理解的东西。

首先，在气功修炼过程中，要达到致虚入静，必须排除一切干扰，去掉杂念，使注意力集中到一个狭小的意守部位。这样日常生活中经常使用的那些脑区就会受到最大限度的抑制，进而得到最好的休息。由于那些部位的脑细胞的耗能降低了，贮能量增加了，就会使活动的能力进一步增强。

其次，气功健身过程中，由于排除了各种私心杂念，使大脑处于高度和谐稳定状态，就会使得有序化程度大大提高。这样一来，就有利于疏通经络，真气运行，为防病治病、延年益寿创造了极好条件。

最后，气功健身中，通过入静就会使平常进行的意识活动受到抑制，而使大脑深层的细胞出现兴奋状态。这些细胞兴奋后，形成比较强的脑生物电流，而练气功的人就能随着脑生物电流的加强，把平常闲置的占百分之八九十的脑细胞激活，使过去长期不通的脑细胞的信息渠道打开，从而出现某些特异思维能力和特异感觉能力。

3. “无私寡欲”

在气功健身问题上，老子有时强调“无私”（《老子》7章）、“无欲”（《老子》3章），有时强调“少私寡欲”（《老子》19章）。通观《老子》的整篇论述，“无私寡欲”的提法则更能代表他的真实思想。关于欲，老子曾这样说过：“五色令人目盲，五音令人耳聋，五味令人口爽，驰骋畋猎令人发狂，难得之货令人行妨。”（《老子》12章）这些话听起来实在使人吃惊，似乎要把人的一切欲望都抛弃掉。但老子并没有否定一切欲望的正当性，他只是强调“寡欲”而已。在老子看来，善于养生的人，必须对自己的种种欲望有所节制，必须反对“厚生”，不然的话，欲望会把人引向死亡之地，造成短命。为此，他曾这样说过：“出生入死。生之徒，十有三；死之徒，十有三；人之生，动之于死地，亦十有三。夫何故？以其生生之厚。”（《老子》50章）这里，老子把人的寿命情况分成三部分，有三分之一的人长寿，有三分之一的人短寿，还有三分之一的人本来可以长寿，但自己偏偏往短命的方向走。这第三种人之所以不能长寿，主要是由于“生生之厚”，也就是说，他在生活上过于骄奢淫逸，奉养太过分了。奉养过头，反而走向伤身，走向死亡。

除了反对“厚生”，老子还反对“贵生”“益生”。他认为：

“祸莫大于不知足，咎莫大于欲得，故知足之足，常足矣。”（《老子》46章）。他还说“夫唯无以为生者，是贤于贵生”（《老子》75章）。“益生曰祥，心使气曰强，物壮则老，谓之不道，不道早已”（《老子》55章）。这里的“贵生”是指奉养过厚，“益生”是指纵欲贪生。可见，老子认为这些“厚生”“贵生”“益生”的人，由于违背养生之道，很快就会死亡的。

老子虽然反对“厚生”“贵生”“益生”，但同时他又提出了“后其身”“外其身”的思想。他认为：“天长地久。天地所以能长且久者，以其不自生，故能长生。是以圣人后其身而身先，外其身而身存。非以其无私邪？故能成其私。”（《老子》7章）这里的“不自生”即不为自己，不自私；“后其身”即把自己的利益放在他人利益之后，不与人争执，后天下之乐而乐；而“外其身”是指忘我精神，把个人利益置之度外。为此，老子认为，天地之所以能长久存在，就是因为它们无私，圣人总是把个人利益放在百姓利益之后，结果反而受到百姓关怀。他们把自己的利益置之不顾，反而能保全生命。老子对人己关系的这些分析渗透着深邃的辩证法光芒，同样，在气功健身修炼过程中，练功者只有达到这样的境界，才能达到健身的目的。

4. “专气致柔”

在老子的气功健身思想中，守柔思想是一个很重要的方面。老子认为，无论是自然界，还是社会生活领域，刚强的东西总是败于柔弱的东西。同样，在气功健身领域应当守柔。老子认为，“人之生也柔弱，其死也坚强。草木之生也柔脆，其死也枯槁”，“兵强则灭，木强则折”（《老子》76章）。“天下莫柔弱于水，而攻坚强者莫之胜”（《老子》78章）。“揣而锐之，不可长保”（《老子》9章）。“强梁者不得其死”（《老子》30章）。“柔弱胜刚强”（《老子》78章）。老子根据自然界草木枯荣、水的强大冲击力及社会生活中强兵覆没等事例，概括出了一条普遍规律——这就是柔弱者必然战胜刚强者。

从“柔弱胜刚强”这一观念出发，老子在气功健身领域提出了“知雄守雌”“专气致柔”的思想，也就是“守柔”的思想。他认为作为强者的圣人和成年人，应当看到有被愚者和婴儿打败的可能。正因为如此，他们为了保持自己的不败之地，就应当自觉地把自己放在愚者和婴儿的地位上，把自己锻炼得像弱者一样纯朴无知，骨弱筋柔。他说：“知其雄，守其雌，为天下谷。为天下谷，常德不离，复归于婴儿。”（《老子》28章）这段话表面上看是谈的为人处世之道，而其中有些段落，实际上是谈气功健身修炼了。因为在老子看来，婴儿是弱者，他们无知无识，筋骨柔软，除了吃奶哭泣以外，什么都不会。但他们有个最大的特点，就是他们处于人生的起点上，最有发展前途。他们精气充足，精力充沛，最终将代替成年人成为时代的强者。同样，人在气功健身过程中，要把自己的精神状态、筋、骨、呼吸以至整个身体锻炼调节得像婴儿的身心一样，精气充足，纯朴柔和，永葆青春活力，这就是“专气致柔”。

在老子看来，人们经过气功健身锻炼，不仅在体魄上可以超过常人，而且在智力上也可以超过常人。所以，老子关于守柔、向婴儿学习的思想不仅有其合理性，而且在中国气功健身发展史上有着不可磨灭的影响。

（二）宋钘、尹文思想与古代健身气功

宋钘、尹文是战国中期的思想家，根据学者的研究，宋钘、尹文的思想比较泛杂，但基本上是属于道家学派。因二人的思想旨趣较为一致，所以《庄子·天下篇》也把宋钘、尹文列在一起综合论之。从整体上考察，宋钘、尹文思想是先秦道家中一个承先启后的环节。据郭沫若先生考证，《管子》中的《心术》上、下和《白心》《内业》

四篇是宋钘、尹文的遗著，其中既包含着对古代健身气功的许多论述，同时也可以看出古代健身气功对于整个宋钘、尹文思想所产生的深刻影响。

1. 气功健身要做到“静则得之，躁则失之”

对于气功的健身过程，宋钘、尹文认为：“爱欲静之，遇乱正之，勿引勿推，福将自归……静则得之，躁则失之。灵气在心，一来一逝，其细无内，其大无外。所以失之，以躁为害；心能执静，道将自定。得道之人，理丞而屯泄，胸中无败。”（《管子·内业篇》）这段话的中心议题是气功健身必须要专心一意，排除杂念，要以“静之”“正之”的态度来对待七情六欲的产生。其中，“勿引勿推”一句，说明气功健身时，既不能操之过急，一意求成，也不能心神外驰，有所松懈；而“静则得之，躁则失之”，就是对这层意思的进一步阐发，即只有静才能练好气功，急躁是不行的；“灵气在心，一来一逝”，此句是对气功健身的形象描绘，即练功时，通过人的一呼一吸，真气随之会在体内一来一往，周行出入。这与道教《天仙正理直论》所说的“人之反复呼吸彻于蒂（指丹田），一吸则天气下降，一呼则地气上升”是相符的。

宋钘、尹文继承了老子“致虚极，守静笃”的思想，认识到了气功健身过程中静的重要性，这也是他们反复强调“所以失之，以躁为害；心能执静，道将自定”的原因。而此处宋钘、尹文说的“道”，应该是气的别名。例如，宋钘、尹文指出：“夫道者，所以充形也。”（《管子·内业篇》）又说：“气者，身之充也。”（《管子·心术下篇》）可见，道即指气。宋钘、尹文主张，在气功健身中只有遵循静的方法，才能在体内积聚真气，这就是“心能执静，道将自定”。其实，这种观点与《黄帝内经》之《素问·上古天真论篇》中的“恬惔虚无，真气从之”，是如出一辙的。

对于宋钘、尹文提出的“得道之人，理丞而屯泄，胸中无败”，房玄龄在《注》中说：“谓腠理丞达，屯聚泄散，故胸中无败。”就是说气功健身者体内真气充沛，密布腠理，可防风邪；适当宣泄，能排内汗，就能“胸中无败”，进而达到保持身体健康。

老子主张，气功健身时，呼吸要讲究自然柔和、绵绵细长（“专气致柔，能婴儿乎？”），因为只有这样，才能“吐惟细细，纳惟绵绵”（《胎息经》）。而宋钘、尹文正是继承了老子的这一思想，提出气功健身时要注重方法，万万不能为了急于求成，“无以物乱官，毋以官乱心”（《管子·心术上篇》）。也就是说，不要以外界事物去扰乱耳目视听之官，这样，“心能执静，道（气）将自定”。

2. 气功健身要注重时间性

宋钘、尹文认为：“欲爱吾身，先知吾情，君亲六合，以考内身。以此知象，乃知行情；既知行情，乃知养生。左右前后，周而复所。”（《管子·白心篇》）对此房玄龄《注》说：“知己情则能自保其身。”就是说，要养生必须要先了解人体自身的状况。宋钘、尹文认为，人体内部的生理状况，同六合之内天地自然状况有一定的相似之处，这就是“君亲六合，以考内身”。这种观点在先秦时代就已经流行，如《灵枢·岁露论篇》说：“人与天地相参也，与日月相应也。故月满则海水西盛，人血气积，肌肉充，皮肤致，毛发坚，腠理郄（郡），烟垢著；当是之时，虽遇贼风，其入浅不深。至其月郭空，则海水东盛，人气血虚，其卫气去，形独居，肌肉减，皮肤纵，腠理开，毛发残，膲理薄，烟垢落；当是之时，遇贼风则其入深，其病人也，卒暴。”就是说，人体生理血气的盛衰，同天上月亮的圆缺有一定的联系，与此相应，人体的抗病能力也变得时强时弱。

宋钘、尹文认为，只有首先了解天象运动的状况，方能在气功健身中知晓人体真气的运行规律，此即“以此知象，乃知行情”。而只有具体了解人体真气的运行规律，才算真正懂得了养生，这就是“既知行情，乃知养生”。

关于“左右前后，周而复所”，宋钘、尹文所指是真气在体内运行的具体路线。其中“前后”是指真气在人体前后任督两脉的循环运行，道教称之为“坎离周天”；“左右”是指真气在人体左右经络循环运行，道教称之为“卯酉周天”。至于“周而复所”，正是对真气“周天”循环运行的总描绘。宋钘、尹文认为，真气在体内运行，总是遵循一定的经络通道的。在气功健身过程中，只要不随意有所改变，就能“命乃长久”。

《管子·白心篇》还记载了宋钘、尹文的这样一段话：“和以反中，形性相葆。一以无贰，是谓知道，将欲服之，必一其端，而固其所守。责其往来，莫知其时，索之于天，与之为期。不失其期，乃能得之。”这里的“和”“一”都同气功健身有关。“和”就是调和人体之气，这与老子所说的“终日号而不嗄，和之至也。知和曰常，知常曰明”（《老子》五十五章）是相一致的。对此，宋钘、尹文自己也说：“（心）勿烦勿乱，和乃自成。”（《管子·内业篇》）

“和”之外，宋钘、尹文所谓的“一”，是指排除杂念，专心一意。而老子的“营魄抱一，能无离乎？”（《老子》十章）也就是这个意思。对于这个“一”，宋钘、尹文是非常重视的，并多次反复强调，如“专于意，一于心”（《管子·心术下篇》）、“能专乎？能一乎？”（《管子·心术下篇》）、“内固之一，可为长久”（《管子·白心篇》）、“得一之理，治心在于中”（《管子·内业篇》）等。其实这些在佛家和道教的经典中都有所体现，如佛家《法句经》说：“昼夜守一，心乐定意。”道教《太平经》说：“夫欲守一，乃与神通，安卧无为，反求腹中。”都是指在气功禅定中要贯彻精神专一的准则。

关于“索之于天，与之为期，不失其期，乃能得之”，宋钘、尹文所指即天地之气是有一定的规律的，气功健身时只有“与之为期”，顺应天地四季之气，才能取得良好的效果。这表明宋钘、尹文强调练气功必须“与之（天）为期”，遵循天地自然的变化规律的认识，是相当高明的。

3. 充分认识气功健身的效能

宋钘、尹文对于气功健身的效能也进行了具体的阐述，他们说：“精存自生，其外安荣。内藏以为泉原，浩然和平，以为气渊。渊之不涸，四体乃固；泉之不竭，九窍遂通。”（《管子·内业篇》）

对于“精存自生，其外安荣”，房玄龄《注》说：“精存于中则自然长生，至于外形静而荣茂也。”这与道教《上阳子金丹大要》中的“养生之士先宝其精，精满则气壮，气壮则神旺”是相通的。宋钘、尹文认为，通过气功锻炼，不断地炼气化精，炼精化气，体内精气充足，外表就显得光采焕发。

“内藏以为泉原”，房玄龄《注》说：“内藏于精，则无穷竭若水之原。”精能化气，因此练功只须内藏其精，就能使之成为气的源泉，用之不竭。

“浩然和平，以为气渊”一句，是指练功者应注意自己的精神状态，不能喜怒无常，须恬惔虚静。明代《赤凤髓》一书曾有这样的描绘：“或兀然而坐，无神无识，寂寂沉沉，使心同太空。”这正是“浩然和平”的绝妙写照。

关于“渊之不涸，四体乃固；泉之不竭，九窍遂通”，其意是指丹田真气充足，犹如形成一个渊泉，自然能够源源不断地流转周身，保持身体健康。人的肌体只有达到这一程度，才能“四肢乃固”“九窍遂通”。宋钘、尹文对气功健身种种功效的认识，不仅对于气功史来说极为宝贵，而且对于中医学史也有很大的参考价值。

（三）庄子思想与古代健身气功

庄子名周，战国时蒙人。庄子是道家思想的集大成者，他崇尚精神世界的绝对自由，是古代隐者阶层的代表人物。其著作《庄子》一书共三十多篇，而隐者阶层所最为擅长的古代健身气功在其中得到极为充分的反映。传统观点认为，《庄子》的内篇是庄子本人所作，外、杂篇则是庄子后学所作。但整个《庄子》一书，对以庄子为代表的道家思想做了充分的反映，是我们研究庄子思想与古代健身气功的直接资料（图8）。

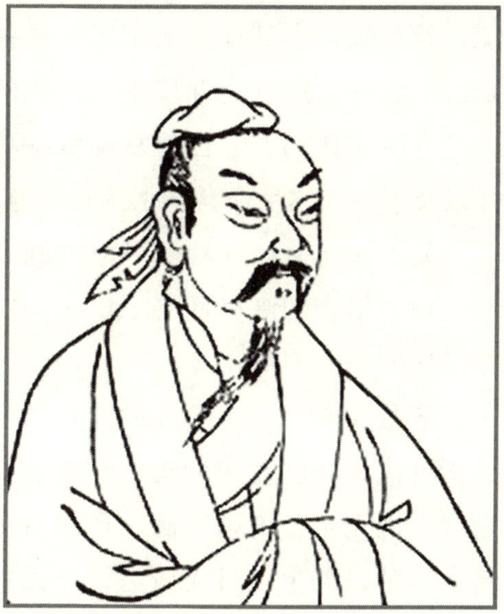

图8　庄子像

1. 庄子对健身气功的形态做了生动描绘

在《老子》第十五章中，曾经对人的气功态做了描绘，如人进入气功境界，通过身心交融、形神皆忘的锻炼，就会达到物我两忘、进入一种空旷深幽的境界。而人一旦处于这种气功态，就会出现一种全身皆在呼吸，内外气汇合，如同一股浑厚的浊流在体内周流不息的状态。庄子正是在此基础上，通过对真人、至人、神人的描述，对人的练功体悟作了既形象又全面的说明。他说“古之真人，其寝不梦，其觉无忧，其食不甘，其息深深”，“登高不栗，入水不濡，入火不热”（《庄子·大宗师》）；“至人之用心若镜，不将不迎，应而不灭，故能胜物而不伤”（《庄子·应帝王》）；“至人神矣！大泽焚而不能热，河汉沍而不能寒，疾雷破山而不能伤，飘风震海而不能惊”（《庄子·齐物论》）。“至人”是练功真正到了道的境界，是练功到了超神入化的程度。庄子这么一写，成为后来道家的神仙思想。

在《庄子·达生篇》中，他还记载了一段列子与关尹的对话，列子问关尹“至人潜行不窒，蹈火不热，行乎万物之上而不慄”，这是什么原因呢？关尹回答“是纯气之守也，非知巧果敢之列”，是“壹其性，养其气，合其德”的结果。这些描绘都体现出某些状态的出现，是由于练气功达到高深境界所产生的思想领悟。表明庄子本人对气功态是有所体认的，并已经从高深练功境界的新视野体悟到了它的合理性以及它在人体生命科学上的重要意义。

关于如何通过气功健身而达到上述高深的气功境界，庄子从静功与动功相结合的高度回答了这个问题。他说“吹呴呼吸，吐故纳新，熊经鸟伸，为寿而已矣”（《庄子·刻意篇》）。这里所说“吹呴呼吸，吐故纳新”，是指古代气功健身中的静功；而“熊经鸟伸”，则是指古代气功健身中的动功。这表明庄子还是提倡以静功为主。他认为“无视无听，抱神以静，形将自正，必静必清，无劳汝形，无摇汝精，乃可以长生。目无所见，耳无所闻，心无所知，汝神将守形，形乃长生。”只要按照静功要旨认真进行气功健身，就会“全汝形，抱汝生，无使思虑营营。若此三年，则可以及此言矣”（《庄子·在宥篇》）。

为了对静功进行解释，庄子专门就“心斋”“心养”“坐忘”“朝彻”等静功形式进行了分析。

关于“心斋”之术，庄子指出，“若一志，无听之以耳，而听之以心；无听之以心，而听之以气。听止于耳，心止于符。气也者，虚而待物者也。唯道集虚，虚者心斋也”（《庄子·人间世篇》）。这是对老子的“致虚守静”“涤除玄览”说的发展。王夫之在《庄子解》中也指出，“心斋之要无他，虚而已矣”。就是说，一旦进入“虚”的气功境界，排除人的一切欲望和思念，就完全变成“与道合一”的真人、至人了。

至于“心养”，庄子说：“心养，汝徒处无为而物自化。堕尔形体，黜尔聪明，伦与物忘；大同乎溟，解心释神，莫然无魂。万物云云，各复其根；各复其根而不知，浑浑沌沌，终身不离。”（《庄子·在宥篇》）气功健身者只要以自然无为的方法，人体真气就会自然化生。而忘掉形体，排除感官的干扰，就会“伦与物忘”，就能与天地自然之气（涬溟）混成一片（“大同于涬溟”）。这时，心神不再注重外界，精神活动似乎已经停止（“解心释神，莫然无魂”）。通过气功健身的过程，习练者处于“浑浑沌沌”的气功境界，真气融融，气归丹田（“万物云云，各复其根”），形神合一，终身不离。

“坐忘”是“心养”之术的另一种表述。庄子说：“堕肢体，黜聪明，离形去知，同于大通。此谓坐忘。”（《庄子·大宗师篇》）是说气功健身者一旦意念入静，不但忘记外界的一切东西，甚至连自己的肢体也全然遗忘。只要排除脑中一切杂念，达到心法相应、物我两忘的境界，就表示练功达到了“同于大通”，即大彻大悟，体认大道了。这实际上与“心斋”论中的“唯道集虚”“心养”论中的“大同乎涬溟”一样，都是对一种高深气功境界的真切描绘。

对“朝彻”而言，实际上指的是从动态过程揭示静动的奥秘。这在《庄子·大宗师篇》中是这样描述的：女偶在谈到自己的练功过程时曾对人说，“守之，三日而后能外天下。已外天下矣，吾又守之，七日而后能外物。已外物矣，吾又守之，九日而后能外生。已外生矣，而后能朝彻。朝彻而后能见独。”意思是练功者持守真气三日而后能遗忘人间世情，七日而后能遗忘外界一切事物，九日而后能遗忘自身的生死存忘。做到了物我两忘，也就能做到了“朝彻”。而进入朝彻境界，练功者就能见到常人所见不到的东西，这也叫作“见独”。

2. 对气功健身具体方法的论述

在《庄子》一书中，对气功的具体方法做了介绍，其中最具代表性的是以下三种健身功法。

一是“众人之息以喉”，这是吐故纳新的一种初步方法。根据“天人合一”的原则，庄子认为普通人或刚开始气功锻炼的人，对外气的呼吸是通过口尽量地把身体中的浊气呼出，再由鼻孔缓慢地把天地间的清新之气吸进，使之充满肺部。这种鼻口的呼吸过程，皆经过人的喉头，人是有所感觉的，这就是“喉息法”。通过这种功法吐出死气，吸进生气，可以达到健身养生的目的。在《庄子·逍遥游》中，庄子所描绘的真人通过“不食五谷，吸风饮露”，进而达到“乘天地之正，而御六气之辩”的状态，就是采用这一种方法。这里所说的“六气”，实际上是指平旦之朝霞、日中之正阴、日入之飞泉、夜半之沆瀣和天玄、地黄这六气。而庄子提出的吐气之法，即吹、呴、呼实际上就包含了这六气。

二是“缘督以为经”。庄子发挥老子的“致虚极、守静笃”的思想，在《庄子·养生主》中指出：“缘督以为经，可以保身，可以全生，可以养亲，可以尽年。”那么，什么是“督”呢？依据祖国医学经络的学说，人身有奇脉八条，分别是督脉、任脉、冲脉、带脉、阴跷脉、阳跷脉、阴维脉、阳维脉。其中任督二脉是人体血脉循环的总枢，人通此二脉，其他各经脉皆通。可见，任督二脉在诸经脉中起着统帅与主导的作用。后世气功家便由这一思想而导出小周天功，即使内气沿任督二脉的经络路线，在人体内周流运行，以达炼精化气之目的。而这种行气之法，就是从庄子的“缘督以为经”气功思想发展而来的。

三是“真人之息以踵”。这是《庄子·大宗师》中提出的与“喉息法”相对的“踵息法”。关于“踵息法”，《性命圭旨》解释说：

“一切常人呼吸皆随咽喉而下，至中脘而回，不能与祖气相连，如鱼饮水而口进腮出，即庄子所谓‘为人之息以喉’是也。如是至人呼吸则直贯明堂而上，至夹脊而流入命门，得与祖气相连，如磁吸铁面同类相亲，即庄子所谓‘真人之息以踵’是也。踵者，真息深深之意。”就是说，真人之息不同于众人，所吸之气乃先天之气（祖气）而不是后天之气，不是“随咽喉而至中脘而回”，而是其息可直达足跟的一种比较高级的从脚胫内穴向上引气的运气方法。所以，庄子主张除了喉息法之外，还应开辟新的“踵息法”，以利于保持人体健康。后世气功家依据庄子的“踵息法”提出的大周天功，即在小周天功的基础上由炼精化气转向炼气化神，真气在人体内的运行，不只走任督二脉，也扩大至其他经脉，相对于小周天而言，称之为大周天。可见，后世的大周天功是在先秦庄子的“踵息法”基础上推衍出来的。

总之，在老子气功思想的基础上，庄子全面地发展了道家的气功健身理论和方法，使道家的气功健身达到了前所未有的水平。

三、儒家思想与古代健身气功

春秋战国时期，是儒家学派的形成时期。作为中国历史上长期占统治地位的一种学术思想，儒家文化的影响波及各个方面，而儒家学说和健身气功的关系，是其中一项很重要的内容。提到儒家，长期以来人们所关注的是儒家在伦理道德和社会政治方面的影响，诸如仁德、中庸等儒家的思想宗旨。实际上，儒家治世的基础就是修身，因而儒家的修身当属于治世的范畴，而这就包含着很丰富的气功健身的思想。以修身为宗旨的气功健身思想，在这一时期的孔子、孟子和荀子等代表人物身上体现得非常明显。

（一）孔子与古代健身气功

孔子，名丘，字仲尼，春秋时期鲁国人，著名的思想家、政治家、教育家，儒家学派的创始人，私人讲学风气的开创者。他的思想主要体现在根据他和弟子的言行语录与思想记录下来而整理编成的《论语》中。孔子博学多识，精通六艺，对于古代的健身气功养生之道曾提出过一些精辟的见解。虽然在早期儒家文献中，孔子具体论及气功的言论并不多见，但孔子毕竟是一位深刻的思想家，对渊源悠久的中华气功不可能一无所知，而在“隔雾看花”的外行观察中，也不断而机智地透露出一些对气功健身的认识。总体而言，孔子对气功健身的认识，源于他对中华传统养生思想的理解（图9）。

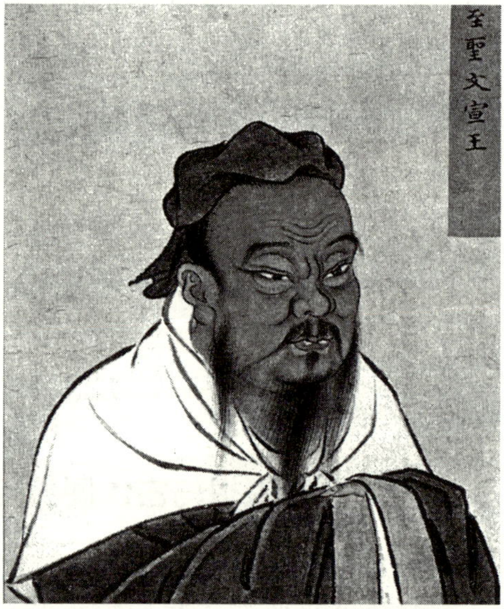

图9　孔子像

1. 孔子思想与传统养生

在孔子的思想体系中，对传统养生的关注，主要体现在对疾病、饮食之道及心理卫生等方面。在《论语·述而篇》中曾有这样的记载：“子之所慎：齐、战、疾。”这里，孔子提出所慎重对待的事有三件，这就是斋戒、战争、疾病。由此可以看出，孔子既然对疾病的发生不掉以轻心，那自然会重视养生之道，这是可以理解的。在《论语·乡党篇》中，孔子提出了在饮食起居方面的清规戒律，如：“食不厌精，脍不厌细。食饐而餲，鱼馁而肉败，不食。色恶，不食。臭恶，不食。失饪，不食。不时，不食。割不正，不食。不得其酱，不食。”这些记载，说明孔子极其注重饮食卫生，对于霉烂的粮食，腐败的鱼肉一律不吃。甚至那些看上去不新鲜的、变质腐烂的、烹调不当的食物也不吃。同时还要注意按时进食。

对于上述孔子的主张，明人张岱在其《老饕集序》中总结说：“中古之世，知味惟孔子。‘食不厌精，脍不厌细’，精细二字，已得饮食之微。至熟食则概之‘失饪，不食’，蔬食则概之‘不时，不食’。四言者，食经也，亦即养生论也。”（张岱《琅嬛文集》卷一）至于孔子提出的“不得其酱，不食”的说法，表明他是很注重食物调味的。其实，这也是一种养生之道。

在《论语·乡党篇》中，孔子还提出了“食不语，寝不言”的主张。对此，朱熹《四书集注》卷五阐释说：“肺为气主而声出焉，寝食则气室不通，语言恐伤之也。”这是从人体生理角度来阐述的。由这一点看，孔子对于人体之气是颇为注重的，因为饮食起居也关乎到了人体之气的护养，反映出注重正确的饮食之道，正是孔子重视人体之气的曲折表现。

除了饮食起居方面的养生之道外，孔子也很注重心理卫生，即个人的精神修养。为此，孔子在《论语·述而篇》中记载说：“子曰：‘君子坦荡荡，小人长戚戚。’”同篇又载：“子曰：‘饭疏食饮水，曲肱而枕之，乐亦在其中矣’。”凡此都表明，不管客观境遇如何，主观上总应该乐观坦荡，精神上保持舒畅。这对于养生当然也是有利的。而孔子提出“仁者寿”（《论语·雍也》）的观点，后来又十分肯定地提出“大德必得其寿”（《礼记·中庸》），他认为只有道德高尚的人才可能长寿。由此可见，孔子把饮食起居、生活习惯上的行为选择上升到人的道德、修养的象征意义的高度，从而达到气功中“三调”之一“调心”的功效。

2. 孔子“气”的思想与气功健身

孔子在《论语·阳货篇》中曾经指出过这样一种现象：“饱食终日，无所用心，难矣哉！”这八个字其实是值得我们仔细分析的。如果我们将此与“坠尔形体，黜尔聪明，伦与物忘……解心释神，莫然无魂”（《庄子·在宥篇》）这一庄子对于古代气功的描绘和《庄子·齐物论篇》中所形容的“形如槁木，心如死灰”的描述相比较，可以看出这些论述与“饱食终日，无所用心”的论述是如此地吻合！因此，对于把孔子的“饱食终日，无所用心”用来评论当时的气功健身活动，虽属皮相之见，但仅仅从外表来观察，也确实非常恰当。

其实，孔子是一位深刻的思想家，由于热衷于政治活动，他自然不可能具体全面地了解古代气功健身。但中华气功渊源悠久，夏、商、周三代以来，在隐者阶层中“绵绵若存”，不绝如缕，这种客观存在必然会对社会生活产生一些潜移默化的影响。对于这种微妙的影响，孔子有时似乎也洞察到了。为此，他在《论语·雍也篇》中留下了一段非常耐人寻味的话：“知者乐水，仁者乐山；知者动，仁者静；知者乐，仁者寿。”孔子在这里揭示了社会生活中两种不同气质的人物，一种是“知者”，一种是“仁者”，而仁者的特征是喜“静”，追求的是“静”的境界。这也是孔子在对现实生活进行观察后，发觉这些静穆的仁者往往是长寿的，因而得出了“仁者寿”的结论。

孔子所说的“仁者静”“仁者寿”，或许是其对古代健身气功的一种曲折反映，一种朦胧而又深刻的反映。这实际上与老子的“致虚极，守静笃”是相一致的。董仲舒在《春秋繁露·循天之道篇》中曾有过“仁人之所以多寿者，外无贪而内清静”的解释，这与孔子的主张也相一致，说明孔子对仁者寿长的基础是“调气养性”的“静”有着深刻的认识。

值得提及的是，孔子也认识到了具有“静”“寿”这两种特征的“仁者”还有另外一种与众不同的特点，即“仁者乐山”。仁者何以要“乐山”呢？自古以来，山林之地就是隐者阶层“吹呴呼吸，吐故纳新”的好场所。此外，这一类人物恬静淡泊，与世无争，称之为“仁者”，并不离题太远，而是恰如其分的①。

孔子对于古代健身气功虽然是一种朦胧的、外在的认识，但对于与气功养生之道相关联的人体生理之气却有着深刻的认识。《论语·季氏篇》中说：“君子有三戒：少之时，血气未足，戒之在色；及其壮也，血气方刚，戒之在斗；及其老也，血气既衰，戒之在得。”这里所谓的血气乃是维持人体生命活动的生理之气。上述《论语》中这一段话表明，孔子对于人体之气确有深刻的理解。孔子认为，色、斗、贪这三种行为在人生不同的阶段必须有所收敛约束，因为这与维持人体生命活动的“血气”有关。因此，当孔子指出在血气“未定”“方刚”“既衰”三个阶段上要分别“戒色”“戒斗”“戒得”之时，说明他对于人体之气的认识已经达到了一定的深度。同时，也表明孔子已注重到了人们应该如何保养“血气”精神的问题。

孔子曾经说过：“爱其死以有待也，养其身以有为也。”（《礼记·儒行篇》）这道出了孔子要克己“三戒”而保养血气的原因。《礼记·乐记篇》指出“气盛而化神”，意即人的精神是根源于人体之气，或者说，血气旺盛能导致精神充沛。对此孔子也认识到了这一点，如他指出的“气也者，神之盛也”（《礼记·祭义篇》），就是认识到了精神

①这里应该指出的是，孔子自己是另一种“知者”类型的人物，与“仁者”相比，形成迥然不同的对照。经过考察，可以看出，孔子一身正具备“知者乐水”“知者动”“知者乐”几种特点，是一位地道的“知者”型人物。孔子说“四十而不惑，五十而知天命”（《论语·为政篇》），这可说是“知者”的一种写照。孔子周游列国，席不暇暖，正是“知者动”的表现。孔子说：“美哉水，洋洋乎！（《史记·孔子世家》）。在几个弟子叙述抱负时，孔子又赞成这样一种观点：“莫（暮）春者，春服既成，童子六七人，浴于沂，风乎舞雩，咏而归。”《论语·先进篇》）。凡此种种，皆是“知者乐水”的不自觉地流露。

旺盛是根源于人体之气。表明孔子是非常重视保养血气问题的。

实际上，孔子这种对于人体之气的认识是有其历史渊源的。因为除了孔子之外，先秦儒家对于人体之气曾有过精湛的认识。《礼记·问丧篇》有一段极其微妙的论述："亲始死……交手哭，恻怛之心，痛疾之意，伤肾、干肝、焦肺。""恻怛之心，痛疾之意，悲哀志懑气盛，故袒而踊之，所以动体安心下气也。"文中表明儒家是极推崇孝道的，对于亲人之死往往感到悲痛不已。但悲痛之极，会"伤肾，干肝，焦肺"，使血气有所郁结，于健康不利，因此"袒而踊之"，动一动就气机流畅，即"所以动体安心下气也"。这既符合中医养生之道，同时更说明儒家的这种举动客观上具有导引的效果，能够疏通体内郁结之气，而且也说明儒家主观上已充分认识到它的作用。《礼记·问丧篇》的记载可以雄辩地说明，先秦儒家对于人体之气及其作用确有深刻的理解[①]。

（二）孟子与古代健身气功

孟子，名轲，字子舆，战国中期鲁国邹人，是著名的思想家、政治家、教育家，孔子学说的继承者，儒家的重要代表人物。他继承了孔子"仁"的思想并将其发展成为"仁政"思想，被称为"亚圣"。孟子的思想主要体现在《孟子》一书中。在其生活的春秋战国时期，气功活动遍及朝野，蔚然成风，耳濡目染的孟子对于古代气功有着一定的研究（图10）。

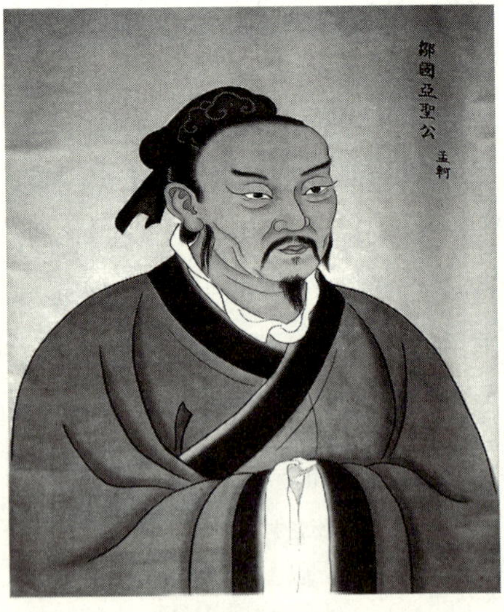

图10　孟子像

①张荣明：《中国古代气功与先秦秦哲学》，1987年版，224页，上海，上海人民出版社。

1. “养吾浩然之气”是气功练气的基础

《孟子·公孙丑上篇》记载：“夫志，气之帅也。气，体之充也。”“气，体之充也”一句，说明孟子已充分认识到气在人体内的作用。因为从中医理论的角度而言，气是人体生命活动的源泉，是维持人体生命活动的基本物质。可见，孟子的这一观点，不仅表明他本人是比较重视气的，而且还表明他吸收了当时的医学理论。“气”在古代有着多种含义，如气节、气韵、气化等，彼此相联系，但也有区别。

孟子说：“夫志，气之帅也。”又说：“夫志至焉，气次焉。”（《孟子·公孙丑上篇》）这里其实是指人的一种精神意识活动。孟子认为，意识是气的统帅，意识到了身体的哪个部位，气就运行到那个部位，这个观点是符合健身气功原理的。因为所谓练气功，就是通过一定程序，调整身心，注重呼吸，使气能够在体内循着经络运行流转，所以在气功健身的过程中，人的精神意识居于重要的地位，不可忽视。这进一步表明了“志，气之帅也”的道理。

孟子还认识到，在气功健身中，意识与气的作用同时还是相辅相成的，也不能一味强调前者而全然忽略后者，意识与气这两者要兼而顾之，因为这两者相互牵连，彼此影响。他曾这样说过：“志壹则动气，气壹则动志也。”（《孟子·公孙丑上篇》）这里的壹通噎，意即闭塞不通畅。志不畅则会触动气，气不畅则会触动志。孟子所谓的志即人的精神意识，而喜、怒、忧、思、悲、恐、惊，人之七情，正是精神活动的具体内容。志不畅则会触动气，这是有道理的。这表明了孟子对于气功中的意识与气的关系有比较深刻的研究。

孟子有一句名言：“我善养吾浩然之气。”（《孟子·公孙丑上篇》）这一“养吾浩然之气”，正是孟子练气功的“夫子自道”。这种儒家对气功健身所主张的“夫子自道”，具有儒家形式的两个特点。

第一，练气功首先应注意主观精神的作用，培养良好的心理状态。《孟子·公孙丑上篇》记载："其为气也，配义与道；无是，馁也。"这里的"配义与道"，是指一切从儒家所谓的正义出发，从而在主观精神上常常感到"道""义"处在自己一边，无所畏惧，理直气壮。而保持这种精神状态就是所谓"配义与道"，即所谓"持其志"，这对于练气功是很有益处的。《孟子·公孙丑上篇》又说："行有不慊于心，则馁矣。"所作所为倘如有亏于心，那么气就会"馁"了。就是说，练气功要培养良好的心理状态，平时要光明正大，不能邪念存心，否则气功是练不好的。正因为如此，孟子才强调指出："其为气也，至大至刚，以直养而无害，则塞于天地之间。"（《孟子·公孙丑上篇》）这里指出了两点，一是"配义与道"，二是"以直养"，即以正直的心理去培养，这说明了精神意识和心理状态对于气功锻炼的影响是多么的重大！

第二，气功修炼应循序渐进，不能急于求成，"揠苗助长"。孟子说这气"是集义所生者，非义袭而取之也"（《孟子·公孙丑上篇》），意即"浩然之气"是由于不断地积累"义"，而不是偶尔涉及"义"便能产生的。反映出由"集义"而生的"浩然之气"，是一个长期积累、不断修养的过程，绝对不能一蹴而就。

为了做好应循序渐进，孟子进一步阐述了练气的要领，这就是"必有事焉，而勿正，心勿忘，勿助长也"（《孟子·公孙丑上篇》）。就是说，一定要致力于培养这种气，而不要停止，心里不要忘掉它，也不要人为地去帮助它生长。实际上，孟子在这里道出了气功健身的关键，也就是既不能停止，又不能急于求成，若有若无，有意无意，静静地犹如母鸡抱卵一般。可见，孟子关于练功要领的看法并非是一种泛泛之论，而是从自身的实践中总结出的，因此是相当卓绝的。

上述孟子"勿忘勿助"的养气观，是对于古代气功的一大贡献。令人感兴趣的是，佛家在气功禅定的实践中，也表达了类似于孟子

“勿忘勿助”的观点。《安般守意经》中说：“安般守意有十八恼，令人不随道。[①]”其一是“过精进”，即“助”；其二是“不及精进”，即“忘”。《瑜伽师地论》中指出：“修出入息者有二过患。何等为二？一、太缓方便，二、太急方便。由太缓方便，故主起懈怠，或为昏沉睡眠缠绕其心，或令其心于外散乱。由太急方便，故或令其身不平等，或令其心生不等。云：何令身生不平等？谓强用力持入出息。[②]”这里“太缓方便”即“忘”，“太急方便”即“助”。可见，佛儒思想旨趣虽各不相同，但是练功养气方面确有相通之处，并且可以互相补充。

2. 气功修炼要注重养气的时间性

孟子不仅探讨了气功锻炼的具体方法，而且对于养气的时间性这个问题也有一定的认识。为此，孟子指出：“其日夜之所息，平旦之气，其好恶与人相近也者几希，则其旦昼之所为，有牿亡之矣。牿亡之反覆，则其夜气不足以存。夜气不足以存，则其违禽兽不远矣。”（《孟子·告子上篇》）这里，孟子探讨的虽然是自我修养，是一种精神活动，但养气不也就是这种精神活动的表现形式吗！所以孟子认为，从夜半至天亮这段时间内所产生的一种气是很好的，纯真而又清明。这种气与人的精神修养有一定的关系，孟子称之为“平旦之气”“夜气”。

夜半至天亮之前，人们尚未同外界接触，似乎还能做到这些要求，然而一到白天，目迷五色，耳惑五音，加之人事杂沓，巧诈百出，何尝能清心寡欲呢？这一点，在以纵横捭阖、云雨翻复为荣的战国时代，似乎更为突出。因此，孟子认为，人们白天的所作所为能破

①《安般守意经》下卷，见《影印宋碛砂版大藏经》，第303册。

②《瑜伽师地论》卷二十七，见《影印宋碛砂版大藏经》，第223~232册。

坏这种留存于自身的“平旦之气”“夜气”，即“其旦昼之所为，有牿亡（搅乱）之矣。牿亡之反覆，则其夜气不足以存”。同时，白天之所以容易滋生七情六欲，也是因为心猿意马，追逐外物的缘故，这也就是孟子所说的“放其心丽不知求”（《孟子·告子上篇》）。这说明了孟子对气功健身要注重养气的时间性已有了深刻的认识。

值得提及的是，对于注重炼功养气的时间性，佛家也有不谋而合的见解。《瑜伽师地论》卷四十二说：“初夜后夜，常勤修习悎寤瑜伽。”《大智度论》卷十七说：“初夜后夜，专精不懈，节食摄心，不令驰散。”显而易见，这里所说的“初夜”“后夜”，确可分别印证孟子的“夜气”“平旦之气”。

3. 对气功健身功效的认识

在探讨了健身气功具体方法和养气的时间性的基础上，孟子还分析了气功健身的功效。《孟子·离娄下篇》记载：“君子深造之以道，欲其自得之也。自得之，则居之安；居之安，则资之深；资之深，则取之左右逢其原，故君子欲其自得之也。”这段话其实是在探讨健身气功的功效。关于“君子深造之以道”，就是君子以某种方法进行深造。道者，方法也。“欲其自得之也”，意即这种方法只能自我获得，而不是借助外力。因为气功主要是依靠自我锻炼。“自得之，则居之安”，意即通过自我锻炼，就能保持健康。“居之安，则资之深”，运用这种方法进一步深造，就能积蓄得很深。接下去，“资之深，则取之左右逢其原”这句话泄露了天机。“资之深”即积蓄得很深，然则何物积蓄得很深呢？从能够“取之左右逢其原”这一句来分析，大抵是指气功健身中在丹田积蓄的真气。

按照气功的原理，练气功只要达到一定的阶段，就能气沉丹田，在小腹内积蓄成一个气丘。随着呼吸的加深，就能一吸真气入丹田，一呼真气入脑海，腹下的气丘宛如一个“气源”，取之不尽，用之不竭。而孟子所说的“左右逢其原”之“原”，正是发端于此。一般来说，气功中的“小周天”，通常是指真气在人体腹背任督两脉中的循环，即是一前一后的循环路线。道教称前后循环为“坎离周天”，左右循环为“卯酉周天”。由此可见，孟子所称“左右逢其原”，恐怕亦是有一定的根据的。

（三）荀子与古代健身气功

荀子，名况，字卿，战国时期赵国人，著名思想家、文学家、政治家，儒家代表人物之一。荀子对儒家思想有所发展，提倡性恶论，其学说常被后人拿来跟孟子的“性善说”比较。荀子的思想主要体现在他与其弟子所著的《荀子》一书中。荀子所处的时代，由于其客观外界条件与孔孟不同，学者之中不乏“皆学黄老道德”之术的道家人物，而道家所擅长的气功养生之术又闻名于世，故荀子成为直言不讳地讨论气功的著名代表（图11）。

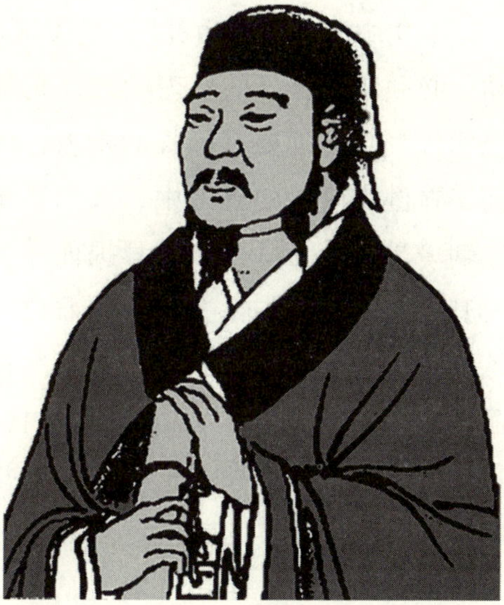

图11 荀子像

荀子的气功健身思想，主要体现在以下几个方面。

1. 气功健身就是一种“养心之术也”

荀子说：“以治气养生，则身后彭祖；以修身自强，则名配尧舜。”（《荀子·修身篇》）在这里，荀子对健身气功养生是极为重视的。从这一段话中我们可以看出，荀子作为儒家第一次把古代健身气功与养生抬到善的普遍法则高度；荀子把治气养生的彭祖同儒家崇奉的尧舜并列。这反映了治气养生到了战国末期的荀子时代，确已成了儒家修身的重要手段之一。

作为儒家的继承者，在气功养生方面，荀子也必然要打上儒家的礼的思想烙印。如《荀子·修身篇》就说：“凡治气、养心之术：莫径由礼，莫要得师，莫神一好。夫是之谓治气、养心之术也。”这一段话充分表达了儒家式气功的要领。

上文中的“莫径由礼”，是说气功养生必须要以礼来约束平日的行动，必须培养良好的心理状态，光明正大，俯仰无愧；“莫要得师”，说明练气功必须要有师长的指教，因为气功是一门比较高深奥妙的学问。在健身气功的练习中，人们要想达到一定的水准，或进入一定的气功境界，倘无师长亲自耳提面命，口授心传，往往会盲人瞎马，不得其门而入；“莫神一好”，应释之为思虑不杂，专一不二，因为这是练气功的先决条件。其中“一好”是指专注于气功中的某一种方法，而不能朝三暮四。因为只有这样才能“神”，即取得效果。

上述三点，是荀子从儒家礼的角度来诠释健身气功的练习，一言以蔽之，就是“夫是之谓治气、养心之术也”。

在荀子看来，运用“治气、养心之术”还可以涵养性情，矫正某些性情之偏。如《荀子·修身篇》就说：“治气、养心之术。血气刚强，则柔之以调和；知虑渐深，则一之以易良；勇毅猛戾，则辅之以道顺；齐给便利，则节之以动止；狭隘褊小，则廓之以广大；卑湿重迟贪利，则抗之以高志。”这一段论述从侧面说明，治气养心不仅可以涵养性情，而且从客观上也会导致改变一个人的气质。

2. “虚壹而静”是指导气功锻炼的基本要领

荀子说：“故治之要在于知道。人何以知道？曰：心。心何以知？

曰：虚壹而静。”（《荀子·解蔽篇》）就是说，治理天下的关键是“知道”，而“知道”的关键在于“虚壹而静”。那么，这里的“虚”应该如何解释？按照《荀子·解蔽篇》的说法，“不以所已臧害所将受谓之虚”，即在认识事物时，要排除固有的成见，这就是虚。那何谓“壹”？《荀子·解蔽篇》说是“不以夫一害此一谓壹”，即认识事物时，要全神专注，而不要使“此”干扰“彼”，这就是壹。那对于“静”而言，就应该是“不以梦剧乱知谓之静”（《荀子·解蔽篇》）了，也就是说，不要以混乱不清的错觉干扰认识，这就是静。

可以看出，荀子提出的“虚”“壹”“静”三个范畴与古代健身气功有很大的关系。这里的“虚壹而静”，可谓是几千年来直至今日指导气功健身锻炼的基本要领。

在《荀子·解蔽篇》中还进一步强调指出：“未得道而求道者，谓之虚壹而静，作之则。将须（求）道者，虚则入；将事道者，壹则尽；将思道者，静则察。”这一段话大意是说，对于尚未认识道而想寻求道的人，则告之以“虚壹而静”作为认识的准则。想要追求道的人，能使心灵保持“虚”的状态就可以接纳道；想要学习道的人，能专心一志就可以彻底认识道；想要研究道的人，能静就可以明察道。值得提及的是，荀子指出的“须（求）道者，虚则入”，应该与道家庄子的“唯道集虚”（《庄子·人间世》）的观点是一致的。

在《荀子·解蔽篇》中，还提出了“虚壹而静，谓之大清明”的认识，意思是说，“虚壹而静”就能使人的认识保持极其清明状态，而一旦达到“大清明”的境界，就能“万物莫形而不见，莫见面不论（伦），莫论（伦）而失位。坐于室而见四海，处于今而论久远，疏观万物而知其情，参稽治乱而通其度，经纬天地而材官万物，制割大理而宇宙理矣”（《荀子·解蔽篇》）。这就是说，能辨别万物的一切形象，并能加以归类，使它们各得其所，这样就能通观万物而掌握它们的实际情况，考察社会的治乱而通晓它的界限，治理天地而利用万物，掌握自然和社会的规律而使整个天下得到治理。

可见，荀子关于“虚壹而静”就能产生“通于神明”似的极大智慧，与佛家观点极为相似。如《华严经》卷十五就说：“净修一切诸禅定，智慧深妙难思议。”《禅源诸诠集都序》说：“禅定一行，最为神妙，能发起性上无漏智慧，一切妙用，万德万行，乃至神通光明，皆从定发。”说明荀子与佛家在这方面是相同的，即双方都认为，只要追求或保持精神上的虚静专一，就能达到出神入化的大智大慧的境地，而这也是健身气功所要达到的最大境界。

第二章　秦汉魏晋南北朝时期的健身气功

（公元前221—589）

公元前221年，秦始皇横扫六国，一统天下，结束了诸侯割据、群雄争霸的混乱局面，建立了中国历史上第一个中央集权的封建专制国家，以健身为特点的气功也得到了一定程度的发展。虽然秦汉时期的整个学术和社会思想交流与争鸣的活跃程度远远不及春秋战国时代，健身气功专家和著作也不及先秦时代群星璀璨，但在对前一时期健身气功理论的研究与实践锻炼方面，却为后世健身气功活动的进一步发展奠定了一定的基础，成为中华健身气功发展史上一个承前启后的时代。在理论上，出现了主张运动和主张静养的不同健身学说，同时开拓了仿生气功和丹田理论；在实践上，出现了导引派和行气派气功。其中，导引派以西汉帛画《导引图》和东汉华佗五禽戏的诞生为代表，行气派则以胎息法和丹田呼吸法的形成为代表，使中国健身气功的理论和实践更加丰富起来。与此同时，西域的禅观法也在这一时期传入中土，对当时健身气功的发展起到了一定的促进作用。

第一节　秦汉时期健身气功的发展

秦汉时期的思想交流与学术争鸣，远不及春秋战国时期活跃。而且封建统治阶级为了维护地主阶级的利益，为了巩固自己的有效统治，不愿意多元思想占领上层建筑，使得百家争鸣的局面黯然止息。但是儒、释、道三家的交融也把中华气功推到了一个新的高度，不但使秦汉时期的健身气功对中华气功既往的理论研究与实践锻炼进行了总结，也成为了后世健身气功活动进一步发展的先导。

一、秦汉时期社会形态促进健身气功的初步发展

公元前221年秦王朝建立，虽然由于秦王朝对人民实行残暴的统治而仅仅存在了十余年，但统一的封建王朝的建立，却为汉代经济文化的发展、农业生产水平的提高奠定了一定的基础。秦汉在医学方面取得的较大成就，促进了健身气功的初步发展；而统治阶级对“黄老”之术的提倡和“清静无为”之风的盛行，使得政府通过休养生息，为人民安居乐业创造了条件，这在客观上对健身气功的发展也是一个促进。

（一）罢黜百家，独尊儒术的提出

秦始皇吞并六国后，需要全国统一于一个声音以维护地主阶级的利益，巩固自己的有效统治，维护国家的统一。秦始皇三十四年（前213），秦始皇采纳李斯的建议，下令焚烧《秦记》以外的列国史记。在这一焚书过程中，民间医药卜筮之书以及不属于博士馆的私藏《诗》《书》等也限期交出烧毁。甚至有敢谈论《诗》《书》的，以古非今者都被灭族。同时还禁止私学，想学法令的人要以官吏为师。这些措施引起了许多读书人的不满，于是在第二年，许多方士（包括那些修炼功法炼丹的人）和儒生纷纷攻击秦始皇。而秦始皇派人调查后，将四百六十多名方士和儒生挖大坑活埋，发生了历史上骇人听闻的“焚书坑儒”事件。

西汉建立后，为了巩固统治，不让多元思想占领上层建筑，到汉武帝时又明确提出了“罢黜百家，独尊儒术”的口号。这种措施使得百家争鸣的局面黯然止息，其思想交流与学术争鸣的活跃程度远不及春秋战国时代。

虽然儒家被独尊了，但是道家及其他学术流派并没有完全被禁锢、被扼杀。他们仍在四处积极活动，特别是道家的“黄老之学”更是在此时兴盛发展了起来。“黄老之学”源自“道法结合、兼采百家”，道论以

及与其相关的若干形而上的思想理论是其哲学基础，基于人性理论的法治主张则是黄老之学的主体内容。黄老之学吸收了百家之长，在理论上较之其他学派具有明显的优势，因而能够最终“压倒百家”，引领战国学术思想的发展大趋势。

原来作为“政教之学”的黄老思想，是道家演化为道教的重要关键，它从“天道自然无为，元气化生万物”的宇宙生成论出发，本着天人合一、国身相同的观点，用自然法则来论述治国养生之道，寻求能使国家太平久治、个人长生久寿的方法，这是自战国、秦汉以来黄老道家学说的基本内容。汉代发达的政治学和医药养生学，在思想上无不受到黄老学派的影响。但是西汉初期的黄老学，比较偏重于探讨安邦治国的“经术政教之道”。及至汉武帝即位，一方面采纳董仲舒的建议，“罢黜百家，独尊儒术”，儒家经学成为官方的统治思想，黄老学遂退出了政治舞台；另一方面在汉武帝迷信神仙方士，汉代社会追求长生成仙风气盛行的背景下，黄老养生学得到了十分有利的发展条件。

“黄老之学”以传说中的皇帝和老子相配，并将其同时尊为道家的创始人。他们的思想及其著作，对汉代的科学文化、医学、健身气功，乃至安国定邦都有一定的影响[①]。“黄老之学”提倡的“静作相养，德虐相成，两若有名，相与则成，阴阳备物，化变乃生”的清静无为哲学，具有朴素的辩证法因素。不仅在哲学上有重大意义，在健身气功养生和中华传统医学上，更有其不可估量的影响。

到了东汉时期，黄老学已演变为偏重个人养生成仙的学说，从而出现了像《河上公章句》这样的将《老子》进行养生学解释的专著。《河上公章句》[②]本文字简明，清晰精确，有相当浓厚的养生思想，反映了东汉社会崇尚黄老神仙的思潮。该书是东汉方术之士的解老之作，它吸取当时哲学、医学和养生学的成果，着重从养生角度解老，同时阐发治国

①裴锡荣、徐啸、童近仁，等：《中华气功发展史》，1987年版，170页，北京，天则出版社。

②《老子河上公章句》旧题西汉河上公作；《正统道藏》本为四卷，收入洞神部玉诀类。

之道，主张通过自身修炼而长生不老，是道家思想向道教理论过渡的一个重要标志。

（二）追求长生不老的道教与健身气功的发展

当时的封建权贵们养尊处优，一呼百诺，他们非常留恋人世，希望长生不老。然而，不论从辩证法角度来看，还是从他们的思想和生活习惯来分析，这些权贵们休说长生，连长寿都是不可能的。为了迎合封建统治者的需求，一批“方家”“术士”应运而生，诸如秦代的徐福，汉武帝时的大业、李少君等。他们以炼丹、成仙为幌子，以迷信愚弄手段蛊惑人心，骗取名利地位，然而他们中的一些人，确实对古炼丹术有较深的研究，并在健身气功养生方面有一定的造诣。他们以此作为谋生的手段，甚至作为取得高官厚禄的途径，光靠行骗当然也是不行的，这就出现了一部分为扩大气功影响，传授气功经验而做过努力的人。他们的这些活动客观上为健身气功的发展积累了有益的经验。

东汉时期，我国原始道教逐步形成，道教人士致力于气功的研究。但道教和道家既有联系又有区别。道教是在黄老之学基础上，融摄了儒学、佛理以及神仙巫术等而形成的宗教。道教追求长生不老，对人的生命运动的规律进行研究，标志是以符箓气功为主。其特点是：除自我修炼外，还有一套符、诀、法术，既能帮助自修，也可为人治病。而道家主张归真返璞，尽其天年①。虽然道教企图“羽化飞升，上登仙箓”的目的最后不免以失败告终，但他们在气功实践中的身体力行却带来了不可多得的经验和教训，为健身气功的发展做出了一定的贡献。

中国的道教产生于东汉，其在这一时期的两部重要著作《太平经》《周易参同契》都有论及古代健身气功的内容。《太平经》为原始道教的一部经典，它对气功的贡献体现在两个方面。一是在方法上，倡“守

①胡春申：《中华气功学》，1989年版，4页，成都，四川大学出版社。

一法”和“观五脏颜色法”。该书认为“守一明之法，长寿之根也”。全身均有可守之处，如“头之一者，顶也；七正之一者，目也；腹之一者，脐也；脉之一者，气也；五脏之一者，心也；四肢之一者，手足之一也；骨之一者，脊也；肉之一者，肠胃也”。关于存想，《太平经》提出“使空室内傍无人，画像随其脏色，与四时气相应，悬之窗光之中而思之”。二是在理论上，该书阐述了精气神的相互转化及其效用，认为“气生精，精生神，神生明。本于阴阳之气，气转为精，精转为神，神转为明。欲寿者，当守气而合神……”。《太平经》中开始出现的“气”字，专指内练功法中的元气、先天之气，在健身气功中沿用至今。

（三）佛教的传入对健身气功发展的影响

在东汉前期的明帝永平七年（64），朝廷派出使者蔡愔等赴西域求佛法。汉使在月氏国遇到了来自天竺的僧人迦叶摩腾和竺法兰，于是将其迎入中国，佛教也由印度传入中国。佛教的传入，客观上把印度古代气功的精华引进了过来，这为两个东方文明古国在气功养生术方面的交流提供了条件。佛家的一些修持方法，也被人们用来作为摄生养性的手段传入中国。至此，中国气功明显形成了儒、道、释三家。同时，佛教传入后与中国固有文化相融合，佛教哲学中关于宇宙以及人的生命理论和中国古代的性命学相结合，佛教传统的修持方法和我国古气功的修身养性相结合，不但丰富了我国古代文化中的性命之学，并从理论与实践两方面推动了中国传统健身气功的发展，但同时也使本已神秘的气功染上了宗教色彩①。

汉代译出的佛经中，有专讲禅定修持的《安般守意经》，与古代气功密切相关。禅定为佛教的重要修行方法，其意是在佛教基本理论指导下，使精神专注一处。“安般守意”为坐禅时通过专心计数呼吸出入，使

①林厚省：《气功学》，1987年版，27页，青岛，青岛出版社。

精神专注，进入禅定意境。该书提出了两种禅定法：一为“谓数息、相随、止观、还净……”，是后世六妙法和数息观派的基础；二是其所提出的呼吸四相，“一为风，二为气，三为息，四为喘”，即结合意念锻炼，调呼吸至柔和轻细，对后世健身气功的发展也颇具影响。

二、秦汉时期健身气功的特征

秦汉时期的健身气功已经形成了自己的特征。在论著上，不但以生命科学为中心，而且以治疗外感内伤多种疾病的气功实践加强。但由于政治上的独断和文化上的专制，健身气功主要在民间流行，且已得到很普遍的应用。

（一）以生命科学为中心的气功论著包罗万象

秦汉时期，由于科学文化的发展，论著众多。值得提及的是，由于受先秦诸子的影响，在这一时期包罗万象的论著中，以生命科学为中心的论著占有相当高的比例，较有代表性的如《吕氏春秋》《淮南子》《素书》《春秋繁露》《韩诗外传》《申鉴》《老子指归》《论衡》《老子河上公章句》《太平经》《金匮要略》等。除哲学、医学、社会学、心理学、天文、地理、气候的知识外，有的篇章还有直接阐发气功养生的内容，其中尤以《吕氏春秋》对发展气功整体论的观点有较大的推动。后世气功家观察自然、社会与机体生命的关系，多以《吕氏春秋》十二纪为指导，将天地自然、社会人事、机体生命合为一大系统，足见其影响之深。另外，《老子指归》对“道”的论述，明确提出“道”即是平衡，是事物形成过程中的相对稳定状态，较先秦诸子所述平衡问题在气功中的应用更为具体。《淮南子》“言神仙黄白之术，亦二十万言”，其中淑真、精神、道应、人间等篇所述（部分）内容，可以说是气功基本理论和实践功法的具体阐发。还有《太平经》阐述功法之多，也是同时期其他著作所少见的。至东汉，魏伯阳著《周易参同契》，首次应用十二消息卦，说明了气功气化学说的数学原理。

（二）用于治疗外感内伤多种疾病的气功实践加强

秦汉时期，气功实践加强，不仅用于预防摄生，也用于治疗外感内伤多种疾病。道士、医师应用其作为防治疾病的方法，有知识之士用以作为养生法，连普通民众也有应用气功的记载。在摄生防病方面，社会上已流行各种不同作用的功法。如汉荀悦的“关息法”，就重在壮阳。有侧重养阴的功法，静而生阴，多从静功方面入手进行。养阴又多重在精、血、津液等体内物质的获得上，如长沙出土的青铜镜铭文：“尚方佳镜真大巧，上有仙人不知老，渴（饮）玉泉饥食枣。”“渴饮玉泉”即是练气功时吞咽口中分泌出的津液。

较多的气功家，还是提倡应用“和”法。如《吕氏春秋》的“精神安乎形”“心志欲其和”、刘安的“形神志气，各尽其宜”、韩婴的“君子务结心乎一”、董仲舒的“心平和而不失中正”、陆贾的“宁其心而安其性”、徐平的“疏神达思，怡情理性”。尤其是严君平对“和”法的论述“其为化也（‘其’指道），变于不变，动于不动；反以生复，复以生反，有以生无，无以生有，反复相因，自然是守”（《老子指归》卷三），是说道在不变中变，不动中动，自身在相对稳定中产生变化的运动；明确阐发了气功的气化作用，从理论上对“和”法进行了深入的总结；除说明秦汉时期广泛应用“和”法之外，还表明秦汉气功对动静、复反、有无等辩证关系的认识，已具较高的水平。

（三）健身气功的应用已很普遍

值得说明的是，秦汉时期健身气功的应用已很普遍。湖南长沙马王堆汉墓出土的《导引图》上虽仅存44幅图画，但导引姿势复杂多变，运动全身各部，男女老幼都有，皆着平民装束。有的注明了导引作用，并且认识到意识活动要与动作协调，而且已有仿生物的“鹞背”“龙登”“熊经”“鸟伸”等，较《庄子》的记载有所发展。

东汉时期，由于原始道教的兴起，气功锻炼在一定程度上蒙上了宗教的神秘色彩，不论官府或民间，致力于此道者为数不少。但与此同时气功也得到了进一步的发展，产生了很多优秀的功法。如《诸病源候论》所载导引法有二百六十余式，用于健身，治内、外、妇科等疾病。其中所引东汉著名的哲学家王充（27—约101）关于气功的论述就极具典型意义。王充以其亲身经历，现身说法，在其《论衡》一书中，记载了不少关于气功养生的片段。对于气功养生，王充特别重视“气”与“精”，提出禀气的厚薄决定人寿命长短的观点。他主张“爱精自保”“养气自守”，认为只有做到这一点，才能祛病保健，延年益寿。除了在《论衡》中介绍了一些气功知识外，王充还撰写了《养性书》十六篇，以讲述“裁节嗜欲，宁神自守”的练功方法。

（四）健身气功活动主要流行于民间

两汉时期，健身气功已经有了长足的进展。这一时期健身气功的特点，主要是活动于民间。自汉武帝以来，儒学充斥于整个文化领域，需要以文化上的专制为辅翼，故蒙上了宗教化和经院哲学的色彩，使得这一时期的气功渐渐被逐出孔庙和主流社会。

汉初，朝中大臣张良尤为重视气功，如《留侯世家》就记录了张良学练气功的故事。当时，张良受封为留侯，身体多病，遂决定练气功以养身。他说：“今以三寸舌为帝者师，封万户，位列侯，此布衣之极，良足矣。愿弃人间事，欲从赤松子游耳。”于是，“乃学辟谷，道引轻身”之法。据说张良的气功没有坚持下去，是因为吕后不懂气功，遂强要张良吃饭。于是，张良便停止了练“辟谷”气功。

汉武帝虽然喜欢神仙，但却和秦始皇一样，自己不练功，而是召来了大批方士，为他去求不死之药，这当然是一场空。在下层人士中，如魏伯阳、华佗、张仲景、冷寿光和道教的创始人张道陵、张角等人，在气功锻炼和研究方面，都是卓有成效的。正是这些气功大师们的努力，才使得我国健身气功不断地向前发展。

东汉顺帝时，张道陵于四川鹤鸣山创立的正一道，以《老子》为经典，又因为道徒以张道陵为天师，故又称天师道。张道陵著有《道守》二十四篇，稍后的张角又创立了太平道。

道教创立之后，尊奉老子为祖师，其修炼方法继承了上古以来的气功功法，并在此基础上进行完善和提高，逐渐形成了气功中的道家功法。但汉末的道教中，多以符箓为民治病者在民间影响较大。

三、秦汉时期健身气功的思想观

秦汉时期的气功思想虽不及春秋战国时期活跃，但这一时期也形成了自然运动生命观、养生处神的气功思想、执虚静以致精的静功理论等。而且古典气功到汉代有了进一步的发展，表现在功法上具体化了，如丹田学说的开拓、龟能行气导引仿生健身气功理论的探索和内丹气功理论体系的形成。

（一）学术著作中的自然运动生命观

秦初时期，大约公元前3世纪末，由秦朝丞相吕不韦集合门客共同编撰了《吕氏春秋》一书。该书除记载先秦有关健身气功的史料以外，对于生命运动理论也做了极有意义的阐释，其所提出的运动生命观，给秦汉导引术的发展带来了巨大的影响。书中认为，人体健康的标志是精气的运行调畅，只有精气畅达，生命才能生机勃勃。并要求人们做到“精气欲其行”，使“精气日新，邪气日尽”，来保持身体健康。原书《季春记·尽数》这样阐述：“流水不腐，户枢不蠹，动也；行气亦然。形不动则精不流，精不流则气郁。郁处头则为肿为风，处耳则为挶为聋，处目则为（目茂）为盲，处鼻则为鼽为窒，处腹则为（胀）为疛，处足则为痿为蹶。[1]”东汉末年，著名医学家张仲景（150—211）除把导引术作为早期预防和治疗的一个重要手段外，还对人体健康的机理进行了探讨。认为人类禀受了自然界的五常之气而得以生存，那么只有顺应自然界气候变化规律才能健康成长，而且人类健康的根本取决于体内的元气或真气是否通畅。这也是对于生命运动观的又一次阐述（图12）。

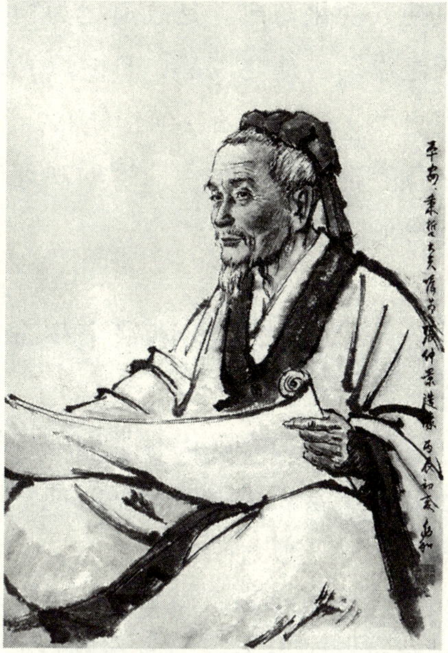

图12　张仲景像

东汉后期，进步思想家王符写了一部《潜夫论》。在这部书的《本训》中，他从自然本源上讲述了元精自化，道生于气的知识。他说：“上古之世，太素之时，元气窈冥，未有形兆，万精合并，混而为一，莫制莫御。若斯久之，翻然自化，清浊分别，变成阴阳。阴阳有体，实生两仪，天地壹郁，万物化淳，和气生人，以统理之。是故，天本诸阳，地本诸阴，人本中和。三才异务，相待而成，各循其道，和气乃臻，机衡乃平。”他还进一步论证了道和气的关系，指出：“是故道德之用，莫大于气。道者，气之根也。气者，道之使也。必有其据，其气乃生；必有

①挶（局），耳疾。（目茂），眼疾，眼眶中排泄物堆积凝结。鼽（求），鼻塞。疛（肘），小腹痛。蹶（决），颠仆。

其使，变化乃成。是故道之为物也，至神以妙，其为功也，至强以大。天之以动，地之以静，日之以光，月之以明，四时五行，鬼神人民，亿兆丑类，变异吉凶，何作气然？”王符所讲的“气”，虽然主要是讲自然之气，但是对气功生命运动观理论的研究极为有利，因为人与自然是不可分的。

（二）决定人体整个生命活动：丹田学说的开拓

健身气功到汉代有了进一步的发展，表现在功法上具体化了，理论也较前丰富。成书于秦汉时期，继承和发展了《内经》思想体系的我国早期医学经典之一的《难经》，首先提出了人的呼吸运动与脏腑、体内阴阳气之间有密切的关系，也就是后世健身气功中的丹田理论。书中认为呼吸的主宰在于“肾间动气”，又名原气，决定着人体的整个生命活动。所谓“肾间动气”，就是后世所说的下丹田及其功能而言。丹田被称为“命门”，是藏系于原气的住所，也是藏精、系胞的重要部位。《难经》中对此学说多有论述。

如《四难》中指出：“呼出心与肺，吸入肾与肝，呼吸之间，脾受谷味也。”

再如《八难》中指出：“诸十二经脉者，皆系于生气之原。所谓生气之原者，谓十二经之根本也，谓肾间动气也。此五藏六府之本，十二经脉之根，呼吸之门，三焦之原，一名守邪之神。故气者，人之根本也。”《十一难》中指出：“吸者随阴入，呼者因阳出。”《六十六难》中指出：“脐下肾间动气者，人之生命也，十二经之根本也。故名曰原。”

《难经集注》卷五引杨注说：“齐（脐）下肾间动气者，丹田也。丹田者，人之根本也；精神之所藏，五气之根元；太子之府也，男子以藏精，女子主月水，以生养子息，合和阴阳之门户也。”

关于命门，《三十六难》指出：“命门者，诸神精之所舍，原气之所系也。”

《三十九难》认为：“命门者，谓精神之所舍也，男子以藏精，女子以系胞，其气与肾通。”

另外，汉代名医张仲景认为，气功具有行气血利九窍的作用，他在《金匮要略》中指出：“病邪……适中经络，未经流传脏腑，即医治之，四肢才觉重滞，即导引吐纳，……勿令九窍闭塞。”张仲景在书中首次提出“丹田”一词，与《难经》所说的“肾间动气”为后世气功中“丹田”“命门”的应用奠定了基础。

（三）《淮南鸿烈》与养生处神的气功思想

《淮南鸿烈》又名《淮南子》，是汉高祖之孙，西汉思想家、文学家，淮南王刘安集门客共同编纂所成。它虽然不是一部关于气功养生的专著，但在“气”的本质、无为的意识，特别是形神统一整体观等气功理论的阐述上，有独到的地方，反映出在气功发展史上有相当重大的价值。《淮南子》基本上以道家观点为中心，在继承庄子学说的基础上，糅合了儒家和法家等一些观点，全面论述自然、社会问题。刘安生前曾亲自参与了气功养生活动的实践[①]，同时，另有《淮南万毕术》一书。这两本书保存了不少汉代早期有关健身气功理论及实践的历史资料。

《淮南子》首先在《原则训》篇阐述了形、气、神三者的关系：“夫形者，生之舍；气者，生之充也；神者，生之制也。”在《精神训》篇记述了熊、鸟、龟、鹿、猿、虎六禽戏的导引行气锻炼，在《本经训》篇叙述了“真人”的“闭四关”内修法：“神明藏于无形，精神反于至真。[②]”

---

①鲍照《代淮南王乐府》：“淮南王，好长生，服食炼气读仙经。”

②刘家瑞：《中国传统运动养生康复学 气功学》，2002年，14页，福建中医学院（内部印刷）。

《淮南子》关于气的论述，认为天地形成是“气”演变的结果。既然万物都是由气形成，因而“气”就是万物的共同物质基础了。同性质的气可以感召相同或相近的物类，这正是健身气功经典理论的核心内容之一。

《淮南子》在气功养生方面，主张“静默恬淡”“和愉虚无”的静修观；提出“神贵于形也，故神制则行从，形胜而神穷”，强调“去其诱慕，除其嗜欲，损其思虑，调和情志，以中制外，百事不废”；提出了“德、静、虚、平、粹”等终身养性的要求。尤其是“形神统一整体观”理论的提出，是对气功理论的最重要贡献之一。它的第一层意思是说，“夫精神者，所受于天也；而形体者所禀于地也”。既然天和地是同源于“气”，那么“形”和“神”之间密切相关，具有共同的物质基础。至于第二层意思，主张的是“夫形者，生之舍也；气者，生之充也；神者，生之制也；一失住，则三者伤矣”（《原道训》）。就是说，就“形”“神”而言，神为主宰，以神制形，则于生命有利；反之，如果以形为主宰，以形制神，就会对生命产生种种有害作用。道出了神、形的主从关系，神、形、气的相辅相成和相互制约的作用。因此要掌握阴阳变化，调节神志活动，协调脏腑功能，使形与神合一，从而保持健康。

总之，《淮南子》认为，人要维持健康长寿，必须正确对待形与神的关系。在人体生命中，“神”“形”“气”三者是一个整体。“神”是整个生命活动的主宰，是人体生命活动中至关重要的东西。气功中所说的“意会动作”就是“神”的功能，气功锻炼中“调形、调息、调神”的核心就是“调神”。如书中所述“以神为主者，形从而利；以形为制者，神从为害”。而“形”是人的生命赖以寄存的房舍；“气”是充实生命的源泉，将养神置于气功养生术的主要地位，把气和形放在从属地位，也是《淮南子》形神统一整体观的核心所在。

（四）董仲舒的静功理论：执虚静以致精

董仲舒（约公元前179—前104），广川（今河北景县）人。西汉前期著名的政治家、思想家、《春秋》公羊学派大师，有“汉代孔子”之称。他提出了“罢黜百家，独尊儒术”，建立君权神授的君主制，结束了百家争鸣的局面，使儒家思想统治中国几千年，根深蒂固（图13）。

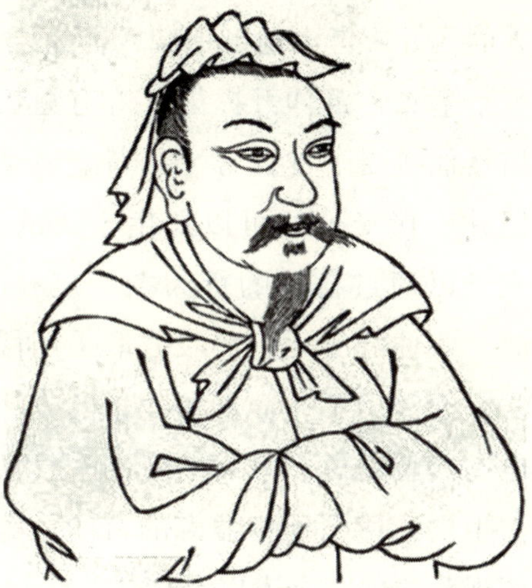

图13　董仲舒像

董仲舒在他的代表作《春秋繁露》一书中，提出了“治身者，务执虚静以致精”的静气功理论。认为“形静志虚”，才能保证正常的新陈代谢，进而达到长寿的目的。这种融合了中医、儒家思想而形成的静功理论，对后世健身气功的发展影响较大。他说：“气之清者为精，治身者以积精为宝。身以心为本，精积于其本则血气相承受，血气相承受则形体无所苦，形体无所苦，然后身可得而安也。夫欲致精者，必虚静其形；形静志虚者，气精之所趣也。故治身者，务执虚静以致精，能致精则合明而寿仁。”

综合而言，董仲舒的养生思想可以分为以下几个方面：

第一，“天人感应”说。是指天和人之间存在着一种同构关系，天和人的行为之间也存在着一种相互影响、联结的感应关系。首先，他把天视为有意志的全能之神，即神灵之天。“天者，百神之君也”（《春秋繁露·郊义》）。其次，把天视为普遍的道德原则和伦理关系，即伦理之天；还是自然之天，包括自然本身及其运行规律两种属性。在董仲舒眼里，世间一切事物，人是第一宝贵的。在他看来，万物与人都是由“天地之精”即阴阳二气化合而生，由于人“所取于天地者”远远超过其他生命形式，所以唯有人能够与天相符相类。此外，从天人合一的认识出发，董仲舒也注意到环境因素的影响。因此，他认为人的居处应考虑地形地貌，行为要适应季节等。

第二，董仲舒提出“寿有短长，养有得失”这一基本正确的看法。虽然他接受了神仙方士和黄老道家认为养生得法可以延年益寿的观点，但并不接受他们可以长生不死的看法；虽然承认寿夭命定，但却强调人可以通过自己的行为在一定程度上改变命定的寿数。在长寿之道方面，董仲舒实际上兼收并取采用儒、道、阴阳、医家及神仙家的各种方法，创造出了一套寿考养生的方法。提出“循天之道以养其身，谓之道也”。就是说，只有顺应四季气候的变化，顺应自然界的规律，才能保护生机，达到延年益寿的目的。董仲舒还将孔子那里作为认识方法和道德规范的中庸之道以及衡量礼法运用尺度的“和”，改造、扩展到了对于生命现象和长寿机理的认识上。

总之，董仲舒长寿思想的基础是天人相符相动，核心是养气爱气。从思想发展角度，他的长寿养生思想有重要的地位，吸收了先秦以来各家的长寿思想，提出了一个相当完整的理论体系。

（五）仿生健身气功理论的探索：龟能行气导引

所谓仿生气功，就是模仿某些动物的运动姿态而进行的气功锻炼方法。这种锻炼方法从远古时期就已经产生，先秦时代也有了发展。但是从仿生学的理论开始研究，却是从秦汉时期才开始的①。虽然较为粗略，但是对后世仿生气功的发展，提出了重要的理论依据。如《淮南子·诠

①李志庸：《中国气功史》，1989年版，73页，郑州，河南科学技术出版社。

言训》中记载："龟三千岁。"东汉高诱注说："龟吐故纳新，故寿三千岁。"《春秋繁露·循天之道》篇记载："鹤之所以寿者，无宛气于中。蝯之所以寿者，好引其末，是故气四越。"

相传，汉淮南八公或题作浮丘公所撰的《相鹤经》一书记载："大喉以吐，故修颈以纳新，故生大寿不可量。"

司马迁在《史记·龟策列传》中记录了许多亲自访问的气功史料，对健身气功的发展很有价值。他说："余至江南，观其行事，问其长老，云龟千岁乃游莲叶之上，蓍百茎共一根……江傍家人常畜龟饮食之，以为能导引致气，有益于助衰养老。"又说："南方老人用龟支床足，行二十余岁，老人死，移床，龟尚生不死，龟能行气导引。"后世健身气功中有龟息之法，大概就是从这里得到了启发。

戴德在《大戴礼记·易本命》篇中记载：食气者神明而寿（指龟），不食者不死而神（指蓍草）。

（六）内丹气功理论体系的形成

东汉中晚期，神仙方术的极大盛行使内修炼丹术得到了空前的发展。魏伯阳（约100—180），出身高门，性好道术，长期坚持修身养性，是个功夫深厚的炼功家，著成《周易参同契》一书。《周易参同契》是以解释《周易》为名，来论述炼丹之宗旨，其中对道教气功内丹功的论述，被后世誉为"万古丹经王"。此书将大易、黄老、炼丹三者融合为一，从而建起一个独特的内丹气功理论体系。"大易"是本书的基本纲领与法则，主要理论来源于《周易》。将人作为宇宙的一个有机组成部分，按照自然界阴阳消长的变化规律进行练功。"黄老"是本书的中心环节，主要继承了《老子》和《黄帝内经》中的清静无为。"练丹"是练功所有药物的名称和实践操作的术语，以其来代表和说明练功过程及其效果。《参同契》第一次把时间方位和人体修炼有机地结合到一起，从而建立了一个独具特色的内丹气功体系。《参同契》标志着内丹派气功体系的确立，也是公元3世纪中国气功发展史上一个重要的里程碑，在中国气功史上有着划时代的意义。《参同契》明确地以辩证法的基本规律作为气功锻炼的必然法则，不但批判了对气功的不正确理解和错误的锻炼方法，特别重点批判了当时气功家或炼丹士的主要错误倾向——靠外药以辅助炼功的做法，认为这一做法不但不能祛病延年，反而会导致短命（图14）。

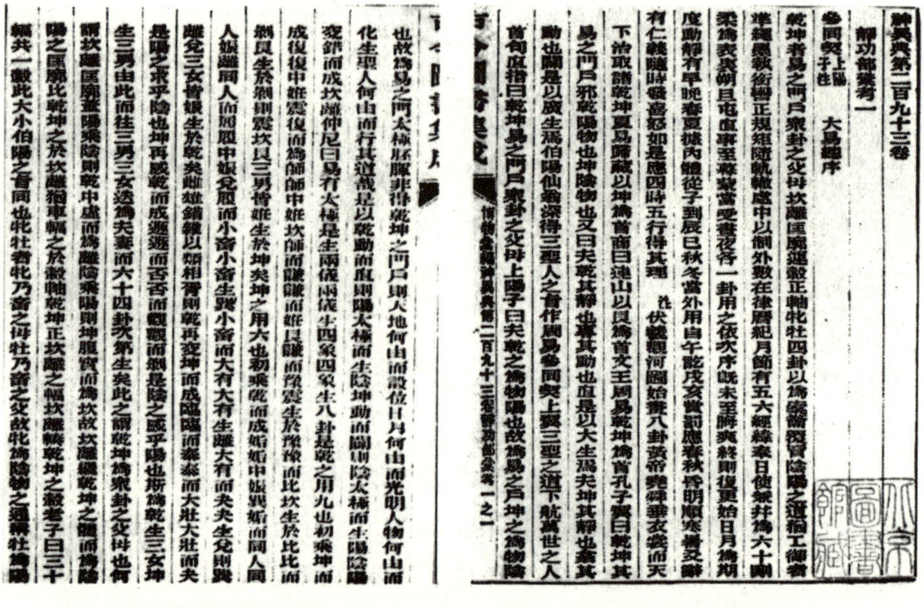

图14　东汉时期出现的《周易参同契》（选自《神异典》）

所谓“炼丹”，是我国古代方士的一种术语，也是后世道教的法术之一，为炼制外丹与内丹的统称。丹，是中药的一种剂型，古今许多药方都名之曰“丹”，以示灵验，如天王补心丹、至宝丹、山海丹等。外丹术源于先秦神仙方术，是在丹炉中烧炼矿物以制造“仙丹”。其后将人体拟作炉鼎，用以习炼精气神，称为内丹术。当时妄图炼丹成仙的人很多，但很多人，尤其是年轻人误解了历代丹经道书的意思，逐步走入了修炼的歧途，结果造成了“宦者不遂，农夫失芸，商人弃货，志士家贫”的局面。对此，魏伯阳把亲身练功的经验写成了文字，以指导后人。认为“道”是自然界的普遍规律，因而也是气功锻炼中的必然规律。

魏伯阳在本书的上篇中说：“内以养己，安静虚无，元身本阴，内照形躯，闭塞其光，筑固灵株，三光陆沉，温养于珠，视之不见，近而易求。黄中渐通理，润泽达肌肤，初正则终修，干立未可持，一者以掩蔽，世人莫知之。”这段话意义极为深刻，体现了魏氏内丹气功体系的中心环节，为后天之气接先天之气奠定了基础。魏伯阳还指出，炼功的原则在于“若有若无”“乍浮乍沉”；炼功过程中应保持独立守神，不受外界干扰的影响；还明确提出成功的关键在于对耳、目、口的控制。同时，此书将大易、黄老、炼丹三者融为一体，从而建立起一个独特的内丹气功理论体系；还首次提出了练功的时间和方位问题，这表明我国健身气功发展史在汉末有了划时代的飞跃。

在这个体系中，“大易”是基本纲领与法则，是指如何按照自然界阴阳消长的变化规律进行练功，并始终将人作为宇宙的一个有机组成部分。“黄老”养性是中心环节，主要是继承了《老子》和《黄帝内经》中清静无为的内修气功。“炼丹”是表达该体系所用的特殊语言。在魏氏所确立的内丹体系中，是以各种炼丹用药物的名称和实际操作的术语，来代表和说明练功进程及其效果。内丹气功的锻炼，后世一般分为采药、进阳火、退阴符三大步骤。

对于炼功的结果，魏伯阳根据自己的体会，提出了一些“硬指标”，即成功的衡量尺度。这些指标主要包括以下几个方面，即“轻举远游，入火不焦，入水不濡，能存能亡，长乐无忧”“颜色悦泽好，发白更生黑，齿落出归所，老翁复了壮，耄妪成姹女，改形免世厄”“粉提以一丸，刀圭更为神”。这些指标对后来我国健身气功的发展和丰富起到了一定的推动作用。

四、秦汉时期出土的健身气功文献

秦汉时期，健身气功思想和理论发展迅速，有大量的健身气功文献出土，其中最为著名的是长沙马王堆三号汉墓出土的《导引图》、帛书《却谷食气篇》、竹简《养生方》，张家山汉墓出土的竹简《引书》等。

（一）马王堆汉墓出土的气功文献

1973年在长沙马王堆三号汉墓出土的随葬品中，有几件相当珍贵的文物，如绘有各种导引姿势的彩色帛画《导引图》，记载辟谷食气法的帛书《却谷食气篇》、竹简《养生方》等，反映出当时医家对气功发展的贡献。

1. 帛画中的《导引图》

《导引图》是一张彩色帛画，长约100厘米，与前段40厘米帛书相连。画高40厘米，分上下4层，绘有44个各种人物的导引图式。每层绘11幅图，每图式平均高9～12厘米。每图式为一人像，男、女、老、幼均有，或着衣，或裸背，均为工笔彩绘。其术式除个别人像做器械运动外，多为徒手操练。图旁注有术式名，部分文字可辨。

据考，该墓墓主为当时长沙丞相利苍的儿子，葬于公元前168年。整幅图原无总名，也无序跋及作者，现名系由马王堆汉墓帛书整理小组所定。《导引图》不仅年代早，而且内容非常丰富，它使古代文献中散失不全的多种导引与健身运动找到了最早的图形资料，是迄今为止我国考古发现中时代最早的气功图谱，也是我国最早的一件健身图谱，为研究秦汉早期导引行气的发展提供了珍贵的文物资料[①]（图15）。

---

①李志庸：《中国气功史》，1989年版，73页，郑州，河南科学技术出版社。

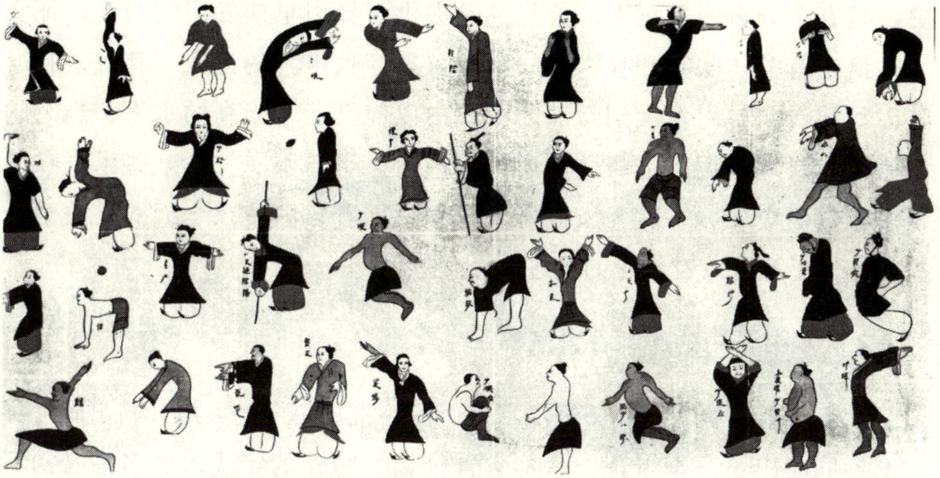

图15 《导引图》帛画复原图

《导引图》的内容主要包括以下几个方面。

第一类是描述运动姿态的。有伸展、屈膝、抱腿、下蹲、体侧、腹背、转体、全身、跳跃、舞蹈等肢体运动；有呼吸吐纳运动；有使用棍棒、沙袋、盘碟和球类的器械运动等。

第二类是模仿动物形象的保健气功。其中涉及动物的有鸟、鹞、鹤、颤、猿、猴、龙、熊八式，与五禽戏相近而缺鹿戏与虎戏。

第三类是说明这种运动方法所针对的病症。健身气功是一种全身整体调节的防病治病方法，但对于某种病症，可采用某种特定的功法进行针对性治疗，效果更佳。人们通过以上这些运动，牵动腰、背、四肢、筋骨等关节，能促进血液循环。利用舞蹈和有关“吹呴呼吸，吐故纳新”的呼吸运动，与“熊径鸟申（伸）”模仿禽兽姿态的健身导引方法，达到疏通筋骨、强壮身体的目的。《导引图》系汉代庶民阶层喜闻乐见的健身气功运动，不但对后来五禽戏、八段锦、易筋经等功法的形成和发展产生了很大的影响，其健身术图形和说明文字屡屡被后世人们引于有关“导引”文献的记载，更是成为现代广大人民群众习练健身功法的基本模式。帛画《导引图》的出现，对于研究我国健身气功发展史，具有十分重要的意义。首先，它提供了导引早期发展的物证，证实了古籍中有关“吹呴呼吸，吐故纳新，熊经鸟申”的记载。其次，它反映出我国古代导引发展到秦汉之际或秦以前已达相当高的水平，当时它已比较广泛地应用于强身和治病了。最后，《导引图》中某些术式在两千多年的历史上，一直为人们所继承和发展着，即使在今天的有关健身操中，也仍然可以看到它的痕迹[①]。

2.《帛书》中的《却谷食气篇》

《却谷食气篇》是马王堆汉墓出土的一批帛书中的一篇，与帛画《导引图》同时出土。据考证，《却谷食气篇》写作的年代，“当是汉初写本，可能在高祖、惠帝时期（公元前206—公元前188）”[②]。该篇文章约有四百字左右，主要是讲食气的，也是历史上首部专论“却谷”的著作。食气又称行气，即相当于今之气功。在当时，行气常和导引联结在一起，称之为“导引行气”[③]（图16）。

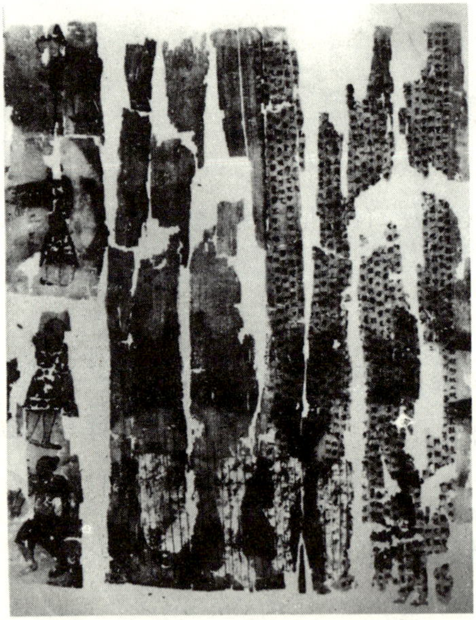

图16　西汉《却谷食气篇》帛书
（湖南长沙马王堆出土）

《却谷食气篇》对却谷食气的方法、适应证有明确的论述。大意是：辟谷者不食五谷而吃石苇，每月初一服一节，以后每天加一节，直到十五日为止；待十五日月圆后，每日减服一节到

①吴志超.《导引养生史论稿》1996年版，48页，北京，北京体育大学出版社。

②唐兰：《马王堆帛书〈却谷食气篇〉考》，参见长沙马王堆医书研究会：《马王堆医书研究专刊》，1981年，49页，湖南中医学院。

③参见《灵枢·病传》。

月底，恢复到月初服一节的量，按月亮的圆缺而增减。此外，该书所述的如何掌握不同季节特点、不宜食气的4种气候及其练功宜忌等内容，反映了中医养生思想中的整体观念在气功锻炼中的具体应用。如春天练功切忌在黑暗浑浊的气候下进行，最适宜于朗月当空和朝霞满天的气候下进行，早晚都可；夏天练功切忌在有热风的气候下进行，最适宜日初或偏西进行，早晚均可；秋天切忌在寒凉处和有霜露的气候下进行，最适宜在明亮的阳光和月光下进行，早晚都可；冬天切忌在酷冷的气候下练功，最适宜在清露初凝、阳光暖人、明月当空的时刻进行。

在古代，养生往往与导引相提并论。因为养生和导引所遵循的原则是一致的，即强调顺应自然界的客观规律，强调身心健康的统一，强调治病要“治未病”，防患于未然。然而养生和气功导引还是有区别的：养生更强调日常生活中应注意的问题，特别是饮食等方面；而气功导引着重研究以健全身心为目标的锻炼方法。

3. 竹简中的《养生方》

在马王堆汉墓中，还出土了竹简《养生方》。《养生方》专论养生，尤其是气功养生的原则与方法，其中包括养生必须顺应自然界的客观规律、注意日常卫生和饮食、注意性生活的健康等。该书《十问》篇描述的“治气”（即炼气）方法是“息必深而久，新气易守，宿气易老，新气易寿。善治气者，使宿气夜散，新气朝聚，以彻九窍，而实六府”，强调了呼吸锻炼吐故纳新之作用。同篇论述的治气四时注意事项，与《却谷食气篇》中的内容互为补充，“食气有禁：春避浊阳，夏避汤风，秋避霜雪，冬避凌阴”（图17）。

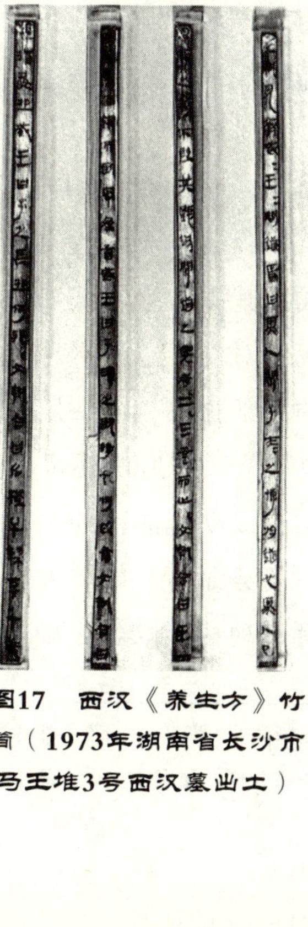

图17　西汉《养生方》竹简（1973年湖南省长沙市马王堆3号西汉墓出土）

（二）《引书》中的健身导引术

1984年1月，湖北荆州市张家山汉墓出土了一批汉代竹简，其中有《引书》，其“引”字，即“导引”的简称，是一部对导引养生术的文字解说和理论阐述的书籍。《引书》内容与长沙马王堆出土的帛书《导引图》相类，而《导引图》有图无说，但《引书》简字迹清晰，内容齐全，刚好弥补了帛书的不足。《引书》的出土是继马王堆《帛书》之后，导引文献中的又一次重要发现。

《引书》全书共3235字，成书约为西汉吕后二年（公元前186），全书抄写在113枚竹简上，内容大体分三部分：第一，阐述一年四季的养生之道；第二，记载有三十多种导引术式的名称、动作要领和部分导引术式对身体的功用，以及导引术治疗疾病的方法；第三，讲述生病的原因及预防方法[①]。在导引术式的讲述上，是用具体的动作做法对导引名称做解释。

据统计，《引书》中有41个术式（有文字解说和名称的只有37个），有24个导引术式，其中有8个见于前两部分，总计有导引术式65个。仅仅从数量上看已大大超过在此之前传世和出土文献中的导引术式。其中仿生术式有16种之多，约占总数的四分之一。该书大大丰富了我们对汉代以前导引的认识，是目前发现的最为全面记述汉以前导引术的一部古书[②]。《引书》中的导引术式大体分为肢体运动、仿生运动、器械运动、呼吸运动和双人动作5种。导引术式的命名概括起来可分为四类：以动作活动的主要部位命名，如“举胻交股”；以做导引动作时的主要姿势命名。如“大决者，两手据地，前后足出入间”；以动作的某些特有运动特征取名，如“信（伸）腑诎（屈）指三十”；以呼吸方式命名，

---

①彭浩：《张家山汉简〈引书〉初探》，载《文物》，1990年10期。

②高大伦、张家山：《汉简〈引书〉研究》，1995年版，13页，巴蜀书社。

如“闭息以利交筋”[1]。《引书》是汉初之前导引术的一次总结，为研究汉以前导引术提供了极为珍贵的资料。

五、秦汉时期的健身气功实践

（一）关息——丹田呼吸法

东汉的史学家、政治家荀悦（148—209），也是一位颇为爱好气功的学者。在他所著的《申鉴·嫌俗》篇中，根据自己的练功经验提出一种“关息法”，相当于后世健身气功中的丹田呼吸法，这是在《难经》命门肾间动气学说的影响下而产生的一种气功锻炼方法。他指出：“善养悦者无常术，得共和而已矣。”所谓“和”，即“和气”。怎样才能得其和呢？他认为：“邻脐二寸谓之关。关者，昕以关藏呼吸之气，以禀受四气也。故长气者以关息，气短者，其息稍升，其脉稍促，其神稍越。至于以肩息而气舒，其神稍专。至于以关息而气衍矣。故道者，常致足于关。是谓要求。”

（二）守一与存思

《太平经》是东汉末年于吉[2]所撰的，是我国现存最早的道教经典。《太平经》中丰富地记载了道教的修炼诸法，对于研究初期道教的发展情况和搞清早期道教在健身气功学上的历史作用，提供了绝好的文献史料。

---

①高大伦、张家山：《汉简〈引书〉研究》，1995年版，14页，巴蜀书社。

②也有人认为，《太平经》绝非一人一时所作，很可能是原始道教时期许多人的作品，且经过了相当长一段时间的积累。

《太平经》认为天地万物，包括人在内，都是从元气化生而成的，而人的生命决定于精、气、神三个要素，且它们之间必须彼此协调，有机地联系在一起，才能使人健康长寿。《太平经》关于气功的范畴，认为有食气、守一、存思三大类，对于后世内景派气功的形成产生了重要影响。

食气之法，是指在辟谷食气诸法的基础上，增加了吞日精、服月华、食五行气等功法。

守一之法，就是通过返观内省以达到调和形神的内修功夫。如“人有一身，与精神常合并也。形者乃主死，精神者乃主生。常合即吉，去则凶。无精神则死，有精神则生。常合即为一，可以长存也。常患精神离散，不聚于身中，反令使随人念而游行也。故圣人教其守一，言当守一身也[①]”。在《太平经》中既有讲守一法的练功要求，也有讲守一法的具体锻炼过程，还有守一法的练功进程与效果。“守一明之德未精之时，瞑目明明，目中无有关。守一复久，自生光明。守一明法，名有正青；……明正赤若火光；……明正黄而青者中和之光；明正白如清水；……明有正黑，太阳之光。”这是描述了练功时瞑目所产生的光的感觉，用来表示练功程度的深浅。

存思，也叫存想，是指在闭目内视的基础上，把想象的内容作为内视的对象。有意想字句和图像的、自身容貌的、五脏之神的、四时五气的，更有存想日光的守一明法，以及存想五方之神等法。

（三）胎食炼精与胎息结气

继先秦神仙家之后，两汉三国时期，许多道教弟子采用咽津法和胎息法修炼。这两类功法概括为“胎食炼精、胎息结气”。所谓“胎息”，又称“丹田呼吸”“脐呼吸”，就是不能用口和鼻子呼吸，如孕育中的

①《太平经合校》716页。

胎儿用脐呼吸一样。最早明确的记载见于《后汉书·方术列传》：方士王真“悉能行胎息胎食之方”。唐李贤注引《汉武内传》云：“习闭气而吞之，名曰胎息；习漱舌下泉而咽之，名曰胎食。”从现有资料看，胎息最早发源于《老子》：“专气致柔，能婴儿乎？”在《庄子·大宗师》中，庄子还谈及“古之真人……其息深深。真人之息以踵，众人之息以喉”。产生于魏晋时期的《胎息经》：“胎从伏气中结，气从有胎中息。气入身来为之生，神去离形为之死。知神气可以长生，固守虚无以养神气，神行即气行，神住即气住。若欲长生，神气相注。心不动念，无来无去，不出不入，自然常住，勤而行之，是真道路。”此经以极其简练的语言概括了胎息的原理和修炼要领，历来受到养生家的推崇。出于宗教的需要，道教徒往往把胎息养生法进行宗教包装，使之神秘化。如果我们剥去其神秘的宗教外衣，就容易发现，后来道教徒极力渲染的内丹术，实际上就是“胎息”这种行气法的嬗变。故《道枢·卷三十五》说：“内丹之要在乎存其心养其气而已。”

咽津养生在我国历史较悠久。古人称之为“胎食”的，指的就是咽津。《汉武内传》说：“习漱舌下泉而咽之，名曰胎食。”历代医家认识到口中津液是大有益于人体健康和长寿的宝贵物质，应该咽下。道家养生家对练功过程中产生的唾液，称之为“金液还丹”，要“淙淙咽归丹田”（见元陈致虚《金丹大要》）。这种唾液有许多好听的名称：金浆玉醴、灵液、神水、醴泉、金津、玉液、金醴、玉津、玉池清水、玉浆、舌下泉等。古人认为吞服这种津液有益于养生保健，因而我国古代养生家非常重视咽津养生。道教徒较早地注意到咽津的养生功能。晋朝《黄庭内景经》多处讲到唾液的功能。《黄庭内景经·口为章第三》讲到“口为玉池太和宫，漱咽灵液灾不干，体生光华气香兰，却灭百邪玉炼颜，审能修之登广寒”。此五句意思是说，口是产生唾液的地方，漱咽唾液，能使病害不染身，预防疾病，达到延年益寿的目的。关于咽津养生具体方法，在历代一些养生导引著作中都有叙述。《遵生八笺·延年却病笺》中记载《八段锦导引法》就记有咽津方法：“赤龙搅水津，漱津三十八，神水满口匀，一口分三咽，……以候逆水上，再漱再吞津，如此三度毕，神水九次吞。咽下汩汩响，百脉自调匀。”

（四）五禽戏的源流

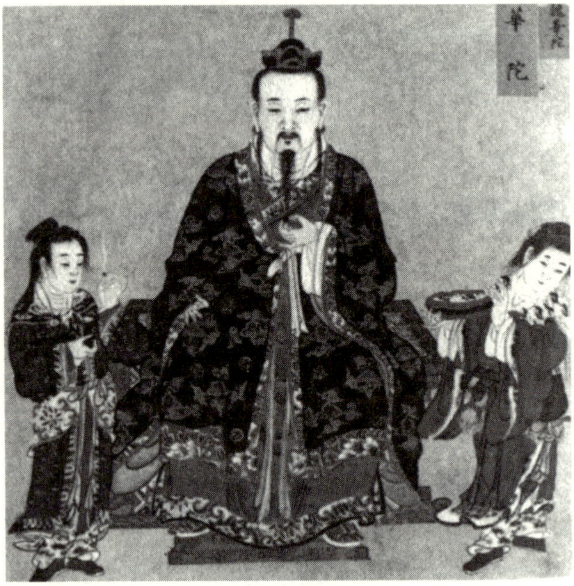

图18　华佗像

五禽戏，也称“华佗五禽戏”“五禽气功”，是模仿虎、鹿、熊、猿、鸟五种鸟兽活动创编的养生健身功法。我国汉代著名医学家华佗[①]，是“五禽戏”健身功法的创编者（图18）。

关于“五禽戏”的文字记载，最早出现在陈寿的《三国志》中。《三国志·方伎传》记述华佗“晓养性之术，时人以为年且百岁而貌有壮容”。《三国志·华佗传》则记载，华佗对他的弟子吴普说：“人体欲得劳动，但不当使其极耳。动摇则谷气得消，血脉流通，病不得生，譬犹户枢不朽是也。是以古之仙者为导引之事，熊颈鸱顾，引挽腰体，动诸关节，以求难老。吾有一术，名五禽之戏：一曰虎、二曰鹿、三曰熊、四曰猿、五曰鸟，亦以除疾，并利蹄足，以当导引。体中不快，起作一禽之戏，沾濡汗出，因上著粉，身体轻便，腹中欲食。”

①华佗，字元化，沛国（今安徽）淮（亮县）人，是汉末在气功养生领域贡献卓著的医学家。

文中华佗所言“古之仙者为导引之事，熊颈鸱顾，引挽腰体”，透露出华佗创编“五禽戏”是在先秦仿生导引动作基础上，进一步扩充和发展的。“导引”一词，首见《庄子·刻意》篇，其曰：“吹呴呼吸，吐故纳新，熊经鸟申（伸），为寿而已矣，此道（导）引之士，养形之人，彭祖寿考者之所好也。”至西汉刘安的《淮南子·精神训》中记载“熊经、鸟伸、凫浴、猿躩、鸱视、虎顾”[①]六种导引名目，后人称之为“六禽戏”，但仅有其名无具体术式。在长沙马王堆出土的汉墓帛画中，也有“鹞背”“熊经”等导引图谱，这些充分说明了仿生导引在此之前已经普遍存在。华佗是在继承仿生导引的理论和实践基础上，第一次将单一的导引术式编排成为完整的导引套路，开创了新的健身功法系统——“五禽戏”体系。

华佗本人及其徒弟吴普并没有五禽戏功法的传世之作，“华佗五禽戏”的原始文字早已佚失，现存的史籍只有零星记载。《三国志》与《后汉书》中均无术式说明，《宋史·艺文志》中记有《华佗老子五禽六气诀》，清人补辑的《后汉书·艺文志》记有《华佗五禽诀》，但均佚失。据现存的文献来看，最早记载五禽戏功法术式的当推陶弘景的《养性延命录》。

《养性延命录》辑录的五禽戏功法如下：“虎戏者，四肢距（据）地，前三掷，却二掷，长引腰，乍却仰天，即返，距行前，却各七过也。鹿戏者，四肢距地，引项反顾，左三右二，左右脚伸，伸缩亦三亦二也。熊戏者，正仰，以两手抱膝下，举头，左擗地七，右亦七，蹲地，以手左右托地。猿戏者，攀物自悬，伸缩身体，上下一七，以脚拘物，自悬左右七，手钩却立，按头各七。鸟戏者，双立手，翘一足，伸两臂，扬眉鼓力，各二七，坐伸脚，手挽足趾各七，缩伸二臂各七也（图19～图23）。[②]”

---

①刘安：《淮南子·精神训》，《四库全书》文渊阁版。

②《道藏养生书十种·养性延命录》，1987年版，北京，中医古籍出版社。

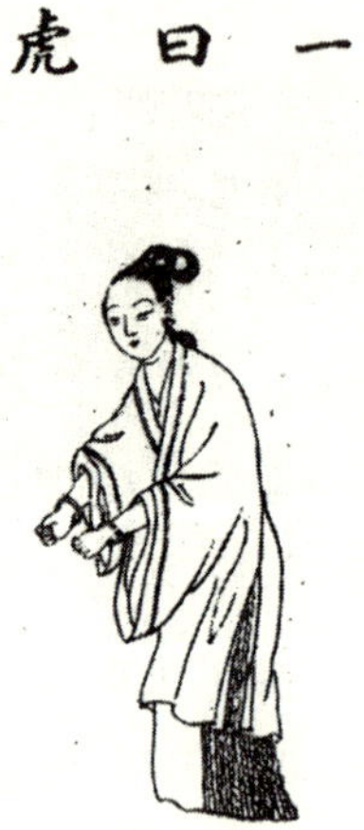

图19 《五禽戏图谱》之虎戏

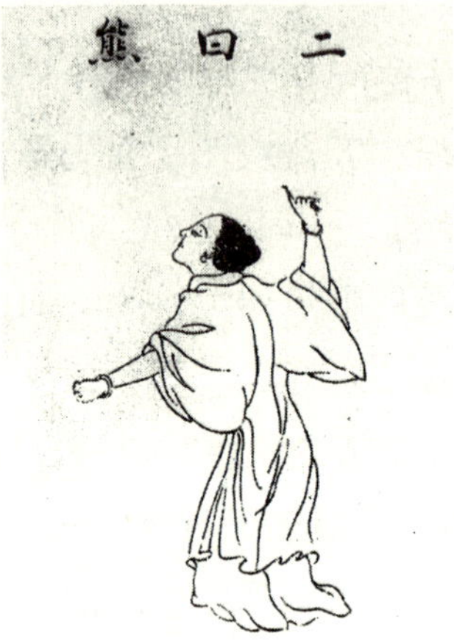

图20 《五禽戏图谱》之熊戏

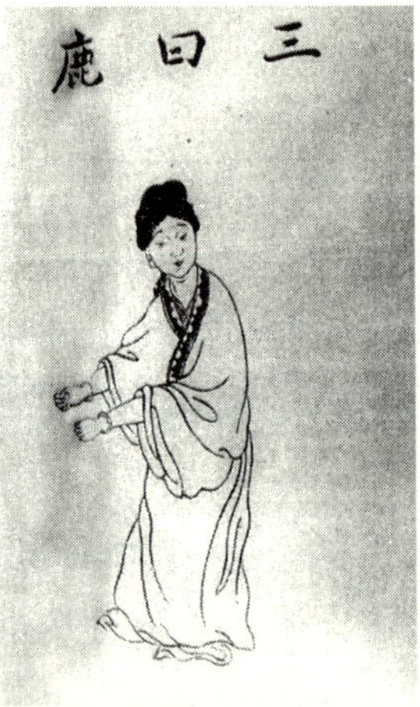

图21 《五禽戏图谱》之鹿戏

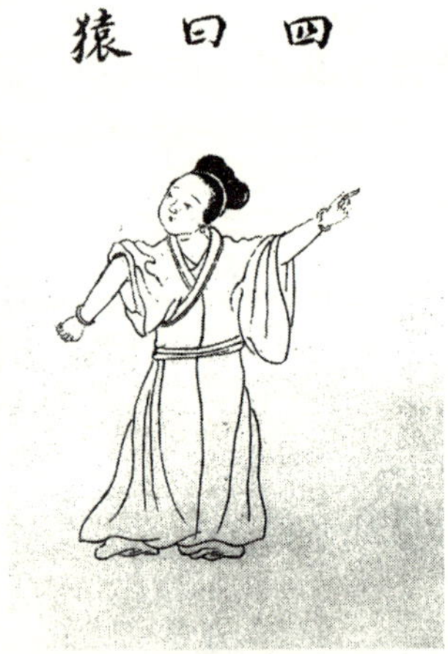

图22 《五禽戏图谱》之猿戏

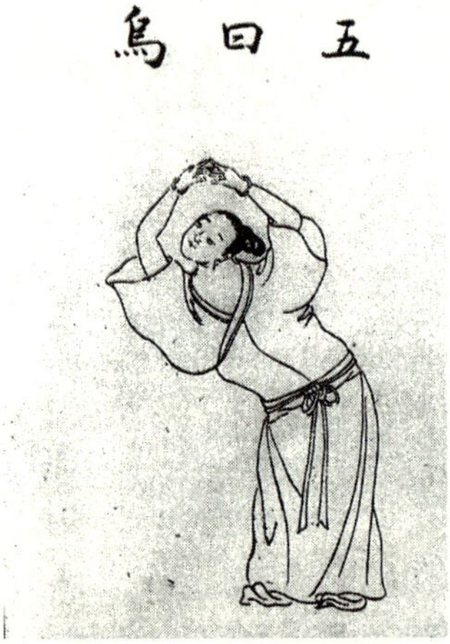

图23 《五禽戏图谱》之鸟戏

注：图19~图23均选自清席裕康《内外功图说辑要》）

五禽戏作为养生导引术的功法，并不主张剧烈运动，其目的强调引体导气，以使气和体柔、血脉流通。从华佗对学生吴普的话中可以概括，“人体欲得劳动，但不当使其极耳” 。

后世医家、养生家因师传之变异，或根据“五禽戏”基本原理不断发展变化，创编了数以百计的“五禽戏”套路。虽然各法动作互异、锻炼重点有所不同，但其基本精神则大同小异。五禽戏，即虎、鹿、熊、猿、鸟五戏。特点是内外结合，动静相兼；刚柔并济，神行如一；形意气力，浑然一体。所谓“内外结合”，是指五禽戏既重视练内功，也重视练外功，要求“内炼精神气，外炼筋骨皮”。“动静相兼”是指既讲究精神的宁静，又重视形体的运动。五禽戏是一种由静到动，又由动到静的动静相兼的运动，目的是使机体得到动与静双重锻炼的效果。“刚柔并济”是指在练习五禽戏时，既有刚劲，又有柔劲，特别强调柔劲，要求刚中有柔、柔中有刚。“神形如一”要求在仿生时，既要模仿五禽的动作形象，又必须重视它们的习性与神态，非但形似，更要神似，以求装形演象，神行如一。“形意气力，浑然一体”是强调在五禽戏锻炼时既要注意呼吸和内气的锻炼，更应注意意会活动的控制，讲究精气内守，神不外溢，发气于丹田，收气也在丹田，息息归根。在操练动作上，要求掌握动作大小尺度和速度快慢节奏。

总地看来，自华佗之后，历代传承发展的各种五禽戏功法，虽术式互有差别，但都基于动物仿生，这在健身气功发展史上蔚然成一体系，后人称为“五禽戏系统”。

第二节　魏晋南北朝时期健身气功的多样化发展

魏晋之际，道法的结合逐渐趋于破裂，以道家思想为骨架的玄学思潮开始扬弃魏晋早期的名法思想，转而批评儒法之士。西晋后期，玄学思潮极端发展，引起玄学内部及儒家学者的不满，从而掀起对道家和玄学的批判思潮。东晋时期，佛教流行，使原来儒、玄、佛、道的相互关系及其历史格局发生新的变化，逐渐形成以儒学为核心的三教合流的趋势。表现在健身气功方面，深度和广度有了新的发展，气功界的代表人物，也从原来的医学家和学者、隐士中增加了道家和佛家人物。

经历了秦汉两代的实践与探索后，到魏晋南北朝时期已经形成了较为系统的仿生健身气功学理论。除了许多健身气功功法的问世，还出现了诸如《养性延命录》《真诰》《三洞经书目录》等气功养生著述，许多健身气功人士为保存南北朝时期的气功文献做了很多有益的工作。

一、玄学与健身气功

（一）玄学思想主要特点及研究范畴

玄学又称新道家，魏晋时期出现的一种崇尚老庄的思潮，与世俗所谓玄学、玄虚实有不同，它结合老子和庄子的思想，糅合了儒家的经义，另创一派而成，为魏晋时代思想主流。与先秦诸子、两汉经学、隋唐道学、宋明理学、当代新儒家皆为中国哲学史之重要脉络。“玄”这一概念，最早出现于《老子》：“玄之又玄，众妙之门。”杨也讲玄，他在《太玄·玄摛》中说：“玄者，幽摛万类，不见形者也。”王弼《老子指略》说：“玄，谓之深者也。”玄学即是研究幽深玄远问题的学说。

玄学家大多出身高门，注意容貌仪态举止，崇尚清谈习风。玄学以“三玄”为主要研究对象，并以《老子》《庄子》注解《易经》，以辩证“有无”问题为中心，以探究世界本体为其哲学的基本内容。玄学都提倡“贵无”，认为名教即伦理纲常出于自然，主张君主无为而治；以解决名教与自然的关系问题为其哲学目的，以“得意忘言”为其方法，以“辨名析理”为其哲学的思维形式。玄学家重名理之辨，善作概念的分析与推理，辨析名理是其思维形式的基本特征之一。

玄学就其哲学范畴来讲，可称其为形而上学，主要对一些抽象内容以生动的方式方法进行解说和发展。玄学产生于魏晋，盛行于隋唐，这和当时的社会有着密切的联系。有一句话可以概括玄学的特色，即隋唐精神，魏晋风骨。后来玄学的内涵被不断扩充，为后世方术家所充实，产生了包括山、医、命、卜、相在内的五种体系，这些玄学体系的思想借鉴于先秦的阴阳学说，但这些思想并不是被直接借鉴而来的。由于汉时道教的兴起，玄学在完善自己的思想体系的过程中，除了引《道德经》为经典的同时，也把阴阳学说五行演德学说一起丰富起来，所以玄学同道教的渊源极为深厚，可以说都是国学思想组成和传承的一部分。

玄学所包含的内容是指修身养性、静坐内炼等，大致包括导引、内丹术、外丹术、武术等。代表有《太清导引养生经》《伍柳仙踪》《唱道真言》《铜符铁券》、太极拳、五行拳等。医术则就是古代中医系统，治疗手段分为针灸、汤剂、推拿等。代表书籍有《黄帝内经》《黄帝八十一难经》《脉经》《针灸大成》《本草纲目》《汤头歌》等。在气功养生方面，多主张“虚无寂静，动中求静”。

（二）玄学中气功健身养生思想及其代表人物嵇康

玄学家中杰出的代表人物之一就是魏末晋初著名文学家、思想家、音乐家、“竹林七贤”之一的嵇康。由于嵇康所处的社会时代是魏晋时代，战乱频繁，民生凋敝，社会环境奢侈，浮华成风尚，整个社会充满着荒谬、虚伪、贪欲，因此嵇康把这一现实转化为自己的苦难和深刻认识，并把解决这一苦难作为自己义不容辞的责任，具有鲜明的社会忧患意识（图24）。

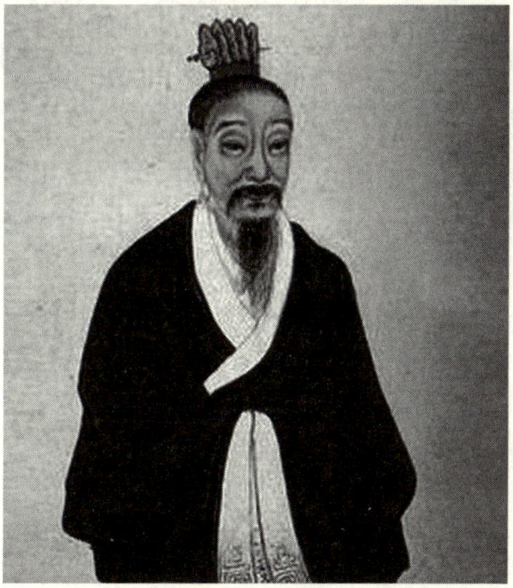

图24　嵇康像

嵇康笃好老庄导气养性之术，在继承秦汉之前养生思想的基础上，对气功养生学有相当深刻的研究，有自己一套独特的养生诀窍。其中论述健身气功养生的作品中，最著名的就是《嵇中散集·养生论》。嵇康用缜密深刻的说理，生动形象的比喻，阐明了他对养生方法、原理和目的要求的认识。嵇康认为，只有“修性服食、恬淡无欲”“外物以累心不存，神奇醇白独著，旷然无忧患，寂然无思虑”，才能达到“与自然齐光”的养生境界。

嵇康在《养生论》中的养生思想主要体现在三个方面。

第一，“智上于恬，性足于和”。即人的需求本质是“遇物而当，足则无余”，生理上的需求属于“性动”，所以不可避免，应给予满足，但有了“智用”，欲望就会无穷无尽，因此物欲为养生之大碍，从而提出“养之以和”主张，这是嵇康养生观的核心。

第二，“使形神相亲，表里俱济”。嵇康看到了神与形的辩证关系，认识到精神对于养生的重要作用，从而否定了被动地顺应自然的观点，强调了养生中人的主观能动性的发展。并提出了“形恃神以立，神须形以存”的基本思想。就是说，形和神是构成人体生命之相互依存的不可分割的两个方面，因此，调养神气，避免形体所伤，便是保持健康，抗衰延年之养生学的基本内容。

第三，“慎众险于未兆”。他认为人之所以能长寿，在于注意平时细微之处保养自己。在具体的养生法则上，《嵇中散集·养生论》则阐述了健身养生的首要任务是静养精神情志，在静养练功的过程中还可服食如灵芝一类的药物相助。其次，在日常生活中要节饮食、戒色欲、避风寒，内外交养，而达到事半功倍的效果。此外，健身养生练功者必须有坚定的信念，能防微杜渐，掌握导养的方法，持之以恒地不懈努力，才能达到健身防衰，延年益寿的目的。

二、道教与健身气功

道教作为本土宗教，至两晋时期，有了显著的发展。无论在组织形式还是学术范畴方面，道教不同于道家，但道教在其思想意识上，又和道家有很多相通的地方。从气功学的角度来看，关于健身气功的观点也是继承发展了道教思想的。如两晋武帝年间（266—289）传出的《黄庭经》是道教的重要著作之一，在气功学的观点上继承和发展了道家的思想。它的养生之术在于“全形保神”。人受天地之气，生而成形，必具五脏，形或可能有废而五脏绝不可缺一；神之为性，必禀于五脏，性或有异而气不可亏。

另一位道教养生家葛洪，系统地总结了秦汉以来的各种炼养方术，认为应根据不同情况采取不同养生方法，不偏不执，要懂得气法、导引、房中、饵药，才能延年益寿，达到长生的境界。

陶弘景则认为人通过养生可以延年益寿。包括认为形神相依，主要清心寡欲以养神，导引运动以养形；认为人的寿命长短固然与先天因素有关，但后天的调养更为重要；提倡过用病生，主张节用以减少不必要的消耗等养生内容。

（一）《黄庭经》

《黄庭经》一般认为是晋初（又谓汉末）女气功学家魏华存所著。全书分《外景经》《内景经》两部。《黄庭经》就基本理论和实践方法而论，主要应用人天观、脏象学说研究气功养生法，说明脑神经及心、肝、脾、肺、肾五脏。《黄庭经》作为道教经典，不免有许多神仙之说，然而经中明确提出了“黄庭三宫”和“三丹田”两个概念，这对于健身气功理论有着重要的意义。另外，《黄庭经》虽为道教的经典，但其所述静功修炼方法，并不乞求超自然的力量，而认为延年益寿之道在于其身，人体内自有“至宝”，每个人都“抱玉怀珠”，具体说“至宝”就是“精气神”，延年益寿之道，在于保持“至宝”而不耗失。因此《黄庭经》并不主张祈神祷天或炼丹服药，而着重“保灌自偿”，以使“五形完坚”。故内炼的成功，不可能一朝一夕，而在于长期不懈地锻炼。

《黄庭经》以人体黄庭部位及脏腑皆有主神之说为本，结合中医脏腑作用的理论，用七言韵文形式，阐述气功修炼的理论根据及长生久视之诀，提高了气功对人体结构及脏腑间联系的认识，对后世广有影响。所谓黄庭乃人体之部位，黄为中央之色，庭为四方之中，表示中空之意。所谓黄庭三宫，即上宫脑中、中宫心中、下宫脾中。这与后世的三丹田位置相契合。著名书法家王羲之曾用楷书写过《黄庭经》（外景经），并以此与山阴道士换得一群鹅。“鹅掌戏”即为王以鹅掌划水动作作为原形，创编的一套动功。

总之，《黄庭经》创立了以黄庭三宫为中心，通过存想、存神（即“内照”法）来修炼肺脏之气，进而“结丹”的功法，其中虽有不少宗教迷信的成分，但“黄庭宫”和“三丹田”的提出以及以此为枢纽的道家修炼方法和原理，作为强健心身、延年益寿的手段，无论是在气功理论还是在功法实践上，是十分实际可行的。

（二）《抱朴子·内篇》

继《黄庭经》后，晋代医学家、道教理论家、炼丹家葛洪所著的《抱朴子》，对推动古代健身气功的发展起了一定作用。葛洪系东晋初期著名的养生家、医药学家和炼丹术专家，他一生主要在炼丹和从事医药的实践中度过，不仅在炼丹术、医药学方面甚有建树，而且在生物学、天文学等方面也有所论述，对先秦道家以及晋以前道教的理论和修炼方法做了全面系统的研究（图25）。

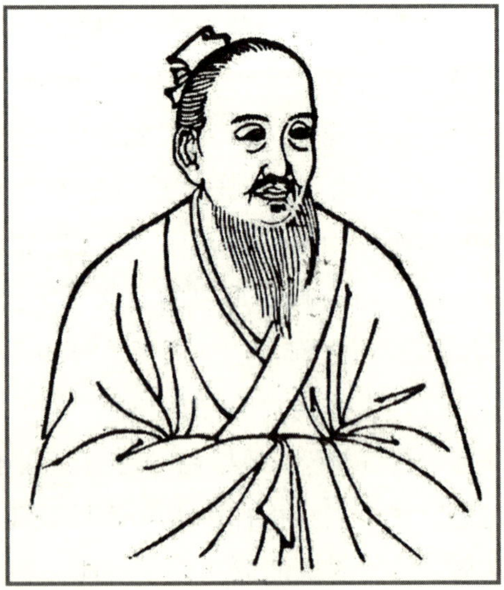

图25　葛洪像

葛洪著有《抱朴子》内外篇七十卷。内篇叙述养生延年方法以及“神仙方药”等内容，是西晋末年各种方术的提要。其中具体记载了炼丹的方法，集魏晋时代炼丹术之大成，是研究中国古代炼丹史的重要著作。外篇则是叙述“人间得失，世事臧否”，阐明他的社会政治观点，是政论性的著作。《抱朴子·内篇》继承了《黄帝内经》以精气为生之本的唯物论思想，在书中展示了“内道外儒”“儒道合一”的理论体系，并提出了淡泊清静的养生之道。

葛洪认为，导引的作用，是“疗未患之疾，通不和之气”，可以延年益寿。在气功功法方面，他主要做了三个方面的工作，一是倡导胎息法，强调“行气有数法……其大要者，胎息而已”；二是发展了《太平经》的守一法，首次提出了意守三丹田的理论与方法，并明确指出了三丹田的部位。《地真》篇曰“子欲长生，守一当明。……或在脐下二寸四分下丹田中，或在心中绛宫金阙中丹田也，或在人两眉间……三寸为上丹田也”；三是收集了较多行之有效的动功功法，并发展了仿生动功。

在养生学上，葛洪的治学是杂而多端的。强调“守一”，甚至把“守一”的作用夸大到无所不能的程度，如“子欲长生，守一当明。思一至饥，一与之粮；思一至渴，一与之浆。”“人能守一，一亦守人”。甚至说，不论在何种凶险的逆境中，只要“握固守一”，都能逢凶化吉、履险如夷等。但《抱朴子》论述养生长寿时，强调以服食金丹为主，辅以导引行气，且在描述炼丹方法时多充满迷信色彩。

总之，葛洪从正反两方面极为详尽地论述了养生之道，对于修炼养生可谓不拘一格，而且能够结合自己的认识和修养实践。主张恬愉淡泊，涤除嗜欲，宝精神，可胎息，效导引而行气。还推崇精神调摄法和气功静坐术，精于阴阳之术。值得一提的是，在《抱朴子·内篇》中，还较早地记载了诸如“六字诀”“八段锦”等健身气功名称。

（三）《养性延命录》

葛洪之后，历史上著名的气功养生家当推南北朝时的陶弘景。陶弘景，字通明，晚年号称华金隐士，是南朝宋、梁年间人。他是道教理论家兼医家，在气功养生方面有十分深湛的造诣。陶弘景的思想意识基本上脱胎于老庄哲学及葛洪的道教理论，主张儒、释、道三教合流。其养性理论与方法，也兼采三家之长。一方面主张闲心寡欲的养神，另一方面提倡吐纳导引的养形，认为只有“养性”才能“延命”。他除了认为人体生命的基本要素是形和神外，还认为天地自然界是人体生命活动的源泉。如果违背了自然界的客观规律和正确的养生之道，会导致对人体的伤害，甚至于损寿夭折（图26）。

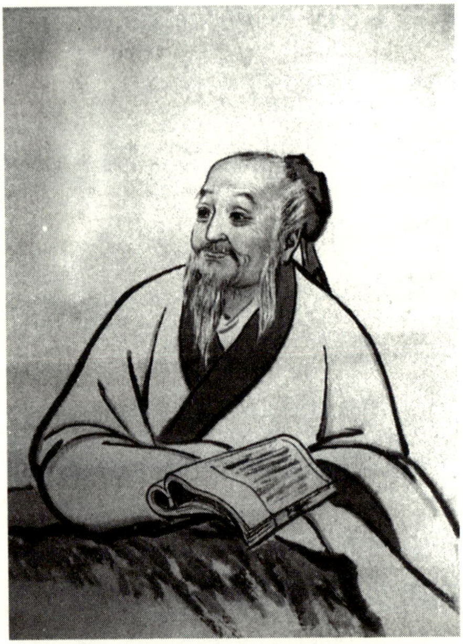

图26　陶弘景像

陶弘景的气功养生思想，集中反映在其专著《养性延命录》中。

《养性延命录》相当全面地收录和整理了南北朝以前历代有关气功养生的论述，是我国历史上较早的一部气功养生书籍。书中认为，人可以通过锻炼而达到健康长寿的目的，无须借助于某种超自然的力量，也无须乞灵于药石。人的“强弱寿夭”不在于天赋，而在人为。

在养生方面，陶弘景首先认为养生者必须强调摄情志。情志是由五脏精气所化生，属于神气的范畴。欲五脏健康，不受损伤，当以保养精神为先，而节情即保养精神的重要方法之一。

养生者必须节制饮食。为了维持人体的生命活动正常进行，必须进食，但绝不可食之过饱或贪图滋味，同时还要十分注意饮食卫生以及食饮禁忌。

养生者在练功方面，陶弘景主张气功锻炼应动静结合，以静为主。故该书先列以静功为主的《服气疗病篇》，后列动功部分《导引按摩篇》。在静功方面，陶弘景介绍了闭气法、吐气法、引气攻病法等，并开创了六字诀法，即“纳气有一，吐气有六。纳气一者，谓吸也；吐气有六者，谓吹、呼、唏、呵、嘘、呬皆出气也”。书中还分别论述了六字气诀的应用原则。在动功方面，内容更为丰富。华佗创编的五禽戏，也始见于该书的《导引按摩篇》。这套功法难度高，运动量大，习练时要求“任力为之，以汗出为度”，与后世流行者相差甚大。还有现代流行的保健功，如浴面、栉发、耳功、目功、鼻功等，以及内视脏腑法、存思日月法等，都有记载。中国佛教禅宗之初祖菩提达摩于南北朝时来华，他所创导的禅定方法，面壁而坐，终日默然，也称“壁观”，对后世气功功法，尤其是禅定派功法的发展有较大的影响。

三、佛家与健身气功

佛教在汉代时期逐步传入中国，经过三四个世纪的传播，在两晋南北朝时期有所发展，并逐渐形成宗派和各自的修炼方法。但万变不离其宗，都与健身气功有着非常密切的关系，在当时的佛教界成为必修课程，可与道、儒等教并肩。佛教的气功作为健身气功发展史上的一个流派，有理论、有实践，已经成为中华气功学中具有重要影响的力量。

（一）佛家气功的基本思想

佛教大约于公元前6—5世纪发源于印度，它对于宇宙以及人的生命的论述，与中国古典哲学有很多相似之处，印度佛教不论何派，都很注重禅定。禅的梵语是“思维修”“静虚”，又有弃恶之解释。禅定就是安静地想。印度教的禅定方法是静坐，“调整呼吸，舌注上颚，心住一境”，要求做到得失随缘，心无增减，违顺风静。

随着东西文化的交流，从公元2世纪中叶开始，印度佛教沿着古老的“丝绸之路”传入中国。许多西域的僧人纷纷来到中土，弘扬佛教。作为佛教徒重要修习方式的禅观法也自然地传播开来。尤其是大乘教的传入，逐渐与我国古典文化相融合，在两晋时期广泛流传，中国的佛家气功也产生于此时。两晋以来，北国佛教特别重视禅定，既有觉贤、罗会、佛陀、达摩等人东来授禅，又有智严、京声等人西行求法，形成了当时禅法的各个流派。北魏迁都之前，嵩山已逐渐成为禅僧集居之所。迁都之后，在公元495年北魏孝文帝元宏为安顿印度僧人跋陀（又称佛陀）落迹传教而建造少林寺。当时印度高僧达摩于南朝宋末初至广州，后到北魏，在洛阳、嵩山等地传授禅学，在嵩山少林寺“面壁九年”，把印度佛教的禅定与我国的养生方法相结合，创造了一套简单的禅法，有“理入”与“行入”两途。“理入”即壁观，就是要使心如壁立，不偏不倚。而“行入”则要求“逢苦不忧”“得矢随缘”“行无所求”。达摩不仅创立了新禅法，而且还创新了禅定的养生思想。

（二）佛家气功的种类和方法

两晋开始，佛教盛行，宗派也开始多起来。以修持而言，有禅、观、律、密、净五种。修律是佛家道德操行；修功即有练气功的学理，但是方法各个宗派有所不同。密宗修持方法是多方面的；天台宗讲究修止观，实际上止观法相当于意守某一处、某一景象。禅宗的修功方法可以分为两家，一派以神秀为代表的讲究“凝心入定，住心看净，起心外照，摄心内证”，另一派以六祖惠能为代表的不主张坐禅，而重以“参活头”，借“机锋转语”，以达“明心见性”的目的。

四、儒家与健身气功

养生，在《庄子·养生主》一书中解释为“保养身体养生之道得养生焉”。《吕氏春秋》中将医学定义为“生生之道”——前一个“生”是动词“提高”，后一个“生”是名词“生命力”，“道”是根本性的规律。养生就是人类提高自身组织、自身康复能力的学问，从而达到延年益寿的境界。而气功养生是在中医养生理论指导下，运用特定的方法配合呼吸和意念来调节人体身心健康的一种祛病延年的身心锻炼方法。

由于两晋南北朝时的战乱，道教气功养生术在先秦道教的基础上得到了很大的发展，而儒家思想意识不可能在“正统”的轨道上顺利发展，因此，在健身气功养生方面也很少有建树。但是个别学者在气功养生方面却有独到的见解。如以儒家传统思想为立身治家的北齐文学家颜之推，对“神仙之事”持有怀疑和批评态度，著有《颜氏家训》一书，其中《养生篇十五》是集中反映其保养身体指导思想和方法的文章。

首先，颜之推把养生观的立足点建立在现实之上。由于魏晋南北朝是士族地主专政时期，士族地主腐朽堕落，阶级矛盾和民族矛盾尖锐，社会动荡不安，使当时的养生论大多带有玄虚、荒诞的色彩，这种神玄虚无的境界很适合当时的统治者和上流社会追求骄奢淫逸和长生不老的生活心理。而颜之推主张从现实出发去达到养生的目的，希望通过基于现实的养生来达到健体长寿的目的，不主张淫靡苟生，而且从实效着眼去探索养生之道。

其次，魏晋南北朝时期的社会风气使许多人醉心于神仙之术中，所以金丹大药，炼丹服食盛极一时。而颜之推则认为成仙之道难以全信，求仙之道根本不存在。他大胆提出了“爱养神明，调护气息，慎节起卧，均适寒暄，禁忌食欲，将饵药物，逐其所禀”的养生途径。

五、六字诀的功法源流

六字诀，又称六字气诀，是一种以呼吸吐纳为主要手段的传统健身功法。在练功时以鼻作匀缓地深吸，分别以嘘、呵、呼、呬、吹、嘻六字的发声口型，缓慢吐气，造成胸腹部不同压力，分别影响肝、心、脾、肺、肾、三焦，结合意念和动作屈伸开合，导引体内气血循经运行，达到通经导滞，解毒散结，调整人体阴阳气血之虚的功效。其名最早在《神仙传》[①]中提到，书中写道：“夫学道者多矣。然所谓八段锦、六字气，特导引吐纳而已。[②]”《神仙传》只提及“六字诀”是吐纳导引之术，遗憾的是并没有具体的内容，则恐怕与葛洪本人倾向于“澄心清静、湛然而无思”的修道思想有关。

现存文献中， 最早见于南北朝时期梁代陶弘景所著的《养性延命录》。书中有这样的描述：“凡行气，以鼻内气，以口吐气，微而引之名曰长息，内气有一，吐气有六。内气一者谓吸也，吐气六者谓吹、呼、唏、呵、嘘、呬，皆出气也。”这可以说是有内容描述的后世所传“六字诀”的起源，但六字气法的出现要早得多。

《老子》二十九章有“或呴或吹”[③]的记载，虽不能说这就是六字气法，但至少可以证明，在老子的时代，已注意到因字声的不同，吐气有轻重、缓急、粗柔等差别。《庄子·刻意》中载道“吹呴呼吸，吐故纳新”，则明确地指出在养生导引中有吹、呴等呼吸方式。马王堆汉墓出

---

①《神仙传》是葛洪继《抱朴子内篇》之后所著的一部杂诸仙异事之书，《四库全书提要》评其有“未免附会、虚诞之说，但也有所依据，不尽伪撰”。

②葛洪：《神仙传·卷五》，《四库全书》文渊阁版，参见周伟良：《健身气功九功法源流考略（一）》，载《中州体育·少林与太极》，2013年6期，1~5页。

③呴，温也；吹，寒也，有所温必有所寒也。参见《钦定四库全书·子道家类老子道德经·卷上》文渊阁版，2003年版，上海，上海古籍出版社。

土的养生文献《却谷食气》中有“体轸则呴吹之，视利止”的记载。淮南王刘安在其《淮南子》“精神训”中，讲过呼吸吐纳，“若吹呴呼吸，吐故纳新”。《后汉书·方术列传》中记载，华佗授给学生吴普的吐字之法说：“呬字：呬主肺，肺连五脏，受风即鼻塞，有疾作呬，吐纳治之。呵字：呵主心，心连舌、五脏，心热、舌干有疾作呵吐纳治之。呼字：呼主脾，脾连唇，论云脾唇焦，有疾作呼吐纳治之。嘘字：嘘主肝，肝连目，论云肝盛则目赤，有疾作嘘吐纳治之。吹字：吹主肾，肾连耳，论云肾虚即耳聋，有疾作吹吐纳治之。嘻字：嘻主三焦，有疾作嘻吐纳治之。”华佗的《服气诀》说：“口吐浊气，鼻起清气，所谓吐故纳新是。蹙气良久，徐徐吐之，仍以手左右、上下、前后拓。取气之时，意想太和，元气下入毛防，流于五脏、四肢皆受其润。如山之纳云，如地之受泽。若气通，便觉腹中汩汩转动。若得十通，即觉身体润怿而色光泽，耳目聪明，令食有味，气力加倍，诸疾去矣。”由此看出，单式呼吸吐纳方法在汉代以前已经广泛运用于医疗领域，并与中医理论初步结合。

“六字诀”与“五禽戏”的形成相似，都是在前人养生理论与实践的基础上扩充和发展的。在先秦时期，呼吸吐纳（行气）方法基本上近似现代的深呼吸运动。由于吐纳法向“仿生”方面的发展，使得呼吸吐纳的效果有了根本性的改变，特别明显的一点是变深呼吸运动为编长柔细的呼吸，形成不配合导引肢体动作的呼吸吐纳法，完全是单纯的呼吸吐纳养生功法，这对静功的发展有极为重要的影响。

六字气法虽属“长息”之法，与《玉佩铭》所述相类，但呼吸形式要缓和得多，主要区别点在于“微而引之‘吸之’”与“微而吐之‘呼之’”[①]。《养性延命录》中的记载，突出显示“六字诀”在健身祛病方面的作用，记述如下：

“凡人之息，一呼一吸，原有比数。欲为长息吐气之法，时寒可

①王卜雄、周世荣：《中国气功学术发展史》，1989年版，396页，长沙，湖南科学技术出版社。

吹，温可呵，妥曲治病。吹以去热，呼以去风，唏以去烦，呵以下气，嘘以散滞，呬以解极……心脏病者，体有冷热，吹呼二气出之；肺脏病者，胸膈胀满，嘘出之；脾脏病者，体上游风习习，身痒疼闷，烯气出之；肝脏病者，眼疼愁忧不乐，呵气出之。以上十二种调气法，但常以鼻引气，口中吐气。当令气声逐字吹、呼、嘘、呵、唏、呬吐之。若患者依此法，皆须恭敬。用心为之，无有不差。此即愈病长生要旨也。”

可见，“六字诀”形成之初就与中医理论相结合，既运用了脏腑脏象理论，又有六气学说。文中所述六字气主治病症，以实证居多。从“当令气声逐字吹、呼、嘘、呵、唏、呬吐之”这句话推断，《养性延命录》所载六字气法是发声的。

“六字气法”注重吐气的运用，但因在吐气前先有“微以引之”的长息，故仍有“服气”的意义。可见，古人对长息吐气之法很重视，《养性延命录》有“天恶风猛、大寒大热时，勿取气”的记述，是告诫不要在天气剧烈变化与气温过高、过低的情况下进行六字气法[1]。陶弘景在《养性延命录》中专门指出“法出于仙经”，专门强调引录前人的著作，非本人所创。

《养性延命录》之后，历代都有六字诀的记述，尤其在六字诀的理论与实践上又有进一步的补充和发展。

六、健身气功代表人物及著作

两晋南北朝时期，封建帝王中也颇多热衷于养生者，《晋书》中记载哀帝司马丕“雅好黄老、断谷”，简文帝司马昱“履尚清虚，志道无倦”。《魏书·释老志》说魏太祖道武帝拓跋珪“好老子之言，诵咏不倦”。但他们都走上服外丹和长生药的邪路，求养生而反害生。

除此之外，魏晋南北朝时期也出现了很多气功养生的专家和著作。

①王卜雄、周世荣：《中国气功学术发展史》，1989年版，398页，长沙，湖南科学技术出版社。

如东晋时期的学者张湛在其所著《养生要集》中提出："养生大要，一曰啬神，二曰爱气，三曰养形，四曰导引，五曰言语，六曰饮食，七曰房室，八曰反俗，九曰医药，十曰禁忌。"其中的前四项均与气功有关。他认为保养精气神的方法以闭气法为最佳。在闭气法的基础上，引内气以攻局部的病症，也首见于本书。

晋代的许逊，明确论及了内丹，并对内丹气功进行了较为系统的实践和发挥，堪称是气功史上提出内丹的第一个人，著有《灵剑子》和《灵剑子导引子午记》，对健身气功的发展产生了深远的影响。《灵剑子》曰："凡服气调咽用内气，号曰内丹。心中意气，存之绵绵。"不得用上段外气引外风，损人五脏。所谓"上段外气"，即指吐纳调息、肺部呼吸而言。《灵剑子导引子午记》载："调息，心无外缘，以神驭气，闭神庐以定火候，开生门而复婴儿，圣胎内结，握固凝然。"这比《周易参同契》的描述更为明白易行。"自子至午为炼阳，自午至酉为炼阴"，明确了练功时间，而且对于练功的方位在书中也有论述。

许逊在重视服气锻炼的同时，还把导引法作为气功的入手功夫，共分三种类型：一是服气锻炼前的预备功；二是补五脏导引法；三是导引诀。

魏晋南北朝时期，许多医家、学者、道士和僧人对于形气神之间的关系，都进行了深入的探索和实际体验。通过对于形神关系的剖析等，揭示了形神二者之间的对立统一关系，从而充实了气功基本理论中的形神学说。魏晋之际的哲学家杨泉在其《物理论》中提出："所以立天地者，水也；成天地者，气也。"认为"夫天，元气也，皓然而已，无他物焉""人含气而生，精尽而死"，犹如薪尽火灭，"无遗魂矣"。

南朝刘宋时期的道士陆修静，在所著《洞玄灵宝斋说光烛戒罚灯祝愿仪》中说："夫万物以人为贵，人以生为宝，生之所赖唯神与气。"南朝齐医家褚澄在其《褚氏遗书》中的《本气》篇中，专论了人身内气的循行，认为疾病发生的病因病机是痰积等邪阻滞了内气的畅行，因而提出"养臂指者，常屈伸；养股趾者，常步履"，应用导引、运动之法来调畅内气，进而达到养筋壮骨的效果。

南朝梁代著名文学理论批评家刘勰，著有《文心雕龙》，《养气》为其中一篇，阐述了神思的迟钝在于精气的内销，指出要应用一种养气的方法以保持良好的创作精神状态。南朝齐梁时期唯物主义哲学家和无神论者范缜，在其所著的《神灭论》中论证了形体和精神的关系，对于秦汉以来宗教界所宣传的长生不死、精神永存的说教具有重要意义，如论中指出："神即形也，形即神也。是以形存则神存，形谢则神灭也。"

曹魏时期的曹操及他的儿子均是气功爱好者。曹操曾招集过不少擅长气功的方士，如甘始、皇甫隆等计16人，向众人传授"鸱视狼顾，呼吸吐纳"。曹本人还与皇甫隆讨论过服食导引的方法，以求延年益寿。曹操之子曹丕在《典礼》中记述的因练功方法掌握不当而造成的"……为之过差，气闭不通，良久乃苏"，可能是气功史上的第一例偏差记载。

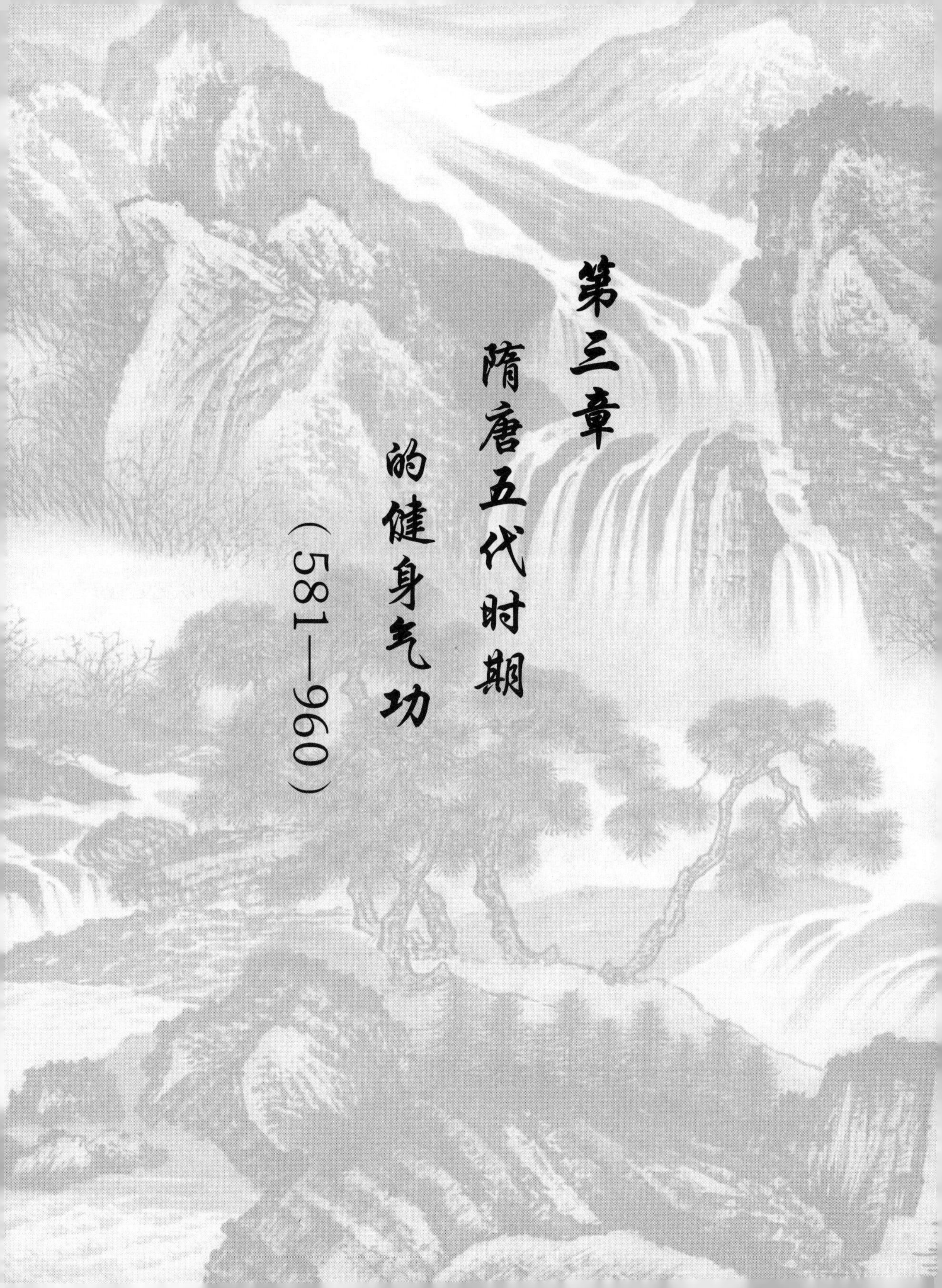

第三章 隋唐五代时期的健身气功

（581—960）

公元581—960年期间，是中国封建制度发展并达到繁荣昌盛的隋唐五代时期，亦是中国封建社会的第二个鼎盛期。尤其大唐盛世，政治、经济、文化得到高度发展，达到了中国封建社会的鼎盛阶段。隋唐五代相对稳定的政治秩序和开放的社会环境，大大促进了政治、经济的发展，也促进了各种气功文化的交流、融合与发展。此时期出现了如孙思邈和巢元方等精通气功的医学家，他们对气功疗法进行丰富的理论著述，使气功与中医学的结合更加紧密。我国道教气功体系的主流——内丹术和佛教气功中具有代表性的天台宗已开始形成，并呈现出释、儒、道三教气功修行融合发展的局面。隋唐五代的气功在继承前代发展基础上又向前迈进了坚实的一步，呈现出一些新的面貌，在健身气功发展史上具有承上启下的作用。

第一节　隋唐五代时期气功的特征

隋唐五代时期的气功有几个特点：一是气功在医疗上开始被广泛应用，与医疗的结合更加紧密，许多医学名著都有关于气功的记载；二是统治者对“儒、道、佛”采取了“兼容并包”的政策，使三教从先前的冲突为主走向了“教虽为三，其道一也”的融合发展的新阶段，促使健身气功理论体系更趋完善；三是晚唐之后外丹术日渐衰落，内丹术开始兴盛。

一、气功与医疗的紧密结合

气功作为疗病养生的方法由来已久，早在《黄帝内经》中就曾记载："余受九针于夫子，而私览于诸方，或有导引行气、乔摩、灸、熨、刺、饮药之一者，可独守耶，将尽行之乎？[①]"显然从气功与医疗结合的渊源上看，早在远古时期，先人为了祛病强身、延年益寿的需要，从不自觉到自觉，开始将气功与医疗逐渐结合了起来，而且在一定程度上形成了"丹家莫不修医术"和医家也勤于气功修习的景象，使气功与医疗具有了内在的不可分割的联系。隋唐五代时期，中医理论和方法沿承前代居多，整个中医医疗系统还有待发展完善，气功导引术在医学中占据有重要地位。此时期由于统治者对医学的重视和医家对气功医疗和养生的理论论述，为气功与医疗的紧密结合创造了有利条件。《隋书·百官志》载："太医署有主药，二人。医师，二百人。药园师，二百人。医博士，二人。助教，二人。按摩博士，二人。祝禁博士，二人。等员。[②]"可见隋朝在太医署设有按摩专科。至唐代按摩科已设"按摩博士一人，按摩师四人，按摩工十六人，按摩生十五人。按摩博士掌教按摩生消息导引之法"[③]，按摩科成为气功史上最早将气功运用于医疗的临床和教学机构。除了官方医学对气功运用于医疗的直接推动作用，尤为重要的是隋唐时期是历史上政治、经济、文化发展的一个空前繁荣期，整体社会秩序的稳定和"大一统"思想的影响，改变了以往个别地区或医家个人对气功进行论述的局面，许多医家开始自觉地对以往的气功思想与方法进行系统综合整理和创新。例如，隋朝太医巢元方的《诸病源候论》，除了详论各科众多疾病的病因病机外，还"辑录了现已亡佚的'养生方导引法'或'养生法'289条。删去76条重复，共计213种导引法，用来治疗各种疾病110病候……[④]"（《诸病源候论》作为一部医学与气

①牛兵占、陈志强等：《中医经典通释》，1996年版，105页，石家庄，河北科学技术出版社。

②许嘉璐：《二十四史全译·隋书·第一册》，2004年版，687页，上海，世纪出版集团·汉语大词典出版社。

③《旧唐书·职官志》。

④刘天君：《中医气功学》，1994年版，18页，北京，人民卫生出版社。

功疗法的著作还影响到隋以后的医家。唐代医家王焘于公元752年编著《外台秘要》40卷，本着“上自神农，下及唐世，无不采摭”的宗旨，在对《诸病源候论》中有关疾病的气功疗病养生的导引法均按原样录入基础上，又补充了一些锻炼法。而孙思邈的《备急千金要方》《千金翼方》《摄生论》《摄养枕中方》中则载述了大量的气功养生与疗病的思想与方法，使医疗和气功的结合达到了一个新的境界，其中气功功法除录引自《诸病源候论》外，还记载了“调气”“闭气法”为主的静功以及“调心”为主的“禅观”法静功，动功载有“天竺按摩法”和“老子按摩法”等，可见，孙思邈的气功医疗思想在继承前代基础上又有所发展。隋唐五代时期诸多医家关于气功应用于医疗疾病的理论著述，“终于完成了养生和医学理论的融合过程，遏制了由于依附于道教而导致的养生沦为神秘、荒诞、迷信、冗繁的宗教修炼术的趋势”①，使健身气功和中医学接轨，从而使气功学成为中医理论体系的重要组成部分，使之立足在一个能够体现科学合理性的中医学理论体系的平台之上。

二、“三教合流”与健身气功

隋唐五代是中国历史文化发展的辉煌期，这一时期的统治者采取“儒、道、佛”并行的政策，在“兼容并包”的时代精神指引下，儒、道、佛从先前的冲突与融合走向了“教虽为三，其道一也”的融合发展的新阶段。儒教在唐朝晚期开始自觉援佛道入儒，佛教则走出了格义的形式，将其内涵与中国儒、道文化深度融合，形成了中国本土的禅宗，同时道教也深度融入了佛教与儒教的义理。隋唐五代“三教合流”的文化发展氛围也为健身气功理法思想交融会通奠定了基础，给健身气功发展带来深远影响。

首先，“三教合流”对气功健身发展的影响以道教内丹气功与佛教

①郝勤：《道教养生源流简论（中）》，载《成都体育学院学报》，1987年2期，24页。

修炼理法思想的相互融通为最。佛教从汉代传入中国，到两晋特别是南北朝时被大量引进，再到隋唐臻于鼎盛，产生了许多具有中国特色的佛教宗派，这些宗派大都通过“禅定”将散乱的心神集定于一处。隋唐五代时期，道教养生家更多地受到佛教思想的影响，当时道教内丹气功修炼家认为用清净、禁欲的办法无法根本解决内丹修炼的入静问题，佛教的修行思想恰恰给内丹气功修炼理论的提升提供了途径，如集内丹气功养生术和医术于一体的孙思邈在《存神炼气铭》中讲的炼气术：“此法不服气，不咽津，不辛苦，要吃但吃，须休即休”，着重“五时七候，入胎定观”，在调气法中采用了“徐徐定心，作禅观之法”，在内丹气功养生上有明显的援佛入道的思想印痕。而同时代的司马承祯则可谓引佛入道思想与方法研究的集大成者，他将佛教天台宗实际创造者荆州华容人智顗（538—597）所提出的止观修习法融入上清派行气法中，并吸收儒教正心诚意学说，创建了 “三戒（简缘、无欲、静心）、五渐（斋戒、安处、存思、坐忘、神解）、七阶（敬信、断缘、收心、简事、真观、泰定、得道）”的“遗神坐忘之法”，这套融佛教修习的禅观、定慧、渐悟、明心见性的气功修炼理论解决了内丹气功养生中静心去欲的问题，将原来内丹气功的入静功夫由笼统地禁欲辟害、清净无为转变为易于操作的有系统、有步骤的方法。如在《坐忘论·坐忘枢翼》中说：“善巧方便，唯能入定。发慧迟速，则不由人，勿于定中积极求慧，求慧则伤定，伤定则无慧，定不求慧，而慧自生。此真慧也。[①]”这段文字完全将佛教天台宗止观修习思想贯之于入静练意不可急于求成的理法要求之中。再如，在《坐忘论》的“真观第五”中“前虽断简，病有难除者，且依法观之。若色病重者，当观染色，都由想耳。想若不生，终无色事。若知色想外空，色心内妄，妄心空想，谁为色主？经云：色者，全是想耳！想悉是空，何有色耶？又思妖妍美色，甚于狐魅。狐魅惑人，令人厌患。身虽致死，不入恶道为厌患故，永离邪淫。妖艳惑人，令人

① （唐）司马承祯：《道藏（第22册）·坐忘论》，1988年版，891页，上海，上海书店出版社。

爱著，乃至身死，留恋弥深”[①]。其完全借鉴了佛教小乘不净观修行的方法。对于司马承祯在内丹气功修炼理论方面引佛入道的贡献，道家与道教文化研究专家胡孚琛在《道学通论》中评价说：“唐代高道司马承祯著《服气精义论》以及《天隐子》等将佛教禅宗的方法融入内丹学，是内丹学的一大发展。[②]”此外值得一提的是，道教内丹气功对佛教的吸融不仅表现于修行的理法上，还表现于道教内丹气功经典中对佛经词语的直接引用上，唐代著名内丹学家施吾肩在《钟吕传道集》中说：“若以绝念无想，是为真念，真念是为真空。真空一境，乃朝真迁化而出昏衢，超脱之渐也。”[③]其用佛法性宗中常用的“真空”一词解释内丹修炼中如何存想的问题。又如，五代时期著名内丹气功家陈抟在《阴真君还丹歌诀》中解释阴真汞时说：“上元气结成宝。下元气入昆仑，泥丸注为珠，可照三千大千世界矣。[④]”文中采用了佛教中“三千大千世界”这一空间概念。显然从一定意义上说，隋唐五代时道教内丹气功家直接对佛经词语的借用，某种程度上已成为信手拈来的现象，这也是道教内丹气功理论深度融合佛教修行思想的一个典型标志。

其次，隋唐五代道教内丹气功以儒家修身持己思想为基础，确立了更高层次的修炼境界。儒教偏于形而下的社会道德说教，儒家崇尚个体精神和社会价值的完善，将“立功、立德、立言”作为生命的终极追求，而要达到儒家的入世目的，就要从多方面修养。先秦以来，儒家的调息静坐修习是儒家最为推崇而具有特色的一种“修身”“正心”的方法，它将仁、义、礼等道德修养渗透于生命的修炼中，强调“以德养功”，认为“德为功之母”，由“正心诚意”入手，调

①（唐）司马承祯：《道藏（第22册）·坐忘论》，1988年版，891页，上海，上海书店出版社。

②胡孚琛：《道学通论》，1999年版，528页，北京，社会科学出版社。

③沈志刚注译：《钟吕传道集注译·灵宝毕法注译》，2004年版，112页，北京，中国社会科学出版社。

④白云观长春真人：《正统道藏（第4册）》，1977年版，2682页，台北，艺文印书馆。

心炼意、净化灵魂、陶冶胸怀，如此修炼才能事半功倍。儒家“正心诚意”的修身持己思想在隋唐五代也被道教内丹气功家融入内丹气功调心炼意的养生理论与实践中，唐朝内丹家施吾肩的《西山群仙会真记·养心》中说：“真人上仙，教人修道，即修心也。教人修心，即修道也。[①]”从“虚心”“无心”“安心”“静心”“正心”“清心”“净心”等不同角度教人如何修心。五代著名内丹气功家谭峭在《化书》中也把儒学的“仁义礼智信”作为内丹“精气神”修炼的基础，文称：“旷然无为之谓道，道能自守之谓德，德生万物之谓仁，仁救安危之谓义，义有去就之谓礼，礼有变通之谓智，智有诚实之谓信，通而用之之谓圣。道，虚无也，无以自守，故授之以德。德，清静也，无以自用，故授之以仁。仁用而万物生，万物生必有安危，故授之以义。义济安拔危，必有藏否，故授之以礼。礼秉规持范，必有凝滞，故授之以智。智通则多变，故授之以信，信者，成万物之道也。[②]”可见隋唐五代道教气功家已把儒教的修身持己之理法视为内丹气功修炼的必要条件和重要理论内容。总之，从健身气功发展的纵向来看，隋唐五代“三教合流”对健身气功发展的影响无疑是巨大的，在一个多元文化共存的社会环境里，健身气功博采广纳了儒、道、佛的养生思想与方法精华，促进了其理论体系的进一步发展和完善。

三、外丹术与内丹术的发展

东汉魏伯阳的《周易参同契》是道教系统论述炼丹的最早著作，在宋代被誉为“万古丹经之王”，其中提到“以神运精气，结而成丹”和“金砂入五内……改形免世厄”，可以视为“外丹术”和“内丹

①王书良、宋崇实：《中国文化精华全集·宗教卷3》，1992年版，506页，北京，中国国际广播出版社。

②《道藏（第23册）·化书》，1988年版，589页，上海，上海书店出版社。

术”之理论滥觞。在早期包括魏伯阳在内以追求长生不老为目的的炼丹术士的极力鼓吹下，通过服食丹药来改形换容、延年益寿、返老还童，以达长生不死，飞升成仙为目的的“外丹术”受到重视且十分流行，直至“有唐一代是道教外丹术最为兴盛的历史时期，著名炼丹术士之众，保存下来的外丹经诀之丰，炼丹术具体内容之丰富，产生的社会影响之大，历代无出其右者”[①]。在炼丹可以长生的信仰热潮中，“唐诸帝多饵丹药”[②]。据记载，太宗、宽宗、穆宗、武宗、宣宗等都热衷于服食外丹的长生方术，“儒生也爱长生术，不见人间大笑人”[③]，许多文人学士如韩愈、杜牧、崔玄亮、元稹等也都倾心服食外丹。受唐朝尊崇道教的整体气氛影响，道教外丹术风行于各个社会阶层，金丹炼制活动和服食饵药空前盛行。可是这些丹药多由自然界的铅粉、黄金、玉石、云母、石英灯和砒石等矿物质和金属熔炼而成，人体不仅不能消化，而且有的还有毒性，服食丹药者的后果大多是非死即残，因此，从一定意义上看，外丹术的鼎盛也意味着将带来更多危及人体生命安全的问题。当道教修炼者认识到服食丹药可能造成中毒的严重后果及借外丹术来达到长生不老的不可验证性时，就将目光转向“内丹术”，并开始有“内丹”一词的明确说法，可最早见于现存典籍《南岳思大禅师立警愿文·大正藏》卷四六“借外丹力修内丹，欲安众生先自安”，在唐代的《通幽诀》中也有内外丹的明确区分：“气能存生，内丹也；药能固形，外丹也。服饵长生，莫过于内外丹，日月之华气。[④]”可见隋唐之前隐而不彰的“内丹术”已经突显出来，且与“外丹术”相提并论。在隋唐五代崇尚内丹修炼的道教养生家倡导下，汉代魏伯阳所著《周易参同契》成为“内丹术”修炼的依据，并经他们对“内丹术”理论的阐幽发微而多有建树。

---

①任继愈：《中国道教史》，2001年版，463页，北京，中国社会科学出版社。

②（清）赵翼：《廿二史札记·上册》，1963年版，361页，北京，中华书局。

③（唐）刘威：《全唐诗（第 562 卷）·赠道者》，1979年版，23页，北京，中华书局。

④《道藏》洞神部众术类收录。

从散见的文献看，详细谈论内丹练养方法较早的是隋唐道士苏元朗，在《古今图书集成·罗浮山志》所载的苏元朗与弟子的对话中有“灵芝在汝八景中，盍想黄房求诸。谚云：天地之先，无根灵草，一意制度，产成至宝。此之谓也，乃著《旨道篇》示之。至此道徒始知内丹矣”[①]的记载，他提出“身为炉鼎，心为神室”，对内丹的意义、内丹的一些基本概念、“性命双修”说做了进一步论述，阐述了内丹术理论。而相较苏元朗，唐朝的孙思邈对内丹术养生理论的推广传播起了更大作用，他写就《备急千金要方》《千金翼方》《枕中素书》《摄生真录》《气诀》《龙虎通元诀》《养生要录》《龙虎篇》《四言诗》《存神炼气铭》等多篇关于道教内丹养生的著作。在内丹术修炼上，他极为推崇道家的性命双修，在《备急千金要方》《千金翼方》中专列“养性”篇，认为修性可以通过日常品德修养使自体中和场势得以蓄积和加强，修命可以通过疏通经络而使精气得以自然返还，改善和加强身体功能以达到祛病强身的作用。在《存神练气铭》中认为：“夫身为神气之窟宅，神气若存，身康力健，神气若散，身乃死焉。若欲存身，先安神气……气在身内，神安气海，气海充盈，心安神定。……五时七候，入胎定观……[②]”论述了形与神之间的相互依存关系，阐述了内丹术的性命双修是“安神”“炼气”存神丹田。为便于后人领悟内丹修炼之要，他在《四言诗》中引用了《参同契》中的“丹辞”来描述自己性命双修过程的内景体验：“取金之精，合石之液，列为夫妇，结为魂魄，一体混沌， 两精感激……姹女气索，婴儿声疾，透出两仪，丽于四极，恶黜善迁，情回性易……号曰中环，退藏于密，雾散五内，川流百脉，骨变金植，颜驻玉泽……[③]”此诗是道家内丹修炼之诀。金精是指真铅，为坎中满之元

①孙思邈：《四言书》，中华书局编辑部点校，见《全唐诗（第12册）·卷796~867》，2013年版，9779页，北京，中华书局。

②博物汇：《古今图书集成·神异典·神仙部》，1989年版，2234页，北京，中华书局影印本。

③转引自方春阳：《中国气功大成》，1989年版，157页，长春，吉林科学技术出版社。

精；石液乃是真贡，为离中虚之心神。描写了成丹的全过程，与《参同契》完全一致，当是作者亲身体验的记录。孙思邈不仅著书立说，广传于世，而且躬身于内丹养生术的实践，由幼年的体弱多病而终获遐龄。在他的影响下，道家"内丹术"在唐中后期至五代进入快速发展期，研讨内丹蔚然成风，涌现出一大批内丹理论研究和实践的代表人物，他们对内丹术理论进行了集中阐述，如崔希范在《入药镜》中，根据传统医学理论，以五行配五脏，以八卦配脏腑，建立了一个"天人一体"的内丹养炼体系。他说："五行者何谓也？五脏之真义也。心之神、肝之魂、肺之魄、脾之意、肾之志，聚而为丹之用者也。①"又说："乾六，大肠也；坎一，肾也；艮八，膀胱也；震三，肝也；巽四，胆也；离九，心也；坤二，小肠也；兑七，肺脾也。②"此外，钟离权著《灵宝毕法》，吕洞宾作《百字碑》，施肩吾撰《钟吕传道集》，崔希范撰《入药镜》，司马承祯作《天隐子》和《坐忘论》，陈抟著《指玄篇》、作《太极图》《无极图》等，也对构建完善道教内丹修炼理论体系做出了众多贡献。

总之，隋唐五代是外丹术由盛转衰而代之以内丹术兴起的关键时期，在道教内丹修炼家的努力下，人们摒弃了对养生延年可能造成危害的"外丹术"，"外丹术"日渐衰微，"内丹术"日益凸显，终于完成了从"外丹术"到"内丹术"的历史发展转型。然而值得注意的是，这种转型绝非是内丹术简单替代了外丹术，而是将外丹修炼术语赋予了新的涵义，将之融入内丹术修行体系中，建立完善了一个以"精气神"为冶炼加工原料进行气功修炼的完整理论体系，从而开启了隋唐五代以后中国气功成熟发展的先声。

---

①崔希范：《入药镜上篇》，见《正统道藏（35册）·道枢卷之三十七》，1977年版，27807页，台北，艺文印书馆。

②同①，27812页。

第二节　隋唐五代时期的气功养生家及思想

隋唐五代，健身气功进一步沿着秦汉魏晋以来的理论与实践并重的方向发展。由于统治者对医学的重视和内丹术的兴起，涌现出了一大批践行气功养生理论与实践的大家，他们大多医道并重，并将儒、道、佛三教的修养生命的哲学思想融入气功养练中，在继承先贤和广泛融摄的基础上，著书立说，为丰富健身气功养生理论留下了宝贵的财富，也使今人能够领略到隋唐五代健身气功家养生思想所闪耀着的学术光芒。

一、巢元方

巢元方，隋代京兆华阴（今属陕西省）人，由于史书记载不详，生卒年、籍贯等无从考证，据有关推断，他大约生于梁大宝元年（550），卒于唐贞观四年（630），享年约80岁。大业年间（605—618），在隋代全国最高的医学教育机构——太医署任太医博士，后擢升为太医令。在此期间奉诏主持编撰了《诸病源候论》一书，其中除了记载病因和症候外，也蕴含着丰富的气功养生的思想（图27）。

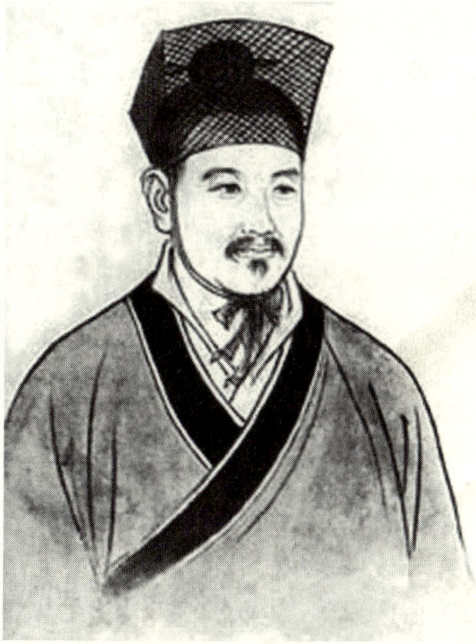

图27　巢元方像

首先，将气功养生有针对

性地运用于治疗疾病的思想。巢元方在继承气功养生先贤观点的基础上，紧密联系疾病的病因、症候列出了专门的气功疗法。书中说“汤熨针石，别有正方，补养宣导，今附于后”，在他看来，导引术是一种与针灸、中药、砭石、推拿具有同样作用的疗病之法。书中虽然论述了多达1720条的症候，可是却“有论无方”，而是给出了具体的静功、吐纳、导引和按摩等方法，并分门别类、以论带法、条理系统，改变了隋以前时代气功在医疗及其著作上零散地运用和记载，明确把气功作为一种治疗疾病的重要手段，运用于医疗临床之中。

其次，以心神为主导的精气神兼顾、动静结合、练养相兼的“三调”养生思想。《诸病源候论》载调神内容有59候97条，功法入静有直接调神，也有间接调神。如“冥心”（直接收心，使心安静）、“住心”（直接停止一切念头）、“倓卧”（安静地卧于床上安心定意）都属于直接调神，而“内视”“存想”“默念”“数息”等以一念代万念的方法都属于间接调神，如“闭目闭气，内视丹田”“存视五脏各如其形色”“存胃中令鲜明洁白如素”，也有意守外景，如“念月所在，令赤如油丹”等。其目的无非是调养心神，使之入静。此外，对姿势和形体的导引动作都有详细论述，可以看出其对调身的重视，如导引姿势有站、坐、跪、卧、行、倒悬等法，且每种姿势中又有具体的不同要求，如“正坐”“仰天正坐”“端坐伸腰”“踞坐”“跪坐”等，而形体动作导引从名称可以看出更是千姿百态，如“虾蟆行气”“龟行气”“蛇行气”“龙行气”“鹜行气”“雁行气”等仿生动作，继承发展了华佗的“五禽戏”。同时将意念与呼吸、调身相结合，有“冥行气”“散气”“不息行气”“松体行气”等导引行气方法，且针对不同病候对动作导引行气的方向也做了要求，如治病冷候的“努齐（脐）腹前向前散气”，治上气候的“意引腹中气出”，治虚劳膝冷候的“意想气索索然，流布所得……如似乎掌内出气不止”等。有关调息方法，《诸病源候论》导引法中共记载有67

候126条，有一般的调息、闭气不息、数息、吸多呼少、鼻吸口吐、鼻吸口咳、鼻吸徐快、鼻吸直通脐下、口吸鼻呼等。息数从五息、气息至以、二百息不等。另外，对导引的时间和方位提出了要求，如练功时间有“鸡鸣”“清旦初起”“朝末起”“旦时”“午时”“日没三辰”等，而且导引练功时间依不同症候而定，如“目暗不明候”要在鸡鸣时练功。

《诸病源候论》不仅是我国最早论述病因、症候学的专著，亦是我国古代医疗气功的经典之作，其中导引养生已经完整包括气功修炼的“调神、调身、调息”三大要素，对练功的时间和方位都有明确要求，更为重要的是注重辩证施功，根据各病候的特点、病因、病机的不同，症候的虚实、寒热、表里、卫气营血的盛衰、经络的通滞、脏腑机能亢郁等，选择相应的功法，使导引养生能够与医疗实践紧密结合，成为中医气功养生学的奠基之作。

二、孙思邈

孙思邈是京兆华原（今陕西耀县东南）人，生于隋文帝开荒元年（581），卒于唐高宗永淳元年（682），享年101岁（另一说生于541年，此说与孙氏许多活动对不上号，故从前说，即生于西魏大统7年），少时因病习医，勤奋好学，至老不倦，自述“吾幼遭风冷，屡造医门，汤药之资，罄尽家产，所以青衿之岁，高尚兹典，白首之年，未尝释卷。[①]”他博学经史百家，精通医学及养生，不慕名位，历代帝王征召授爵，却隐而不仕，长期居住终南山，为人治病的同时勤于著述，有《摄生论》《福寿论》《摄养枕中方》《养生真录》《保生

①孙思邈：《备急千金要方·自序》，参见孙思邈医德纪念碑文集编辑委员会：《孙思邈医德纪念碑文集》，1989年版，25页，西安，陕西人民出版社。

铭》《存神炼气铭》《会三教》等多部涉及健身气功的专著。现存主要代表医学名著有《备急千金要方》和《千金翼方》各30卷，两书也把气功养生放在了重要地位而详加论述，蕴含着丰富的气功养生思想（图28）。

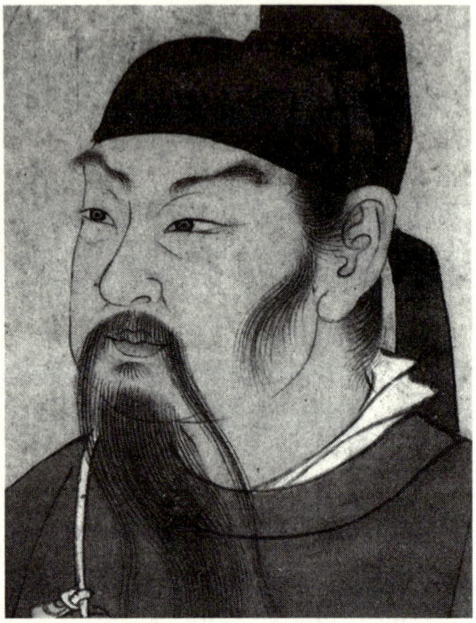

图28 孙思邈像

首先，重视养性与养生的结合。养性就是指人的心理锻炼和精神修养，包括人的思想、品行、道德、文化、初始等各方面修养在内的养生方法。孙思邈在他的养生理论系统中，提出并阐发了“养生”必须“养性”的重要性及其二者之间的关系，指出了精神因素和思想修养对炼养气功和健康长寿的作用。在《备急千金要方》第27卷专论养生方法章节中包括了《养性序》《道林养性》《居处法》《按摩法》《调气法》《服食法》《皇帝杂记》和《房中补益》8章内容，而前两章皆以“养性”名篇，可见其对“养生端性”的重视，他认为养生者必须端正态度，崇尚道德，因此他在《备急千金要方》卷27《养生序》中指出：“夫养性者，欲所习以成性，性自为善，不习无不利也。性既自善，内外百病皆悉不生，祸乱灾害亦无由作，此养性之大经也。善养性者，则治未病之病，是其义也。故养性者，不但饵药餐霞，其在兼于百行；百行周备，虽绝药饵，足以遐年。德行不克，纵服玉液金丹，未能延寿。[①]”其将养生看作“欲所习以成性”及“治未病之病”，可谓十分精辟。在《摄养枕中方》中提出“自慎”之于养生的重要，他说“养性之士不知自慎之方，

①（唐）孙思邈：《中医百部名著·备急千金要方》，高文柱、沈澍农校注，2008年版，477页，北京，华夏出版社。

未足以论养生之道也，故以自慎为首焉”。这里所说的“自慎”包括社会交往、情操品行、情绪欲望以及饮食起居等诸多方面。

其次，在精神和形体摄养上的“适度”思想。在精神的摄养上，孙思邈认为应当保持“十二少”，即“少思、少念、少欲、少事、少语、少笑、少愁、少乐、少喜、少怒、少好、少恶”[①]。他认为“此十二少者，养性之都契也”。而“十二多”则是养生禁忌，所谓“十二多”，他认为是“多思则神殆，多念则志散，多欲则志昏，多事则形劳，多语则气乏，多笑则脏伤，多愁则心慑，多乐则意溢，多喜则忘错昏乱，多怒则百脉不定，多好则专迷不理，多恶则憔悴无欢。此十二多不除，则营卫失度，血气妄行，丧生之本也”[②]。在形体摄养上，他说：“养性之道，常欲小劳，……且流水不腐，户枢不蠹，以其运动故也”，主张养生者应该运动。可是另一方面，他又提出“莫大疲及强所不能堪”，不主张过度运动，指出“养性之道，莫久行、久立、久坐、久卧、久视、久听。以久视伤血，久卧伤气，久立伤骨，久坐伤肉，久行伤筋也”。由此可见在精神和形体摄养上，孙思邈的中心思想在于“适度”，即把思维、情绪、欲望、行为等方面自我调控在适度范围，正如他所说“唯无多无少者，几于道矣”，要讲究养生延年之道“常须运心于物平等，如觉偏颇，寻改正之”。只有在精神和形体上的适度摄养，才谈得上静功的内炼。

第三，气功养生方法兼容并蓄的思想。

（1）在静功方法上，基本继承了《抱朴子》的说法，在《摄养枕中方·守一》中载述了《抱朴子》三丹田说，强调意守丹田法在静功中的重要地位，指出有关意守丹田的基本理论与练功原则，认为：“若欲安神，需炼元气，气在身内，神安气海，气海充盈，心安神

---

①（唐）孙思邈：《中医必读百部名著·备急千金要方》，高文柱、沈澍农校注，2008年版，480页，北京，华夏出版社。

②同①，481页。

定，若神气不散，身心凝静，静至定俱，身存年永……欲学此术，先须绝粒，安心气海，存神丹田，摄心静虑，气海若俱，自然饱矣。专心修习，百日小成，三年大成。”（《摄养枕中方·太清存神炼气五时七候诀》）由上述论述可见，内丹养身术的雏形已开始形成。

（2）详细叙述了静功的入静诱导过程中五种意境变化阶段，他称之为“五时”，即第一时心，动多静少，思缘万境，取舍无常，念滤度量，犹如野马，常人心也；第二时心，静少动多，摄动入心，而心散逸，难可制伏，摄之动策，进道之始；第三时心，动静相半，心静似摄，未能常静，静静相半，用心勤策，渐见调熟；第四时心，静多动少，摄心渐熟，动即摄之，专注一境，失而遽得；第五时心，一向纯静，有事触亦不动，由摄心熟，坚固准定矣。

（3）在存想方法上，孙思邈继承了《诸病源候论》和《黄庭经》的功法，在《备急千金要方·道林养性》中所载“黄帝内视法”，其所述“存想思念，令见五脏如悬磬，五色了了分明勿辍也”，与《诸病源候论》中的“存视五脏，各如其形式”如出一辙，另外，其“迎气”之法“每旦初起，面向午，展两手于膝上，心眼观气，上入顶，下达涌泉”也与《诸病源候论》所载“展两足及趾，瞑心，从头上引气，想以达足之十趾及足掌心……谓上引泥丸，下达涌泉是也”相类。《摄养枕中方·行气》所载“存日月在口中，昼存日，夜存月，大如环。日，赤色，有紫光，九芒。月，黄色，有白光，十芒。存咽服光芒之液，常密行之，无数。若修存之时，恒令日月还面明堂中，日在左，月在右，令二景与目瞳合气相通也”，也来自于《黄庭经》的存想方法。《备急千金要方·调气法》所载“禅观法”则融合了道、释两家功法，较《黄庭经》有了进一步发展。

（4）在吐纳行气上，孙思邈仍宗《抱朴子》闭气胎息之法，在《摄养枕中方·行气》中有“凡行气之道，其法当在密室闭户，安床，暖席，枕高二寸半。正身偃卧，瞑目，闭气，自止于胸膈，以鸿毛著鼻上，毛不动，经三百息，耳无所闻，目无所见，心无所思，当以渐除之耳”的记述。在《备急千金要方·调气法》中则继承陶弘景所述的“六字诀法”，如“冷病者，用大呼三十遍，细呼七遍。呼法：鼻中引气入，口中吐气出，当令声相逐，呼字而吐之。热病者，用大吹五十遍，细吹十遍。吹如吹物之吹，当使字气声似字。肺病者，用大唏三十遍，细唏十遍。肾病者，用大呬五十遍，细呬三十遍”。

（5）在导引按摩法上，孙思邈十分重视按摩法在养生学上的作用，他主张：“每食讫，以手摩面及腹，令津液通流。食毕当行步踌躇，计使中数里来。行毕，使人以粉摩腹上数百遍，则食易消，大益人，令人能饮食，无百病，然后有所修为为快也。”（《备急千金要方·道林养性》强调了饮食后按摩腹部能促进消化，有益健康。平时也应“常以两手摩拭一面上，令人有光泽，斑皱不生”，“卧起，先以手内著厚帛，拭项中四面，及耳后周匝，热温温如也，顺发摩项良久”，“常以手按两眉后度后小穴中，三九过。又，以手心及指、摩两目及颧上，又以手旋耳，各三十过，皆无数、时节也。毕，以手逆乘额上三九过，从眉中始，乃上行入发际中，常行之”（《摄养枕中方·导引》）。除了对按摩法重要性的论述，他还首次在我国医学文献上介绍了导引按摩法，将“天竺按摩法”和《老子按摩法》载于《备急千金要方·按摩法》中，这两种功法其实主要是导引体操，并非按摩方法。另外，“天竺按摩法”中的“虎视法”也见于《诸病源候论》，第4式挽弓动作也与八段锦“左右开弓”相仿，它们之间极有可能具有转相引录的关系。

总体而言，孙思邈气功养生法是综合全面的，动静功兼有，且一切精神和形体摄养以适度为原则，其对古代养生气功理论与方法的继承与发展为我们留下了一笔宝贵的文化财富。

三、司马承祯

司马承祯，字子微，法号道隐，又自号天台白云子，洛州温县

（今河南温县）人，生于唐太宗贞观二十一年（647）。司马承祯年幼好学，21岁始学道，拜名道士潘师正为师，受传符箓和辟谷、导引、服饵等方术。曾经先后受到武则天、唐睿宗和唐玄宗三个皇帝的召见，迭次入宫廷接受皇帝赞赏或向皇帝传授阴阳术之事、道术及养生方法，可见司马承祯已是当时有名的气功家，受到皇帝垂青而显名于皇室。司马承祯卒于唐玄宗开元二十二年（735），被赠"银青光禄大夫"，谥号"贞一先生"。其收有弟子70余人，其中以李含光最为闻名（世称文靖天师）。他的主要著作有《修真秘旨》《天隐子》《坐忘论》《服气精义论》《修生养气诀》《修真精义杂论》等。从这些著作中可以窥见司马承祯丰富的气功养生思想。

（一）《坐忘论》中的气功养生思想

《坐忘论》的核心思想来源于以"道"为本体的修道论，并对诱导入静的方法及入静状态有诸多独到的理解。司马承祯认为人要长生久视，就必须"得道"。他说："夫人之所贵者生，生之所贵者道。人之有道，若鱼之有水。①" "道"对于"生"的重要性如同鱼不能离水，因此他主张"故养生者，慎勿失道；为道者，慎勿失生，使道与生相守，生与道相保，二者不相离，然后乃长久。言长久者，得道之质也"。又说："山有玉，草木因之不凋；人怀道，形骸以之永固"②。他认为，人的寿命长短在于自己是否及早精通了"归道之要"，并勤而行之，最后做到"神与道合，谓之得道"的境地。并提出了"得道"的"安心坐忘之法"，按照"七条修道阶次"来依次修炼，即"敬信""断缘""收心""简事""真观""泰定""得道"。而其中"断缘""收心""简事""真观""泰定"五个阶次都强调了主静去欲，他认为"心为

①《道藏（第22册）·坐忘论·序》，1988年版，892页，上海，上海书店出版社。

②《道藏（第22册）·坐忘论·得道七》，1988年版，897页，上海，上海书店出版社。

道之器宇，虚静至极则道居”，故修道必须“收心”，因为“心者，一身之主，百神之师。静则生慧，动则成昏”，因此“学道之初，要须安坐，收心离境，住无所有，不著一物，自入虚境，心乃合道”。而“坐忘”就是要进入“内不觉其一身，外不知乎宇宙，与道冥一，万虑皆遗”的一种精神境界，而要达到如此境界就要做到“烦邪乱想，随觉则除。闻誉之名，善恶等事，皆即拔除，莫将心受，受之则心满，心满则道无所居”。在他看来，所有感性的欲望和理智思考都属“俗事”之列，要“远而避之，随觉随除”。关于入静，司马承祯还指出入静诱导（入定）不需要消灭一切意识活动，认为“若心起皆灭，不简是非，永断知觉，入于盲定”。“盲定”非静功所要求的状态，静功之要在于“息动而不灭照，守静而不著空”，入静状态虽然要通过自发的意识活动来消除杂念，但仍要保持“照心”，即一种保持清醒的意识，随时纠正身、心、息方面的偏颇状态，使练功者在入静状态中不至于陷入昏睡，从而在入静过程中体验、获取到各种练功效应。此外，在日常生活中对静功修习也提出要求，司马承祯认为静功并不限于练功时，练功者在日常生活中也要随时防止“动病”，强调“纤毫入眼，眼则不安。小事关心，心必动乱。既有动病，难入定门”，要尽可能地减少杂务事的干扰。否则“爱见思虑，是心荆棘，若不除剪，定慧不生”。除此之外，还指出了练功必须保证衣食生活条件和对待事物的心态，认为“然于修道之身，必资衣食；事有不可废，物有不可弃者，当须虚襟而受之，明目而当之，勿以为妨，心生烦躁，若见事，为事而烦躁者，心病已动”，这样便可做到“要须安坐，收心离境，住无所有，不著一物，自入虚无”，使练功者保持一种自然状态，不使心念泛起而与凡人有别。

纵观司马承祯的《坐忘论》，是以“道”为本体的修道论为核心，体现“坐忘合道”气功思想，它以老庄思想为根本，吸取了儒家“正心诚意”和佛教“止观”“定禅”的思想方法，极大地丰富了健身气功养生思想的宝库。

（二）《天隐子》中的气功养生思想

在《天隐子养生书》中，针对气功养生的修养方法，司马承祯主张循序渐进，不强调所谓的顿悟，认为静功“必须渐而进之明，安而行之，故设渐门”。所谓“渐门”，即渐而进之之意，行功次序分五个步骤“一曰斋戒，二曰安处，三曰存想，四曰坐忘，五曰神解”，称为“五渐之门”。“斋戒”不是指宗教斋仪，而是“斋乃洁净之务，戒乃节约之称”，细而言之，在于“节食调中，摩擦（按摩）畅外”。斋戒“是形骸调理之法，形坚则气全”，因之作为渐门的首务。“安处”是指练功场所的选择、坐卧的朝向。关于朝向，主张练功需“深居静室，避免喧嚣”，练功室不主张处于高层楼屋或低矮、阴暗潮湿之处，所谓“高则阳盛而明多”，“卑则阴盛而暗多”，主张坐处前有帘子，后有屏。借帘子来调节光线的明暗，若“太明则下帘以和其内映；太暗则卷帘以通其外曜”，以此做到“内以安心，外以安目，心目皆安，则身安矣”。安处是为了安心，要想做到“内以安心”，还必须减少情欲与事虑。此外，练功取坐式宜“南向而坐”，取卧式则宜“东首而寝”。“存想”在书中表述为：“存谓存我之神，想谓想我之身，闭目即见自己之目，收心即见自己之心。心与目皆不离我身，不伤我神，则存想之渐也。”可见存想着重于内观，即对自身的观想，通过内观使练功时能够诱导入静，避免由于“凡人目终日视他人，故心已逐外走；终日接他事，故目亦外瞻”而造成的杂念缘外而生，达到“收心复性”的目的。“坐忘”是指深度的入静状态，是“存想”所导入的境界，所以书中认为：“坐忘者，因存（想）而忘也。”主张“心不动”“形都泯”“彼我两忘”“遗形忘我”。这里的“忘”，乃指杂念静息后所产生的本体感觉及空间感觉等的减退。“神解”之说，乃是道教的说法，其中也融合有佛教的一些概念，认为：“斋戒谓之信解，安处谓之闲解，存想谓之慧解，坐忘谓之定解。信、定、闲、慧四门通神，谓之身解。故神之为义，不行而至，下疾而速，阴阳变通，天地长久等。”

（三）《服气精义论》和《修真精义杂论》中的气功养生思想

司马承祯对于气功原理的论述广泛引用了自《内经》以来的中医理论，如脏腑、经络、气血等学说，这些反映在他撰写的《服气精义论》和《修真精义杂论》等著作中。首先，对形与脏腑、神与精气关系、气功练养入路的理解。在《服气精义论》中，他说：“夫形之所全者，本于脏腑也；神之所安者，质于精气也。”又指出：“夫气者，胎之元也，形之本也。”不仅阐释了形全和神安存在的基础，而且强调了气的本元地位。他认为“纳气以凝精，保气以炼形。精满而神全，形休而命延，元本充实，可以固存耳” 。又认为“观夫万物未有有气而无形者，未有有形而无气者”，这些基本上都是唯物主义的观点。

正因为气是形体的本元，要想益寿延年，自然要从气的练养入手，他提出通过 “服气法”来纳气和保气以求“凝精”和“炼形”，而且他认为进行“服气法”时要先服药物来使“脏腑宣通，肢体安和”以祛除原有疾病，即使原本身体无明显病症，“亦须服药去痰饮，量体寒热，服一两剂泄汤，以通泄肠胃，去其积滞” 。另一种方法是存想的方法，即他所谓的“服五真牙法”来“通五脏”，他说：“巩服五牙之气者，皆宜思入其脏，使其液宣通，各依所主，既可以周流形体，亦可以攻疗疾病。”

基于当时对解剖学的认识，在存思五脏时，还对五脏在意象上赋予五种颜色，并且还结合各脏所属经脉，例如对肝脏的存想，“思，气入肝中，见青气氤氲，青液融融，分明良久，乃见足（厥阴肝经）大敦（穴）之气修服而会至于脉中，流散诸脉，上通于目” 。在练功的注意事项上，他提出了“日日减药”直至“体脏安稳”方可停药，并且对练功的季节、时间、姿势、方法也都提出了明确要求。具体而言，练功时节应选择在春秋两季中每月初三至初八日子时后开始，先以坐式“澄心定思"，叩齿、导引，然后改西向卧式。摆正体势后，"徐吐气，调和呼吸"，"然后想至东方初曜之气共日光合丹紫流晖，引此景而来至于面前，乃以鼻微引吸而咽之，咽之三，乃入肺中，小开唇徐徐吐气"，反复数次，待"手足温和调畅"以后，"引气入大肠小肠中，鸣转通流脐下为度，应如此以肠中饱满乃止"。接着屈膝、握固、闭气鼓腹，同时仍做"气"向肢体各部扩散的存想。然后舒脚，做全身按摩、五趾背屈，最后"放手纵体，忘心遗形，良久，待气息，关节调平讫，乃起"。说明在气功养生方法上，司马承祯并不专于静功，在《修真精义杂论》一书中，有《导引论》一章专门对动功进行论述，"五劳之损，动静所久，五禽之导，摇动其关，然人之形体，上下相承，气之源流，升降有叙，尝见诸导引文多无次第，今所法者，实有宗旨，其五体平和者，依常熟为之，若一处有所偏疾者，则于其处加数用力行之"。

可见，司马承祯对动功也进行了系统的整理研究，其所构建的练功方法程式与前代其他养生家葛洪、陶弘景、孙思邈等一样，是主张动静功兼练的，通过入静、存想、吐纳、导引、按摩和服食药饵等整套程序的综合锻炼而收养生延年之效，并且从内容的充实和方法的详细程度而言，已较前代诸家如《抱朴子》《诸病源候论》《备急千金要方》中的同类方法有了较大发展，此书与《天隐子》所述静功一样，没有意守丹田练法，可以推断内丹术系统此时尚未形成。

四、胡愔

胡愔，号太白山见素子，居太白山，为唐代著名的道医，著有《黄庭内景五脏六腑补泻图》（见于《道藏》洞玄部灵图类及洞真部方法类的《修真十书》五十四卷）存世，据书序言末题为"大中二年戊辰岁述"，大中是唐宣宗李忱的年号，可推断此书当撰于唐宣宗大中二年（848）。另据《新唐书》及《崇文总目》记载，胡愔还著有《黄庭内景图》和《黄庭外景图》各一卷，惜已亡佚。有关胡愔生平因缺乏记载而无从详考，仅从《黄帝内景五脏六腑补泻图》的自序而略知梗概，“愔夙性不敏，幼慕玄门，炼志无为，栖心淡泊。览《黄庭》知妙理，穷碧简之遗文，焦心研精。屡更岁月。伏见旧图奥密，津路幽深，词理既玄，赜之者鲜指以色象，或略记神名。诸氏纂修异端斯起，遂使后学之辈罕得其门。差之毫厘，谬逾千里”[①]。显然，胡愔自幼就皈依道教并长期从事道教修炼养生活动，在对《黄庭经》和多家注本精研后，鉴于许多纂修误导后学，通过“今敢搜罗管见，罄竭谀闻，按据诸经，别为图式，先明脏腑，次说修行，并引病源，吐纳除疾，旁罗药理，导引屈伸，察色寻证，月禁食禁。庶使后来学者披图而六情可见，开经而万品昭然”[②]的躬身实践研究，提出了富有创见性的气功养生思想，启迪了道教修炼的后学之士，为健身气功发展开辟了道路。

胡愔的思想主要体现于融医理于道教修炼之中，提出以脏腑养炼为中心的内修养生思想。《黄庭经》内景理论认为人体脏腑官窍都有神明居住，神明离开人就会死，其脏腑理论独论五脏和胆腑，并以身神来代替脏象。

胡愔将《黄庭经》关于脏腑的内景理论进一步与医学结合，形成了一个以“五脏”为重点的道教气功修炼思想，她说：“先明脏腑，次说修行，并引病源，吐纳除疾，旁罗药理，导引屈伸，察色寻证，月禁食忌，庶使后来学者，披图而六情可见，开经而万品昭然。[③]”认为修道养生必须明白脏腑的医理，先通过脏腑辨证找出病源，后以药

①《道藏（第6册）·黄帝内景五脏六腑补泻图》，1988年版，687页，天津，天津古籍出版社。

②同①。

③同①。

物、吐纳导引、饮食调理把脏腑调好，以此作为道教修行的前提，因此她借传统医学脏象学说理论基础，在对人体脏腑体察入微式的研究基础上，深刻认识了肺、心、肝、脾、肾五脏以及胆腑的生理结构、功能，以及与其他脏腑、形体、五窍的关系，五行属性、病理现象，然后确定各脏腑的炼养祛病之术。

例如，她对于心的生理结构和功能等方面的阐述，“心火宫也，居肺下、肝上，对鸠尾下一寸，色如映绛，形如莲花，未开丈夫至六十。心气衰弱，言多错忘。心重十二两。南方赤色入通于心，开窍于耳（舌），在形为脉。心脉出于中卫。心者，生之本神之处也，且心为诸……”最后确定了“心之有疾，当用呵，呵者，心之气，其气札，呵能静其心，和其神。所以人之昏乱者多呵，盖天然之气也。故心病当用呵泻之也”[①]。

胡愔通过对脏腑机理的探究和对脏腑调养的重视，完全否定了内服外丹修炼法而将之引向于“存神”的内修炼法，她说：“如能存神修养，克己励志，其道成矣。然后五脏坚强，则内受腥腐诸毒不能侵，外遭疾病诸气不能损，聪明纯粹，却老延年，志高神仙，形无困疲，日月精光来附我身，四时六气来合我体，入变化之道，通神明之理，把握阴阳，呼吸精神，造物者翻为我所制。至此之时，不假金丹玉液，琅牙大还，自然神化冲虚，气合太和，而升云汉。[②]”

由此可见，胡愔的脏腑辨病已经充分将医理融入道教的内修养生，为道教炼养模式从外炼转变为以导引、行气、内视、存想、内丹等内炼提供了说理的依据，具有道教内修自我体验的内向性倾向特点，这种向内求的自我体验也催生出胡愔以强化“五脏”功能为主旨的内修养炼方法内容的多样性上，我们可以将其归结为脏腑修养法、

①《道藏（第6册）·黄帝内景五脏六腑补泻图》，1988年版，688~689页，天津，天津古籍出版社。

②同①，687页。

脏腑六气法、脏腑导引法三大炼养系统。其中脏腑修养法开创了按月令养生的方法体系，它依五行关系，将人体脏腑与月令季节一一对应，配合以存想、导引、吐纳、按摩、咽液等各种方法进行炼养，形成了一个新的炼养思想和方法体系。

例如，肝脏修养法是“以春三月朔旦，东面平坐，叩齿三通，闭气九息。吸震宫青气入口吞之，以补嘘之损。享青龙之祀”，这一炼养思想及方法体系上承《内经》及葛洪、陶弘景、孙思邈等道教炼养家“天人合一”的思想，下启宋明以降声势浩大的时令养生学派，对中国气功养生学发展可谓影响深远；其中，脏腑六气法是胡愔依据自己对脏腑功能及吐纳的研究，对南朝陶弘景《养性延命录》中六字气法大胆改良的结果。六气法至唐代已是道教修炼者普遍循习的炼养方法，可是胡愔勇于创造的研究精神使她将六字气法中六气与五脏的配合关系改良为“吹”与肾、“呼”与脾、“唏”与胆、“呵”与心、“嘘”与肝、“呬”与肺的依次对应，并且改逐字发声的吐气法为按六字语音口型吐气但不发声的吐气法，奠定了后世六字气法的基本结构和形式，成为后世气功炼养家所普遍循习的方法；其中，脏腑导引法是首次将先前流传下来的各种散式功法和导引术，如《马王堆帛画导引图》和《诸病源候论》中的“养生方导引法”按照五行、五脏、五时加以编排成套。“脏腑导引法”共6节，分肝、心、脾、肺、肾、胆，每脏一节，按照五行对应，将五脏炼养与特定季节对应起来，如肝脏为正月、二月和三月，心脏为四月、五月等。与早期导引术如汉晋之时的《马王堆帛画导引图》和华佗“五禽戏”基本采用站式，陶弘景《养性延命录》中采用坐式、站式、卧式等混合编排，以及唐初孙思邈《备急千金要方》中载入的《天竺按摩法》与《老子按摩法》中的多种姿势混合编排都显为不同，胡愔的脏腑导引法养生体系却全采取坐式，已然有“晚唐时期导引术已受当时主静哲学及佛教坐禅、道教内丹的影响"[1]之烙印，并为后来明代著名的"文八段锦（坐式八段锦）"及"陈希夷24气导引坐功图"的产生开辟了道路。在导引的方法上，胡愔沿承了两晋南北朝以来道教"众术合一"的传统，其导引法不仅有外在肢体动作，还有胎息（闭气法）、咽液、叩齿等法，例如，肝脏导引法是两臂交叉转体与两手交叉向前伸臂两个动作；心脏导引法是左右冲拳、单手上引臂、两手相叉踏脚三个动作，另加胎息（闭气）、咽液、叩齿等。胡愔脏腑导引法体现了炼养身心的综合性和全面性，故在编排布局上也十分科学合理。另外，胡愔深谙道教生命哲学和《黄庭经》内景理论的"神""气"修炼方法，以此为基加以发展，提出养形、养气、养神的道教内炼的理法思想，在她看来，气能养形，形也能固气，而保神则能使心安气全而形体长久，因此她说："是故太上曰：精是吾神，气是吾道，脏精养气，保守坚贞，阴阳交会，以立其形是也。[2]"这些思想都渗透在以"脏腑养炼"为中心的内修养炼的各个环节中，对三大炼养系统的具体操作具有统领作用。

总之，胡愔的《黄帝内经五脏六腑补泻图》所构建的以脏腑养炼为中心的内修养生思想对道教炼养理论与方法是极具创造性的研究和发展，其针对有唐一代服食金丹之风的流弊，将医学理论融入养生实践，开创了旨在强化人体内部生理机能的较为科学合理的炼养理论体系，引导了唐代道教内炼养生的发展走向，而且也开启了宋明气功养生成熟发展的新格局。

---

①王家佑，郝勤：《黄庭碧简 琅嬛姝——胡愔及其〈黄庭内景五脏六腑补泻图〉》，载《中国道教》，1993年1期，32页。

②《道藏（第6册）·黄帝内景五脏六腑补泻图》，1988年版，687页，天津，天津古籍出版社。

第三节　隋唐五代时期的中外健身气功交流

隋唐五代上是中国文化史上的鼎盛时期，尤其唐朝的贞观之治和开元盛世所开创的“盛唐气象”奠定了国家政治、经济走向强盛和文化繁荣的基础，一时四夷臣服，国泰民安。隋唐五代时期高度发达的文化，令各国钦羡，纷纷派员来中国学习交流，兼容并蓄的开放社会环境也促进了中外文化交流发展进入到一个空前的历史活跃期，并且以唐朝为最。文化的优势必然决定文化对外交流中的地位，隋唐五代时期的文化优势地位总体上使其表现为输出为主，在这种情势下，健身气功作为文化交流的重要组成内容加快了对外传播的步伐，一方面本土通行的佛教、道家和医家气功开始大规模传至日本、朝鲜、天竺（今印度）等国家，另一方面也接受了传入中土的西域禅法。中国将本土气功养生方法传播给其他国家促进其卫生保健事业发展的同时，也促使自身理论方法体系的愈益完善，为隋唐以后健身气功中外交流的深入进行奠定了主调。

一、中国与日本的健身气功交流

隋唐达到了中国文化史上的鼎盛时期，日本与中国相壤的地缘优势使之成为中国气功的重要传入地。隋唐五代时期，日本频繁派大量人员来中国学习我国的典章、文学、艺术、医学、宗教、体育等文化，同时中国也有不少学者与僧人远涉重洋东渡日本传播中国文化，特别是在盛唐时期达到了空前高潮。200多年来，“日本派‘遣唐使’（出使唐朝者）有13次，‘迎入唐使’和‘送客唐使’（迎送到日本的唐使者）共6次，总共达19次。每次人数200到500不等。[①]”其中日本派来的人员十分庞杂，包括使臣、留学生、僧人、医生、工匠、翻译、文武人才等，他们的主要任务就是是学习中国先进的文化。伴随中日文化的交流，健身气功作为康体保健的重要手段也随之东传日本，其重要途径之一是随6世纪开始传入日本的佛教而传入，据《续日本纪》记载，日本僧人道照于孝德天皇白雉四年（653）随使来唐，受业玄奘三藏，受其禅学后归国传播，“于元兴寺东南隅，别建禅院而住焉。于是，天下行业之徒，从和尚学禅焉。[②]”由于佛教在日本广泛传播，至日本奈良朝（710—794）已有古京六宗之佛教宗派，包括三论宗、成实宗、法相宗、俱舍宗、华严宗和律宗等，它们皆从盛唐的中土传入，伴随这一过程，与佛教修行密切相关的坐禅也传至日本，并在公元7世纪盛行开来。

日本文人对扩大中国气功养生的影响也起到了积极作用。日本古代著名文学作品《万叶集》卷五《沉疴自哀文》记有传到日本的《抱朴子》等中国气功养生古籍书名，该书作者之一的山上忆良（660—733）曾于公元702年随“遣唐使”粟田真人来唐，至704年归国，因此他极有可能在唐居留期间接触到了中土的气功养生术，这才有了书中记载。而另一个作者吉田连宜也在《奉和诸人梅花歌一首并启》中说：“伏冀，朝宣怀翟之化，暮存放（仿）龟之术，架张赵于百代，追松乔于千龄耳。[③]”这都说明唐代时中国气功养生已在日本文人中备受推崇，并经他们的著书宣传，扩大了气功养生在日本的影响。到了公元9世纪末之前的日本宇多天皇宽平（889—897）年间，由藤原佐世奉敕撰写的《日本国见在书目录·医方家》著录多种由晚唐中国传入日本的气功养生书籍，如有《调气导引方》一卷、《道引法图》一卷、

①李天石：《中国古代史教程》，2011年版，273页，南京，南京师范大学出版社。

②佟君：《华南日本研究（第3辑）》，2010年版，118页，上海，华东理工大学出版社。

③《日本古代诗歌集·万叶集选》，李芒译，1998年版，150页，北京，人民文学出版社。

许先生《养性方》一卷、《赤松子试》一卷，以及玄超《太清经》十二卷、《太清神丹经上篇》一卷和《太清金液丹经》一卷等。[①]由此可见，中国本土固有的道教气功养生典籍此时业已大量传入日本。

二、中国与朝鲜的健身气功交流

古朝鲜在隋唐之前就不断接受汉文化，至隋唐五代前已有了非常雄厚的基础和较高水平，唐初朝鲜半岛上正处于高丽、百济和新罗三国鼎立的局面，由于唐代中国强大，中国文化成为他们竞先追崇的内容。“在二百多年的时间里，当时统一了高丽、百济政权的新罗王朝与唐朝往来频繁，先后向唐遣派使节达二十一次之多”[②]来进行文化交流，其时许多朝鲜僧人来华广求佛法，“隋唐时期，中国佛教之各宗禅法如天台宗、法相宗、华严宗、禅宗等教派的禅法分别传入朝鲜”[③]。从新罗政权至高丽王朝中期，道教书籍在朝鲜社会流传开来，这些书籍大约是新罗末期的留唐学人带入的。“据《海东传道录》记载，钟离权向留唐的崔承佑、金可纪、僧慈慧传授道法，所授经书有《青华密文》《灵宝毕法》《人头五岳诀》《金诰》《内观玉文宝箓》《天遁练魔法》《参同契》《黄庭经》《龙虎经》《清净心印经》，说明这些道教气功典籍已传入朝鲜”[④]。另外，随着中医药学传入朝鲜，中医学典籍如《诸病源候论》《千金方》和《外台秘要》中的道教气功养生理论与方法也传播至朝鲜，影响了唐以后朝鲜气功康复医学的发展。中国释、道气功理法的传入情况，我们从唐以后明朝时期的1445

---

①李志庸：《中国气功史》，1998年版，207页，郑州，河南科学技术出版社。

②方协邦：《唐代体育的历史地位及影响》，载《青海师范大学学报·哲社版》，1985年2期，52页。

③同①，205页。

④车武：《东医宝鉴》，2012年版，33页，北京，中央民族大学出版社。

年朝鲜金礼蒙编撰大型医学类书《医方类聚》和1613年朝鲜许浚等撰集的《东医宝鉴》中能寻觅到丰富的中国气功疗法和理论内容。如《医学类聚》中的颍阳子《修真秘诀》一书是我国唐宋之际的一部气功养生专著（已亡佚），其中所载气功专论及功法就达五六十种，是唐代后期气功学的重要历史资料。幸而《医方类聚》的辑录，我们才得以复见原书梗概[①]。同样在《东医宝鉴》中也能窥视到浓厚的中国气功养生思想，如道家提倡的清净无为，释家的尚虚论空思想都融合在这部巨擘之作中，而且在《内景·以道疗病》中得到完整体现，“内景篇中载有六字气诀、八段锦、五脏导引法、五脉修养法，以及有关气功的专论等30余节”[②]。另外，明以前流传的《黄庭经》《抱朴子》《还丹论》《参同契》等，道教之搬运服食、还丹内炼等皆在引录之列。这些被朝鲜医典辑录的中国气功养生典籍当与隋唐五代中朝气功交流这一重要时期有很大关系。

三、中国与印度的健身气功交流

隋唐五代统治者大多崇佛，笃信长生之术，这为印度方士到中土传授气功养生术创造了条件。当时中国和印度主要以佛教为纽带进行交往，双方僧人之间往来极为频繁，玄奘和义净和尚先后到印度取经，印度高僧也来唐访学，在唐帝国建立起了各种不同的佛教宗派，这些佛教宗派大都修习禅法，许多创自印度的禅法快速传入我国。其中不少来自天竺的瑜伽内容就为中国气功养生所吸纳，药王孙思邈在《千金要方》卷二十七“养性”篇中，详细介绍了他载录、整理的天

①林志雄：《中国武术（下册）》，1998年版，66页，北京，蓝天出版社。

②同①。

竺国按摩法，并说："天竺国按摩法，此是婆罗门法。[1]"这数十个导引按摩方式即来自于印度的瑜伽术式。《新唐书·艺文志》著录的僧鸾《调气法》一卷和僧深《集方》三十卷，其中也有天竺国传入的内容。由于唐代统治者崇佛，好生恶死，推崇长生之术，他们对天竺国长生术也礼敬有加，据《旧唐书·西戎列传·天竺国》中记载："是时就其国的方士那罗迩娑婆寐自言寿而百岁，云有长生之术。太宗深加礼敬，馆之于金飙门内，造延年之药。[2]""高宗时，卢伽逸多者，东天竺乌茶人，亦以术进，拜怀化大将军"（《新唐书·天竺国传》）[3]。孙思邈《千金方·房中补遗》中有"存丹田中，有赤气，内黄外白，变为日月，徘徊丹田中，俱入泥垣，两半合成一"的描述，据荷兰著名汉学家高罗佩考证认为，此篇中有关性养生的方法受到印度瑜伽性力升华修炼方法的影响，他指出，存想"日、月""不见于描述这种修炼的道家文献，却见于秘宗"，"泥丸"一词是梵文"涅槃"的中文，泥丸穴正是瑜伽"涅槃轮"穴位[4]。高氏论述在一定程度上表明了在中国气功与印度禅法交流中很大程度吸纳了印度瑜伽术的精华。另一方面，高氏也认为中国气功对印度瑜伽的影响也是显著的，他说印度密教双修来自中国的房中术，大致是7世纪传入印度，乃至14世纪又以密宗的方式从印度回传西藏，这便是藏密气功的渊源[5]。近人张毅通过研究也认为印度秘宗的形式与中国道教有关，两晋南北朝时期道教开始传入印度，秘宗开山祖师龙树还是一位炼丹家，秘宗

①李季芳、周西宽、徐永昌：《中国古代体育简史简编》，1984年版，145页，北京，人民体育出版社。

②李未醉、魏露苓：《古代中外科技交流史略》，2013年版，278页，北京，中央编译出版社。

③体育史教材编写组：《体育史》，1996年版，74页，北京，高等教育出版社。

④高罗佩：《中国古代房内考》，1990年版，339页，上海，上海人民出版社。

⑤同④。

的主要方法与中国双修相同[①]。这些研究都说明了印度气功与中国气功存在的渊源关系，正如李约瑟所说："乍视之下，密宗似乎是从印度输入中国的，但仔细探究其时间，倒使我们认为至少可能全部东西都是道教的。[②]"这些看法已得到史实的支持。

①张毅：《印度宗教与中国佛教》，1988年版，北京，中国社会科学出版社。

②（英）李约瑟：《中国科学技术史（第一卷）》，1975年版，476页，北京，科学出版社。

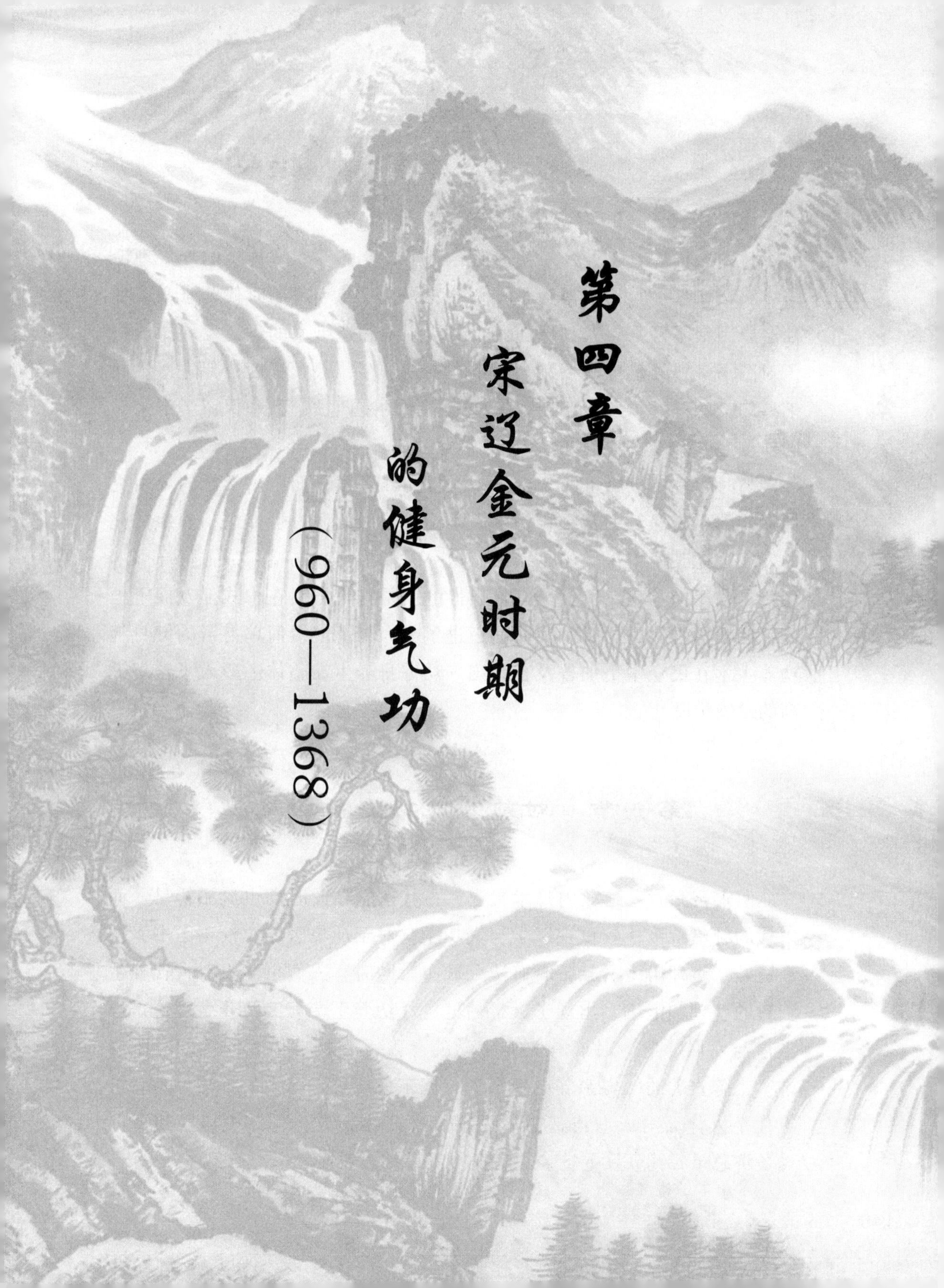

第四章 宋辽金元时期的健身气功

（960—1368）

我国的科学文化进入宋朝以后，有了较大的发展，传统的养生理论与方法，在这一时期也得到了较大的发展，这与当时的时代背景和多种社会原因密不可分。尤其伴随着当时印刷术和造纸术的迅速发展，加快了对图书资料的整理，书籍刊印也在逐渐增多，很大程度上促进了不同学科门类的进一步发展，使得一些有价值的东西被记载和保留了下来，同样也促进了医学和气功的不断发展。

当时，世俗阶层也涌现出了一大批的养生家，而医家学派的导引更加促使养生与保健紧密结合，文人学士对导引的研习也促进了养生文化的发展，尤其值得提及的是，由于这一时期炼养术的盛行，古代导引术逐步走向了简约化，比较具有代表性的就是宋代导引在术式上发展了坐式，使我国古代的导引术又向前迈进了一大步，使得简单易行的健身气功养生术在民众中更加普及，我国气功健身养生在整体上迈入了整理提高的发展阶段。

第一节　对前人气功资料的整理

两宋金元时，道教内丹术兴起，古代医学在此时期也流派纷呈。而宋代的统治阶级比较重视医学与气功学，对于征集医方、校正医书、搜集道经、整理历史文献，时有法令颁布。同时，人们也注重对古代养生资料的整理和汇编，出现了大量的健身气功养生专著，使养生理论得以丰富与发展，这一时期有关养生学的专著，有赵自化著的《四时颐养录》，陈直著的《寿亲养老新书》，苏东坡搜集了前人的练功经验，加上他个人体会写成专集，由后人编入《苏沈良方》，其中以《道藏》《圣济总录》《云笈七签》《道枢》等最具代表性。

一、《圣济总录》

北宋末年，政府召集全国知名医学家，收集民间验方，历时8年（1111—1117）编成《圣济总录》，不仅博采众家之方，辑录验方两万余条，而且汇集了北宋以前的导引气功之法。本书较全面地反映了北宋时期医学发展的水平、学术思想倾向和成就，尤其是对健身气功资料的记载尤为珍贵。该书共二百卷，其中第一九九卷和第二百卷是专论气功的，分别称之为“神仙导引”及“神仙服气”，另外还辑录了一些外丹方术，谓之“神仙炼丹”[①]（图29）。

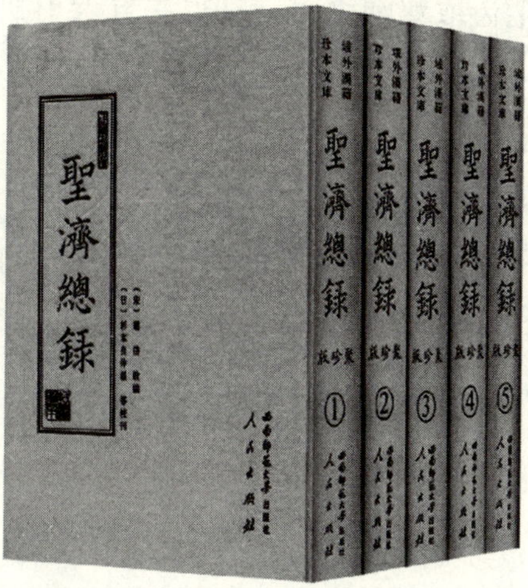

图29　北宋《圣济总录》书影

《神仙导引》载于《圣济总录》第一百九十九卷，分上、下两部分，其中上部书中载有十四种导引、按摩方法，分别取材于《太极经》《黄庭经》《内景经》《真诰》等前代气功养生文献，这些文献现已多数佚失。明代高濂所撰的《遵生八笺》转录《神仙导引》中部分功法，胡文焕所辑《格致丛书》也收录该套功法。《神仙导引》下部载有太上混元按摩法、天竺按摩法、婆罗门导引十二法及擦涌泉法、擦肾俞穴法等[②]。

《神仙服气》载于《圣济总录》第二百卷，分咽津、导引、服气三部分，内容有行气之法、闭气之法、行五行气法、神仙绝谷五行气法、服气法等，是专门介绍呼吸吐纳方法的专篇[③]。如咽津法：“开口，舌柱

①王卜雄、周世荣：《中国气功学术发展史》，1989年版，219页，长沙，湖南科学技术出版社。

②同①，220~221页。

③同①，223页。

上齿取津咽之，一日得三百六十咽佳。”导引法：“人之五脏六腑，百骸九窍，皆一气所通，气流则形和，气滞则形病，导引之法所以行气血，利关节，辟除万邪，使不能入也……若五脏三焦壅即以六气治之……嘘属肝，呵属心，呼属脾，呬属肺，吹属肾，嘻属三焦……大抵六字泻而不补，但觉壅即行，本脏疾已即止……”服气法：“……服气之法……或食从子至巳，或饮玉池之津，或吐故纳新导引接跷，或食日月或闭所通。大抵气以形载，形以气充，气形充符，自然长久……”[①]

二、《道藏》

《道藏》，指道教书籍的总称，包括周秦以下道家子书及六朝以来道教经典。《道藏》并不是随着道教的出现而出现的，它的出现，经历了从收集、整理、分类到最后汇编成书的历史过程。它是道教经籍的总集，是按照一定的编纂意图、收集范围和组织结构，将许多经典编排起来的大型道教丛书。宋时的《道藏》内容十分庞杂，其中有大批道教经典、论集、科戒、符图、法术、斋仪、赞颂、宫观山志、神仙谱录和道教人物传记等。此外还收入诸子百家著作，其中有些是道藏之外已经失传的古籍，并有不少有关中国古代科学技术的著作，如有关医药养生气功之书、内外丹著作、天文历法方面的著作等。

宋朝开国后，宋太宗曾下令广收道书，并命徐铉、王禹偁进行校阅整理。北宋大中祥符三年（1010），宋真宗又命王钦若在徐、王编校的基础上主编道教经典，编成了《宝文统录》，共4359卷。后来，张君房又在《宝文统录》基础上按三洞四辅分类法主持道书修校，用7年时间辑成《大宋天宫道藏》。《大宋天宫道藏》共4565卷，装为466函，每函采用《千字文》顺序编号。北宋崇宁年间，宋徽宗下令重新校补《天宫道藏》，使《天宫道藏》由原来的1565卷增至5387卷，取名《崇宁重校道

①林厚省：《气功学》，1990年版，32页，青岛，青岛出版社。

藏》。政和年间，宋徽宗又下诏设立经局，再次召集道士校订。这次修校整理，使道经总卷数增达5481卷，刊版印行后藏于福建闽县万寿宫，故名《政和万寿道藏》。《政和万寿道藏》是整部《道藏》的第一次刻印，至此，《道藏》始有印本。金元两代都有新版《道藏》出现，金朝《大金玄都宝藏》共有6455卷，元朝《玄都宝藏》则多达7800余卷。遗憾的是，上述历代《道藏》或因战乱藏宫观发生火灾，均先后亡散[①]。

《道藏》编纂采用三洞四辅十二类分类法。十二类中的第九“众术”，指炼丹和各种方术之书；第十“记传”，指神仙传记等，辑录了大量的气功养生典籍。

三、《云笈七签》

《云笈七签》是北宋大中祥符五年（1012），张君房奉命领校道书，到天禧三年（109），编成《大宋天宫宝藏》，后选其精要编辑而成，共一百二十二卷，其精要部分包括炼气、内丹、服食、外丹、方术等，内含了北宋以前的许多气功功法和专著，被后人称为“小宋藏”，对保存与推广宋以前的健身气功学术理论有较大贡献，此书在健身气功发展史上占有重要地位（图30）。

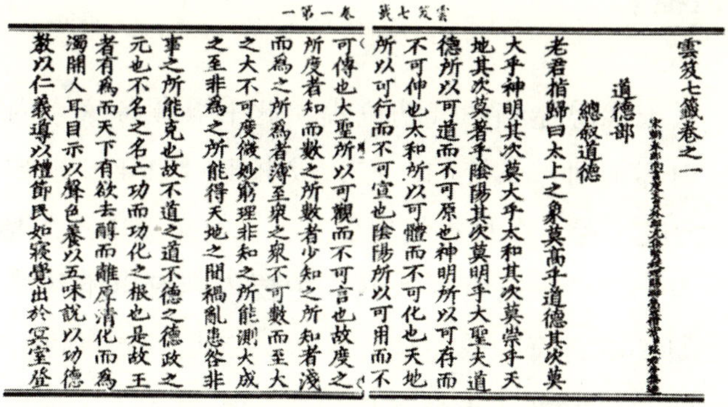
雲笈七籤　卷一　第一

雲笈七籤卷之一
道德部
總叙道德
老君指歸曰太上之象莫高乎道德其次莫大乎神明其次莫大乎太和其次莫崇乎天地其次莫著乎陰陽其次莫明乎大聖夫道德所以可道而不可原也神明所以可存而不可伸也太和所以可體而不可化也天地所以可行而不可宣也陰陽所以可用而不可傳也大聖所以可觀而不可言也故度之所度者知而數之所數者少知之所知者淺而爲之所爲者薄至衆之衆不可數而至大之大不可度微妙窮理非知之所能測大成之至非爲之所能得天地之間禍亂患咎非事之所能克也故不道之道不德之德政之元也不名之名亡功而功化之根也是故王者有爲而天下有欲去醇而離厚清化而爲濁開人耳目示以聲色養以五味說以功德教以仁義導以禮節民如寢覺出於冥室登

图30　北宋《云笈七签》书影

①于民雄：《道教文化概说》，1991年版，145~148页，贵州，贵州人民出版社。

《云笈七签》也可以说是《道藏》大丛书的一个完美缩影。虽然书中绝大部分内容属于摘录的原文，没有加以论述，但内容不断充实，记载的气功文献详尽；《云笈七签》还保留了许多以前的气功功法和部分专著，许多重要资料全文编录，如陶弘景的《养性延命录》，孙思邈的《摄养枕中方》《彭祖导引法》《胎息法》《王子乔导引法》《按摩法》等。所以《四库全书总目提要》评其为："类例既明，指归略备，纲条科格无不兼赅，《道藏》菁华亦大略具于是矣。"

《云笈七签》不仅集北宋前《道藏》主要内容之大成，而且保存了不少已失传的经籍片断。该书是研究道经及北宋前健身气功的重要文献。同时，由于《道藏》分藏于各地道馆，一般人既不易浏览，也无从研究，而《云笈七签》篇幅较小，一般居家，很容易就可以购置一部，事实上，北宋后的气功文献引录宋以前的气功资料时，多以《云笈七签》为出处，借此可见此书对后代的重要影响。

总之，《云笈七签》保留了公元十一世纪以来各流派大量的气功文献，使许多古代优秀的气功功法借此书流传到今天，对推广与普及健身气功起到了一定的推动作用。

四、《道枢》

《道枢》系宋代曾慥编的气功论集，此书兼顾各家、内容全面，是汇集名家、内容全面、系统的著作，成书于1131年，被视作是南宋以前集"气功大成"者，在我国气功史上，占有重要的历史地位。

《道枢》四十二卷，一百零八篇。主要内容有以下几个方面：一是气功经典，如《悟真篇》《参同契》等；二是气功理论，收录了周天、坐忘、太极、炼精等；三是气功功法，如调气法、存想法等；四是气功人物，如纯阳子、华阳子等。

《道枢》与一般书籍相比，在于它虽然也谈道教哲学并兼论外丹，但这些内容在全书中所占的比重并不大。此书内容很大部分辑录了南宋以前各家健身气功理论与实践的主要内容和核心精华，并融入作者自己的经验和观点。

宋代是中华健身气功发展史上的重要时期，《道枢》一书比较全面地介绍了南宋以前的气功理论与实践，从中可以看到南宋以前健身气功的发展演变情况。《道枢》对南宋以前历代健身气功名家的有关理论与方法进行了介绍，其中提及的学者就有一百五十余名之多。历代著名的健身气功实践者，如老子、庄子、魏伯阳、葛洪、陶弘景、孙思邈、司马承祯、崔希范、李荃、烟萝子、钟离权、吕岩、刘海蟾、杜契、陈举、张平叔、李奉时、范德昭、张文定、高象先、叶法善、罗公远、张元梦、元舫、刘烈等，均收录其中[①]。

《道枢》中还叙述了许多关于静功理论中的“三派合流”问题。由于历代士大夫大多视道家的学说为异端，所以释道之间的相互争论也一直存在，从未停止过。但在对健身气功理论的探讨中，道教学者并不排斥儒释两派的学理，在北宋以后日益明显，通过相互的补充来充实自己，呈现出了“三派合流”的趋势。这一点在《道枢》中得到了更充分地体现，这对于健身气功的发展是很有利的。

《道枢》中所辑录的动功部分的内容，虽没有像静功部分那样完备，但内容也非常丰富。其中不少内容原作已佚，显得更加珍贵。《道枢》中辑集动功较多的篇章，有《真诰篇》《圣胎篇》《二关篇》《众妙篇》等。其中《真诰篇》被近人收入于《道藏精华录百种》中，流传更广。后世流传极广的动功八段锦套路，其操作方法首见于本书《众妙篇》[②]。

①王卜雄：《中国气功学术发展史（未出版）》，1987年，284页。

②同①，291页。

第二节　医学名家与健身气功

两宋金元时期的气功医学在以前的基础上具有明显的进步，已验证了许多有效的传统养生功法，还发明了很多技术简单、适用的新功法，并就此进行了更加深入的探究。

其中，对气功论述比较有代表性的主要有刘完素、张从正、李杲、朱震亨等医学名家。刘完素是当时第一个较全面地采纳静功内丹术理论以充实自己学术思想的医学名家。在他的重要著作中，比较详细地论述了气功理论与方法，对健身气功养生及治病方法在医学领域中的普及与推广作出了一定贡献。张从正精通健身气功理论，在历代名医中，张从正也是最善于运用《内经》移精变气法于医疗实践的医家之一。李杲的整个学术思想中，重视元气、重视脾胃，认为这是健身的首要法则。他十分重视精神因素对健康的影响，提出的通过维护脾胃元气而达保健延年的方法，在健身气功史上具有重要意义。朱震亨提出了“阳常有余，阴常不足”的著名论点，还展开了一系列养阴论述，丰富与发展了健身气功中的静功理论体系。

一、刘完素

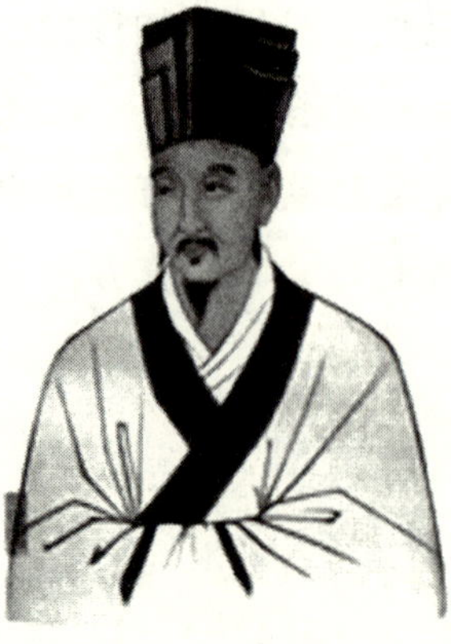
图31　刘完素像

刘完素，字守真，河间（今河北省河间县）人，后世又称其为“刘河间”。大约生活在北宋末年至金朝建立初期，即宋徽宗大观四年（1110）至金章宗承安五年（1200）之间，是金元时期的著名医家，为后世所称“金元四大家”中的第一位医家，是历史上受气功健身理论影响最多的医家之一（图31）。

刘完素的个人学术思想在当时较全面地采纳了静功内丹术理论并加以充实。在他的历史时代，静功内丹术的理论体系已经形成，其有关养生治病的许多理论，对中医理论的进一步丰富和发展具有一定影响。

刘完素的研究主要以《黄帝内经》为学术基础，他精通医理，把《内经》中有关火热病致病原因的内容整理出来并逐一阐述，这就是著名的《病机十九条》。

在此基础上，他认为“风、暑、湿、寒、燥、火”六气都可以化生火热病邪，治病，尤其是治疗热性病的时候必须先明此理，才能处方用药，从而提出了“六气皆从火化”的观点。他所创著名方剂有天水散、凉隔散、防风通圣散、双解散等，都是效验颇佳的历史名方，至今仍被医学界广泛应用。

他对于《内经》中的“五运六气”也有着精辟见解，并十分善于运用五运六气的方法来看病。他认为气运没有一成不变的，疾病也没有一成不变的。在其著作《素问病机气宜保命集》中，比较详细地论述了气功理论及其方法，有关内容被后代医学著作一再引用于实践中。

刘完素运用当时在气功领域中已形成系统的“性命学说”，论证了人类自己的命运是可以通过锻炼而掌握的观点。如“精神内守，病安从来？”，“性命在乎人，受天地之气以生存，其体内的阴阳、水火，也即物质与能量的交互作用，维持正常的生命活动”，以上观点无不体现了他以朴素的唯物辩证观点来论述养生的思想和坚定的医学立场。

刘完素的记载中也有许多对气功的评价和分类的研究，这些记载对医学理论和养生理论都具有重要的意义。比如采纳《圣济经》的分类方法，将各种气功方法按作用分成调气类、守气类、交气类、溉五脏类、炼阴阳类，尤其是在部分论述中认为人的生命活动在于气，气受神的调节和控制。同时，刘完素认为，气功锻炼的要则在于心肾相交，肺脾互养，所谓“水火欲其相济，土金欲其相保”。推而广之，“行气贵乎安”，当固肾啬精，“精神贵乎保”，当静以养之。

二、张从正

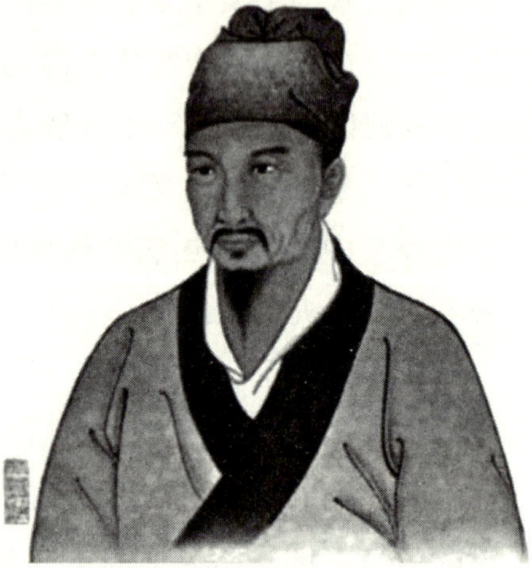
图32 张从正像

张从正（约1156—1228），金元（医学）四大家之一，字子合，号戴人，攻下派创始人。张从正治病主张用攻法，其在刘完素学说的基础之上有所创建，主张治病以祛邪为主，善于用攻下的“汗、吐、下”三法，人称“攻下派”，同时也主张用按摩导引以出汗来治病（图32）。

张从正还编撰有《儒门事亲》一书，共十五卷，成书于1228年。从此书中我们可以了解到，张从正在医疗实践中所运用的移精变气法，虽非静功方法，而其原理则相通。他说：“灸蒸熏渫洗烫烙、针刺砭射、导引按摩，凡解表者，皆汗法也。”表面看来似乎与气功炼养之道不相同，但是其中所包含的汗、吐、下三法，实际上就含有导引按跷之意。

张从正不仅仅是将导引按摩归于其“攻下”理论，在其编撰的《儒门事亲》一书中对于运用气功的理论来指导用药也颇有建树。其对“移精变气法”的实践在历代医家中亦属名家，其原理与气功记载中的“移心法”原理是相通的。

三、李杲

李杲（1180—1251），金元（医学）四大家之一。字明之，晚年号东垣老人。“温补派”代表，在他的整个学术思想中，重视元气、重视脾胃，认为这是健身的首要法则。

其学术思想核心是“内伤脾胃，百病由生”，代表作为《脾胃论》。

李杲的元气论与脾胃论，主要思想与其前代以及同时代的气功名家的有关论述几乎是一致的。其他著作有《内外伤辨惑论》《兰室秘藏》等，一些气功的内容在其著作中皆有散记。

他在《兰室秘藏》中提到疲倦所致病症时说："当病之时，宜安心静坐，以养其气"，同时强调要配合中医药物治疗，这体现出了他对于气功之"静养"的研究涉猎较深。同时，他重视精神方面的因素对健康所造成的影响，认为"元气"的盈亏精神因素与健康紧密相关，他提倡通过维护脾胃元气，而达到益寿延年的方法，从而起到治病保健的作用，在健身气功史上具有重要意义，如"方怒不可食""少思寡欲""虚心以维神"等都是对此观点的极好表述。

通过李杲的学术研究记载可以反映出他不但专心研究过气功的书籍，熟悉气功的主要作用，本人也可能有练习静功的切身实践和体会。

四、朱震亨

朱震亨（1281—1358），字彦修，元代名医，金元（医学）四大家之一。家居义乌丹溪，故人称"丹溪翁"。他是中医滋阴派的创导人，"阳常有余，阴常不足"是他的著名论点。朱震亨所倡导的滋阴派，其主旨与静功的原理是一脉相承的，而滋阴派的论述又丰富与发展了静功理论。

代表作有《格致余论》《局方发挥》《丹溪心法》等。其中在《格致余论》中，他所提出的一系列论述，如养阴理论，对于丰富与发展气功中的静功理论体系起到了重要的作用（图33）。

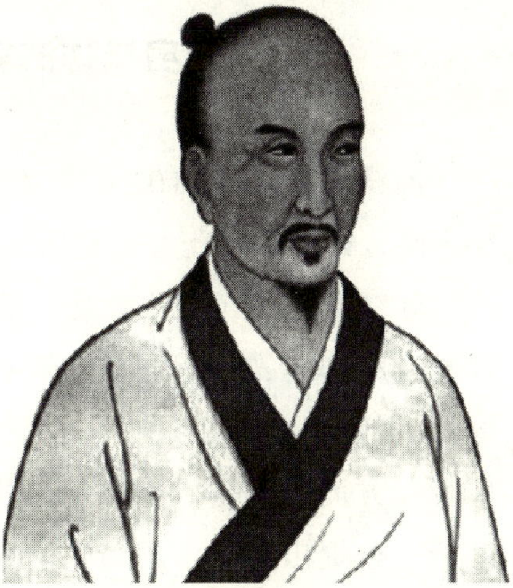

图33　朱震亨像

朱震亨非常重视气功的作用，他认为要完全解决“相火妄动”而致病的问题不能仅仅依靠“滋阴降火”药物来实现，因此提倡“收心养心”，做到防止“火之动于妄”。在他的《丹溪心法》中，记载有治疗壮年气滞病症而加以导引的例证，同时还指出“内观以养神，则水可生，火可降”，“心之收，火之降也”，这些理论无不与气功理论紧密相通。

第三节　文学家与健身气功

宋元时期的不少文学家，同时又是对气功有一定研究和体悟的气功养生家，宋代文人养生家以苏轼、黄庭坚、陆游最具代表性。苏轼是文学兼养生家，知识渊博，对健身气功方法兴趣广泛，同时具有自己的独到见解。黄庭坚精于养生，在当时很有名，但是思想消极。陆游在健身气功锻炼中，不偏重静功，他主张动静结合，兼练吐纳、按摩、导引。

此外，欧阳修、沈括等人也对气功养生有不少的论述。

一、苏轼对健身气功的实践

苏轼（1037—1101），北宋著名文学家、书画家、气功爱好者。字子瞻，号东坡居士，自称仇池先生。

苏轼既是一个大文学家，也是气功养生的倡导者与实践者。他不仅具有渊博的知识，同时对各种气功健身方法有广泛的兴趣和相当的体悟。他搜集了很多前人的练功经验，结合自己的练习体会写下了一些养生方面的笔记。他在静功实践方面具有深入的体验，尤其在气功理论上也提出了很多独特、有价值的见解，在中国健身气功史上具有一定地位（图34）。

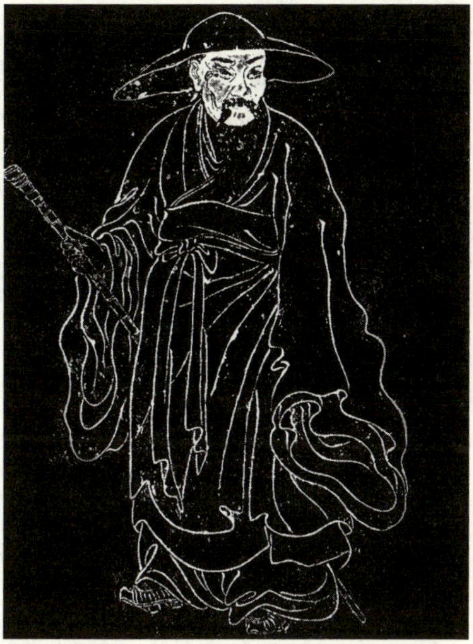

图34　苏轼像

在气功锻炼方面，苏东坡实践过《千金方》的闭息法、释家坐禅法与道家意守法，且都有自己的创造与独特见解。他也留心过外气治病（布气），尤其是在粮食供给困难时曾打算辟谷。他也相信炼丹，并在平日饮食起居方面有一整套自定的养生守则。可见他对养生与气功的兴趣是多方面的。但在健身气功学术上最有价值的，是他的静功体验与气功理论上的独特见解，对于一些动静结合的练功过程记录得很详尽、很具体，具有相当高的参考和研究价值。

在《东坡志林》一书中，就有记述他的养生见解以及健身气功实践的单独章节。在《导引语》中，他极为赞赏意守丹田的练法，也多有精辟的论述。如："导引家云：'心不离田，手不离宅。'"其中提到的所谓"心不离田"，也就是意守丹田；而"手不离宅"之"宅"，就是指的丹田。

苏东坡对健身气功学术的贡献，在关于胎息练功方法的独特见解中得到了有力的体现，他认为"养生之方，以胎息为本"，并对孙思邈《千金方》中所载的胎息法颇有研究，对自己的切身体验也有记载，这在其给苏辙的书信中得到了证实。信中说："弟且静心细意，字字研究，只以意坚守此气于胸膈中，令出入息，似动不动，如香炉盖上烟，汤瓶嘴中气，自在出入，无呼吸者，则鸿毛可以不动。"从上述不难看出，晋唐以来的胎息法在苏东坡的实践过程中给出了诠释。

苏东坡对其个人体会也记载颇多，其中在《苏沈良方》一书中曾自述为“颇留意养生，读书廷问方士多矣，其法百数，功用不可量，比之服药，其效百倍”云云。在北宋初期有一定代表性的就是他介绍给张安道的《养生诀》，是一篇上佳的气功文献，凝聚了前人的气功练习经验。

对于有关动功，苏东坡对各类养生方法善于积累记载，在《仇池笔记》中就有关于“搬运法”的记载。搬运指运动肢体，即导引按摩，与内丹术中的“河车搬运”法不同，后者系指入静诱发沿任督脉循行的感传。

《东坡养生集》是明末文人王如锡汇集宋代文豪苏轼诗文杂著中有关闲适颐养的内容而成，内容与文体丰富多样，充分体现了苏轼以养心神、怡情志为重点的养生思想。苏轼强调：“夫人之动，以静为主。神以静舍，心以静充，志以静宁，虑以静明。”说的是要保持自己心灵的宁静，坚持自己的志向，不因宠辱穷达而受到干扰。苏轼一生，仕途坎坷，颠沛流离，但是他始终保持豁达乐观的人生态度，能随遇而安。苏轼养生思想的核心是“和”“安”二言。“和”，是指人与外界环境的和谐，顺应外界环境的变化；“安”，是指人之内心精神的稳定，不随外物而变。苏轼养生的具体方法十分简单，“不过慎起居饮食、节声色而已”。苏轼主张“已饥方食，未饱先止”，以安分养福，宽胃养气，省费养财。同时，还主张形动神静，动静结合，他的这些养生观点，对于当下人们的现实生活都是很有指导意义的[①]。

二、沈括与健身气功

沈括（1031—1095），北宋科学家、政治家。字存中，杭州钱塘江人。

①陈直原：《寿亲养老新书》，邹铉增补，张志斌主编，叶子、张志斌、张心悦校点，2013年版，7页，福州，福建科学技术出版社。

沈括对气功具有较深入的研究，其书《梦溪笔谈》对气功提出了黄庭“无形”的观点，是很具有代表性的，尤其是他对于“黄庭”的解释见解独到。在《梦溪笔谈》中曰：“黄庭有名而无所，冲气之所在也。脾不能与也，脾主思虑，非思之所能到也。故养生家曰：能守黄庭，则能长生。黄庭者，以无所守为守。惟无所守，乃可以长生。”从以上可以看出，他的气功修养已经达到了较高的境界。在宋代以前，大多对“黄庭”进行注解的研究者，基本都立足于有形穴位和具体部位作为基础，可沈括对于“黄庭”的诠释就真正与《黄庭经》的原来旨意相符。

在沈括的一些书籍中，如《补笔谈》卷三《杂志》中还记载了部分有关分季节进行锻炼的气功功法，沈括将“丹药”理解为“冲和”之气，通过对此的解释就有力地证明了他对内丹派气功的“体悟”已经达到了相当高的程度。

三、陆游的静坐气功修为与实践

陆游（1125—1209），字务观，山阴（今浙江绍兴）人，是南宋有名的爱国诗人、词人、文人、书法家和理学家，也是一位杰出的气功养生家，更是古代的气功实践者。

陆游早年怀才不遇，再加上后来的政治压抑，使其精神和身体上长期遭受困惑与压抑多病，这也为他一生与气功的不解之缘打下了基础（图35）。

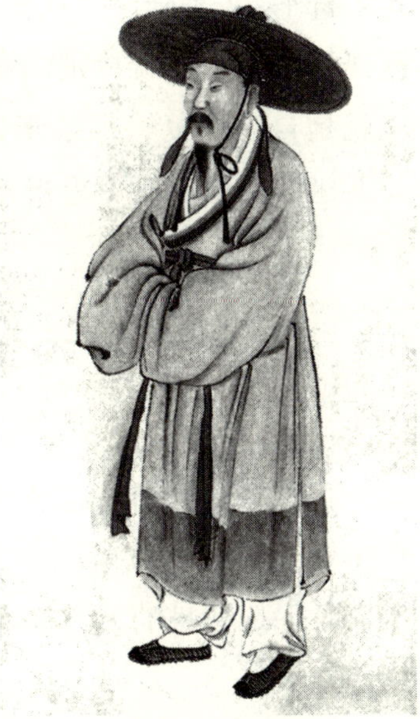

图35 陆游像

陆游对于行气法研究较深，在当时有可能达到了相当的高度。在他的《好事近》词中有这样的句子：“心如潭水静如风，一坐数千息，夜半忽惊奇事，看鲸波暾日。”根据描述，可以看出他的入静锻炼已经有很深的功夫，是深度气功状态中所自发出现的自我特殊感觉，可以看到他练功后的效果是显著的。

陆游并不偏重静功，而主张动静结合，在健身气功锻炼中，他除了静坐外，兼练吐纳、按摩、导引、坐禅等，这在他的许多诗词中已经很好地反映了出来。

现如今社会上流传广泛、习练群体较多的五禽戏就是陆游最喜爱的导引方法之一，如“导引何妨效五禽”，就出自他的《春晚》一诗。在《自叹》中也有“晨兴袖手观空寂，饭罢宽腰习按摩”的导引练习记载。

事实证明，他享寿八十五岁高龄，与他的养生有道是密不可分的。在陆游的《居室记》中叙述他的居室“东、西、北皆为窗，窗皆设帘障，视晦明寒燠为舒卷启闭之节”，此文充分说明他的饮食起居都符合养生之道，不仅可保持空气畅通，还可调节室温与明暗度，也是练功的好选择。“死非一日至，小疾为前驱，有疾，亦不汲汲近药石，久多自平”，是陆游对疾病的看法和基本观点，说明他对于疾病是十分重视的，对小病就特别注意，文中言外之意就是说，疾病能“自平”，也就是自己恢复，得益于自身平时的起居有常，锻炼有恒；同时，他并不迷信药物，而更重视自身身体素质的锻炼。

第四节　内丹术的发展

我国古代的炼丹术作为一种服食养生的研究方向是错误的，但是在历史上是很有成就的，尤其是在化学实验等方面。发展到宋代，虽然还有烧炼外丹的人，但是社会上已经对此不予置信。

一、陈抟学派的内丹养生

陈抟[①]是五代至北宋初期一位著名的道教学者，他的内丹修炼理论及方法对后世道教产生了重大影响，他的学术思想也有独特的成就而为北宋理学家所借鉴吸收[②]。陈抟的睡功是道家一门独特的功法，他主张以睡眠休养生息，时常一眠数日，人称睡仙。陈抟的睡功诀法（即蜇龙法），收载于《吕祖全书》里，以后各时期的睡功法，多是由陈抟的睡功发展而来（图36）。

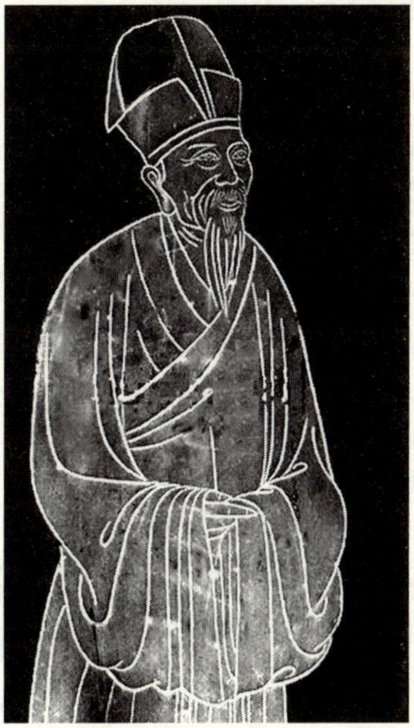

图36 陈抟像

陈抟可以说是道士中出现的杰出学者，其著述也很丰富。《宋史·隐逸传》云："抟好读《易》，手不释卷。常自号扶摇子，著《指玄篇》八十一章，主导养及还丹之事。宰相王溥亦著八十一章，以笺其旨。又有《三峰寓言》及《高阳集》《钓潭集》，诗六百余首。"又据书目收录，陈抟还著有《易龙图》《赤松子诫》《人伦风鉴》等。在《指玄篇》中还详细介绍了学习养生的基本方法，系统地阐述了导引及高深的还丹功法，为后世的道家内丹研究提供了重要的理论依据。

陈抟对易学和老学都十分擅长。在易学方面，他开创了以图数之学解《易》的先河，《龙图》《先天图》《无极图》都是以图式解析易理

①陈抟（871—989），字"图南"，号"扶摇子""希夷先生"（"希"指视而不见，"夷"指听而不闻），常被视为神仙，尊称为陈抟老祖、希夷祖师等。

②刘固盛：《宋元时期的老学与理学》，2002年版，54页，西安，陕西人民出版社。

的代表，其中所阐发的宇宙生成模式，对北宋理学和象数家都产生了重大影响。陈抟以“无极”为宇宙本原，认为宇宙万物之生成历经了五个过程：（1）无极而太极；（2）阴静而阳动；（3）五气顺布；（4）顺以生人；（5）化生万物。“逆”即“逆以成丹”，讲的是炼养内丹的方法。

陈抟不仅将易、老之学与其内丹修炼理论结合在一起，而且将佛、儒思想吸收了进来，因此，其内丹学体现出三教合一的倾向。例如，他认为观“顽空”“睉空”“法空”“真空”“不空”五空，就可以达到神仙境界[①]，这是对佛学的吸收；同时他又接受了儒家的思想，认为“君子慎其独”。

陈抟的弟子有张无梦、刘海蟾、种放等人，深得其易、老学之旨者则为张无梦。张无梦云：“国犹身也，心无为则气和，气和则万宝结矣，心有为则气乱，气乱则英华散矣，此《还元》之大旨也。”以无为有为为说，是老学在内炼理论中的具体运用，此正反映了张无梦学术思想的基本特征。如何做到心无为呢？张无梦认为应该效法老子之抱朴守静，静之复静，以达到“一”的境界。张无梦认为，通过修炼而得道者，就可以见造化之功，赜鬼神之妙，无为而无不为，乃至于由人而变为仙，由此可见张无梦的老学旨趣。

张无梦的老学又传授给了弟子陈景元[②]。陈景元的老学思想在当时就已产生了很大的影响，蒙文通先生曾指出：“唐代道家，颇重成（玄英）、李（荣）；而宋代则重陈景元，于征引者多，可以概见。[③]”陈景元的老学思想正是唐代重玄学在宋代继续流播的典型例子。

陈抟之后的道家分南宗和北宗，南宗有刘海蟾、张伯端等，北宗有王喆、马丹阳、丘处机等。但无论哪一派，其理论指导都是建立在陈抟

①《道枢》卷十。

②陈景元，字太初，玄号碧虚子，建昌南城人，大约生于宋仁宗天圣二年（1024），北宋著名的道教学者。

③《古学甄微》，1987年版，369页，巴蜀书社。

内丹学说的基础上的。

二、南宗炼养派

纵观气功历史，内丹术系统在气功史上占有极重要的地位。北宋之前，内丹术系统已经奠定，出现了《灵宝毕法》与《钟吕传道集》等经典文献。内丹气功在隋唐五代兴起之后，宋元时代进入了黄金时代。南宋炼养派所处时代成为我国内丹术的全盛时期，内丹的研究在当时达到了相当高的水平，有关记载内丹的著作有《百川书志》《郡斋读书志》《元史》等达百余部。

当时的内丹术，在理论研究方面，关于丹田意守和任督循环等核心功法并没有明确的论述和解释。还是多以存想与腰身动作相配合，基本是一种动静结合、以静为主的练习方法。

“南宗”是佛教与道教一个宗派的名称。关于“南宗”的界定有两个说法，一是以慧能为代表的佛教禅宗的一个派别；二是指道教全真派中以张伯端为代表的一个派别，因这一派别的活动主要在天台山等地方而得名。

在历史上有“南宗七真”“南宗五祖”的说法。“南宗七真”是指宋代道教内丹派的七位代表人物：张紫阳、石泰、薛道光、陈楠、白玉蟾、刘永年、彭绍。

这一时期，道教南宗、北宗兴起，修炼法专主内丹，除了“内丹”之外都被视为旁门左道。南宗一脉，创自张伯端，陆续传至石泰、薛道光、陈拓、白玉蟾，合称为“南五祖”。

虽然内丹术是静功传统中的主流，但当时练内丹术者多是道教学者，练功目的则大都出于宗教实践而为，进而在内丹术作用的叙述方面，常多宗教幻想，所以在借鉴上要善于取精去粗。

（一）张伯端与南宗炼养派的健身气功实践

张伯端（984—1082，一说983—1082），字平叔，后又改名用成，天台（今属浙江）人。内丹术的主要奠基人之一，张伯端也被后人奉为道教南宗炼养派的开山祖。

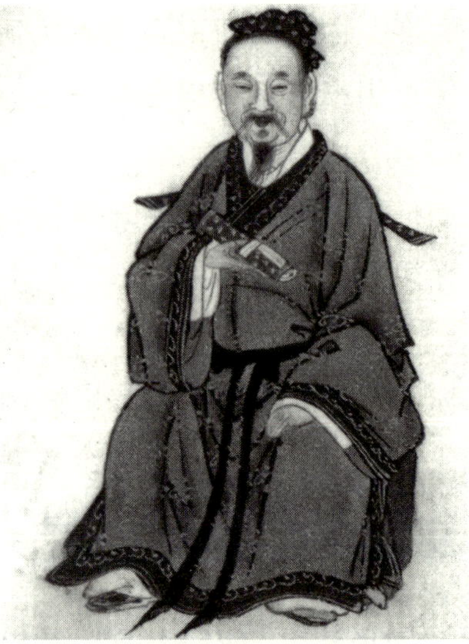
图37　张伯端像

其从小好学，学识广博。如《悟真篇·序》曰："仆幼亲善道，涉猎三教经书，以至刑法、书算、医卜、战陈、天文、地理、吉凶死生之术，靡不留心研究。"于元丰五年（1082）三月初五日病逝，高寿96（图37）。

在我国道教的发展史上，异军突起的是道教的炼养派，即所谓"金丹道派"。他们虽仍打着道教的旗号，却有着完全不同的内容。这便是以魏伯阳内丹理论为中心思想发展起来的张伯端炼养派。后来在北方崛起的全真炼养派也持有与之相似的观点，以北方的王重阳为代表，这也就是后来所说的"北宗"。

以张伯端为代表的南宗炼养派的气功，对于我国健身气功的发展具有极其重要的意义。张伯端是纯粹的内丹术家，在确立内丹术为道术炼养法的道路上，还必须与形形色色的外丹邪说作坚决的斗争，在这一过程中他对养生道术方面的辟邪归正做出了一定的贡献。

张伯端以诗词体裁写成的《悟真篇》一书，宣传内丹修炼，阐述内丹理论，是一部道教炼养派的历史经典杰作，被誉为"丹经之宗"，也是内丹术研究最重要的经典之一。

《悟真篇》中记载了很多有关气功研究的理论。在卷首中就对内丹的药物进行了阐述，认为：作为内丹的药物由两部分组成，其一是人身体内的阴阳之气，其二是大自然的阴阳之气，两者合二为一就是炼内丹的药物。

在《悟真篇》中对于所谓的练功“火候”给出了自己的界定涵义，曰：“天地盈虚自有时，审能消息始知机，由来庚甲申明令，杀尽三尸道可期。”这种以自然界阴阳之气的运行与消长规律作为练功的基本原则和基本规律的说法，可能是最初的“火候”本义吧。同时，在《悟真篇》中“以周岁律”的关于一年十二个月练内丹的火候，就将时间和方位结合了起来，将“人体内药”和“大自然的外药”合二为一了。

在《悟真篇》中还有值得后人学习的就是有些观点说破了很多前人敏感的问题，如：“若士若能修炼，何妨在市居朝。”这一观点对于历史上内丹气功的发展和普及以及继承推广有历史性的意义，它不仅仅是拨开了内丹气功的宗教外衣，更主要的是为今后的发展奠定了基础。

在《悟真篇》中，还有部分内容是对外丹的有力反驳，将内丹与外丹进行了严格的区别，认为作自身内炼是核心，真正的至宝存于自身体内，体外补充不能起到补益的目的，贪求服食化学物质达到长生不老的目的是徒劳无功的，对身体无益。

张伯端派的气功名是借用外丹术来命名的，谓之“金液还丹”，这一名称在《周易参同契》中早就有记载，可以说是沿袭而来。张伯端倡导“性命双修”，强调“意守”，也就是在练功过程中体内所产生的阴阳交感，只有在深度入静的状态下，这样的丹田意守才能实现。尤其是对于“丹成”和“还丹”的具体线路交代得甚为详细。“金液”是循经感传的喻称和隐语。从下丹田发轫的感传，沿督脉上传达头部，谓之“丹成”；从头部的感传沿躯体前正中线下行，又归至下丹田，称之为“还丹”。

在实际的修炼方法上，张伯端还是重视生理效应，偏重于“命功”。正如杨向奎先生在《中国古代社会与古代思想研究》中所认为的：“在‘性命双修’的方法问题上，张伯端是‘重命不重性’的。”在其《金华秘文》一书中，有《心为君论》与《神为主论》两专篇，曰："心静则神全，神全则性现。"他认为精神兼备心理与生理的双重作用，把精神看作是形体的主宰，同时他认为内丹术锻炼过程中的一切生理效应，皆是因为心静至极而自然产生出的一种内动，故曰"精气神之所以为用者，心静极则生动也，非平昔之所谓动也，用精气神于内之动也"。

张伯端在《金华秘文》中，有许多自己的练功体会和经验总结，同时还详细地描述了内丹术的练功方法、要领以及详细的步骤，这些资料对于后人的研究和健身气功的发展都是弥足珍贵的。

（二）石泰和内丹术健身功法

石泰（1022—1158），宋代道士，气功内丹家、医家。字得之，号杏林，一号翠玄子。因慕三国时董奉之为人，为人治病，不受报酬，唯求其植一杏树，久之蔚然成林，故人称之为"石杏林"。

石泰，其道教内丹法师从张伯端，为南宋炼养派的第二代，著有内丹专著《还源篇》，后被道教全真派奉为"南宗五祖"的二祖。

《还源篇》的主要内容由八十一首五言诗组成，以诗歌的形式，将内丹术的修炼过程以及核心要法进行了阐述，其中对于练功火候、药物的相互关系进行了精辟而详尽的论述。

石泰的《还源篇》对于气功的发展和研究有以下几个方面的贡献：其一，他突出强调了入静在内丹术锻炼中的重要性。反对练功单独入静锻炼，他认为入静与意守是互相促进、紧密联系的，只有先入静，才可能进入有效的意守；意守本身就是一种诱导入静方法，有效的意守必然兼有入静的效应。其二，强调正确意守部位的选择对练功效果是至关重要的，认为意守丹田是内丹术的核心功法。其三，强调练功产生的生理效应，认为入静兼以意守丹田唤起生理效应，是内丹术最终所要追求的目标。正如他在《还源篇》中所说，"真精与元气，此是大丹基"，"药取先天气，火寻太易精。能知药取火，定里见丹成”，“只寻身内药，不用检丹书”。入静时“无”，而“无”不是目的，目的是“无中生有”，这“有”便是上述生理效应。

（三）薛道光的气功炼养术

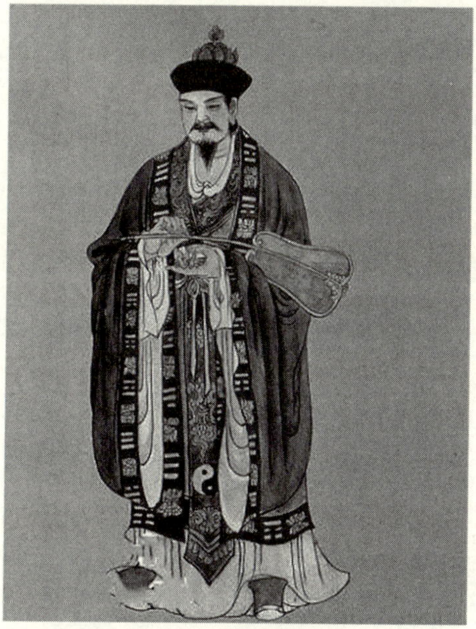

图38 薛道光像

薛道光（1078—1191），宋代道士，气功内丹家，一名式，一名道源，字太源。起初在四川为僧，法号紫贤，一号毗陵禅师。以后改信道教。爱好气功养生，遇石泰，得授内丹术真诀，后被道教全真派奉为“南宗五祖”的三祖，为南宋炼养派第三代，著有内丹专著《还丹复命篇》等（图38）。

《复命篇》一书的内容，主要是发挥了《悟真篇》和《还源篇》，但薛道光在《复命篇》中明确了“意守”的要诀，例如内丹术诱发任督感传循行的最重要的诀窍“凝神入气穴”。

薛道光的《复命篇》一书对于内丹术在练功时间的选择和练习的火候上都有一定的论述。书中强调练功不必过于拘泥在时间的选择和把握上，练功时间的选择可以顺应自然，内修外应，正如书中所说：“炼丹不用寻冬至，身中自有一阳生。”

在《复命篇》中，薛道光还论述了一些关于气功练习的火候问题，它指出，“金鼎常令汤用暖，玉炉不要火教寒”，句中“金鼎”“玉炉”指的就是丹田，即内丹术所说的意守丹田。即是以绵绵不断的意念，达到健身的目的。

（四）陈楠对气功炼养术的提倡

陈楠，字南木，号翠虚，北宋时人。原以盘栊箍桶为业，后遇薛道光，得授内丹术。因常捻土治病，人号“陈泥丸”，为南宋炼养派第四代，著有《翠虚篇》。

《翠虚篇》是一部重要的气功健身文献。这部著作着重阐述了陈楠的气功学术思想以及自己的练功体验，同时对自张伯端以来的南宋炼养派的气功传统有了进一步的发展，尤其是对于练功者的自我体会有了更加详尽的描述。在《翠虚篇》中，陈楠认为内丹术的核心功法是意守丹田，导致心肾交感，诱发出任督脉的循经感传。同时还指出，当内丹术诱发出任督脉的循经感传时，练功者的健康状况将会有明显的改善。对感传循经时的自我体验，也有更加具体的描述，这在古代内丹术养生文献当中是很少见的，对于促进初学者掌握练功的火候是具有重要意义的。

陈楠在《翠虚篇·金丹诗诀》中有关练功选时的论述，其观点较南宗前辈的观点又进了一大步。他高度重视时间对于气功锻炼的重要性，重视人体精气和自然界的周期性变化，文中说：“天上分明十二辰，人间分炼丹程，若言刻漏无凭信，不会玄机药不成。”

在有关坐禅与内丹术的区别上，陈楠同样有自己的看法，他的观点在静功学理上是具有重要意义的。他通过对南宗练功过程中“先命后性”、由“有为”而到“无为”原则的分析，认为内丹术神、气、精的凝聚是重点，而坐禅法只作入静锻炼。他的观点是坐禅只片面强调“无心无念”，不讲究意守，永远不能获得精气神凝聚的效应。南宗不仅不排除入静锻炼，强调要实现内丹术的锻炼效果，离不开身心入静的状态，同时，南宗还非常重视入静锻炼，强调要以入静锻炼来实现巩固意守锻炼的目的，进而通过意守锻炼深化入静状态，达到真正的内丹术神、气、精的凝聚。在内丹术阴阳理论上，陈楠认为："一阴一阳之谓道，道即金丹也，金丹即道也。"也就是研究人体内阴与阳两个对立面之间相互作用的规律。这也反映出了他对于内丹术理论深入研究的求真状态，为后人阴阳理论的研究和发展做出了贡献。

在有关的记载中也反映出了陈楠对科学健身的重视与提倡。北宋时，由于气功健身理论与方法的不断进步和完善，以及内丹术系统的逐渐健全，当时社会上出现了不少名人讲究的炼养之法，也正因为如此，就编造出了许多千奇百怪的"气功"功法。针对当时的气功"怪相"，陈楠说："何曾有此鬼怪状，尽是下士徒阐提。"这可以看出他对气功发展的重视和对科学健身的提倡，为后人的气功科学研究做出了示范。

（五）白玉蟾对内丹功的阐述

白玉蟾（1194—1229），又名葛长庚，后改名白玉蟾。字如晦，号海琼子。白玉蟾十二岁童子科，工诗文书画，有诗文集行世。白玉蟾与其师傅陈楠邂逅于庐山，于开禧元年（1205）得授内丹术，为南宗炼养派第五代，死后诏封紫清真人，世称紫清先生。白玉蟾实为南宗一派的集大成者，是一个典型的"三教合一"内丹术论者，人称"心通三教，学贯九流"。他本是儒学之士改学道术，又研究禅学，其内丹术理论中，融合了禅学与儒学。从他开始，确立了内丹术理论"三教合一"的发展思路。

白玉蟾从陈楠学内丹术十余年，在所著《玄关显秘论》中就有"幼从事先师陈泥丸学丹法"及"十年侍真驭"等语。其生平著述甚多，著有《上清集》《武夷集》《指玄集》《玉隆集》等。在其著作

《指玄集》中阐述内丹术最为详尽。白玉蟾的著作对后世内丹术的发展和中医学理论体系的完善产生了一定影响（图39）。

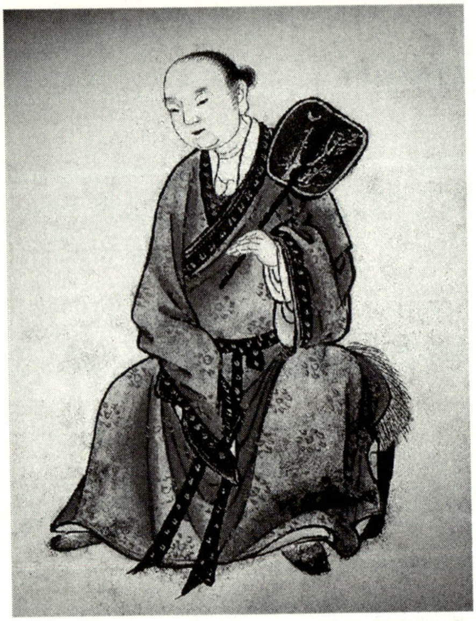

图39　白玉蟾像

白玉蟾在内丹术系统中的贡献主要体现在他的理论方面，主要有如下几个方面：

一是重新界定了“内丹”的涵义。针对“内丹”，他指出“金则性之义，丹者心之义，其体谓之大道，其用谓之大丹，丹即道也，道即丹也”。对内丹有了更加明确的说明。

二是站在医学和唯物主义的立场阐明了“丹成”的状态与感觉，比前人的论述更加明确。任何一个学习内丹术者都想知道，人在炼成内丹后，自己的身体到底应该是什么感觉或者说是一种什么状态，但道教文献的历史记载往往是玄虚的，让人不容易理解清楚。他认为内丹术锻炼的目的在于固精、宝气、全神，当因锻炼而致精气神充盈、脏腑安和、健康无疾时，即是内丹炼成，这也就切合实际地解释了他的“固其精，宝其气，全其神，三田精满，五脏气盈，然后为之丹成”的内丹术习练目的的理论记载。

三是更加理论性地明确了人对“脑”的认识。早在魏晋时的《黄庭经》中就有关于意识出于脑以及脑部分区的概念，但都是比较笼统和模糊的，在白玉蟾气功理论的阐述中，他对于脑的认识也极有见解，同时论述较前人详尽、明确。尤其是他在对“谷神”的论述中涉及了颅腔、脑髓，并提出了脑髓与意识之间的相互关系，这使后人对于“脑”的认识更进了一步。

[附]南宋传授简表[①]

五代及宋初叶　　　　由北宋至南宋

刘玄英（字宗成，号海蟾子）→张伯端（字平叔，号紫阳）
→石泰（字得之，号吉林）
→薛道光（名式，号紫贤）
→陈楠（字南木，号紫虚）
→白玉蟾（字如晦，号海琼子）
→彭耜（字季益，号鹤林隐士）
→萧了真（字廷之，元瑞）
→王金蟾→李道纯（清庵、莹禅子）
元
→苗太素（实庵）→王志道（诚庵）

三、北宗炼养派

崛起于北方的全真派，与南宋炼养派形成了南北呼应的局面，被称为北宗。但是，全真派不炼外丹，其气功炼养特点是清净无为，全神炼

①王卜雄：《中国气功学术发展史》，1987年版，261页。

气。全真派的气功炼养队伍还有一个很大的特点，即重视妇女。我国自古以来，重男轻女，儒家向无女家，道家却有，乃从全真始。

（一）全真派的创立

当南宗炼养派大力提倡与发展内丹术系统的时候，以王重阳为首的全真炼养派在北方迅速崛起，逐渐形成了南北呼应的局面。全真教因内修“术返其真”主张功行双全，以期成仙证真，所以叫全真。该派主张释、道、儒三教合一。而以王重阳为首的全真派主要在北方活动，同时又因王重阳以及其七弟子①多为北方人，故又称全真派为“北宗”。

王重阳②主张儒、道、释三教合流，提倡“全神炼气”“出家修真”，不炼外丹，并制定道士出家的制度。他指出“儒门释户道相通，三教从来一祖风”，认为“人心常许依清静，便是修行真捷径”。著有《重阳全真集》《重阳教化集》《全真立教十五论》等。其中《全真立教十五论》中有基本教义十五条：“一要出家住观，二为云游参访，三要学书解经，四要精研药物，五要会修造庙观，六要住丛林结伴，七要静养，八要定心坐静，九要学会调和五炁，十要炼性，十一要修性命，十二要积功累行，十三要超脱三界（欲、色、无色界），十四要养生，十五为超离凡世。”书中有多个教条体现全真派的气功炼养观。

南宗炼养派虽被列为道教的一个派别，但从历史来看，这一派别的人士完全不同于一般人所理解的道士，单从全真教的创始人王重阳及其徒马钰等都是北方的儒学之士，就不难看出这一派别与一般派别

①即所谓“七真”。

②王重阳，南宋道士，全真道的创立者。原名中孚，字允卿，后应武举，易名德威，字世雄，入道后改名嚞，字知明，号重阳子，咸阳（今属陕西）人。

的不同。

“全真”一名源自王重阳的弟子马钰，他是金代道士，内丹家，道教全真派北七真之首。原名从义，字玄宝，号丹阳子，人称马丹阳。金大定七年（1167）七月，王重阳来宁海昆嵛山，马钰与其妻孙不二筑庵师事之，题庵曰全真，全真之名昉此。

在历史记载中，全真派的传记中出现了所谓的“五祖”“七真”的说法①。重刊《道藏》，是一件很有价值的事情②。其中所辑集的气功文献，对于以炼养为宗旨的全真成员是很好的借鉴。不仅与从前的道教传统相衔接，同时全真派的文集也得以传播，这对扩大全真派的社会影响是很有裨益的。

[附]北宋传授简表③

金	金或由金及元
王嚞（字知明、号重阳）	→马钰（字元宝，号丹阳）
	→宋有道（字德芳，号黄房公、披云）
	→李钰（字双玉，号太虚）
	→张模（字君范，号紫琼）
	→赵有钦（字缘督）
	→陈致虚（号观吾，上阳子）
	→谭处端（字通正，号长真）
	→刘处玄（字通妙，号长生）
	→丘处机（字通密，号长春）
	→王处一（号玉阳）
	→郝大通（字太古，号广宁）
	→孙不二（马钰之妻，号清净散人）

①五祖是所谓东华子、钟离权、吕纯阳、刘海蟾、王重阳。所谓“七真”，乃指王重阳的七个弟子，即马钰、谭处端、刘处玄、王处一、丘处机、郝大通及马钰之妻孙不二。

②陈垣：《南宋初河北新道教考》，1962年版，中华书局。

③王卜雄：《中国气功学术发展史》，1987年，261页。

（二）全真派的气功健身养生思想

1. 一脉相承，不断发展

南宗炼养派除了希求通过修炼达到长生不老或羽化登仙等不切实际的宗教幻想之外，在行动上则是实修派，甚至可以看作是古代从事气功锻炼的专业队伍。全真炼养派也是如此，他们一不搞“飞升炼化之术”，二不搞“祭醮禳禁之科”，是渊静、敦朴、自食其力的气功健身实修派。

全真派不炼外丹[①]，其炼养特点是清净无为、全神炼气。“全真”的名义，即为清净无染以全真本事。最能反映全真派气功炼养特点的文献是马钰的《语录》，其中所表述的主要思想就是清净无为。对于如何养气，他们有自己独到的见解，不提倡意守丹田，任督循环，认为这些是“有为”法，他们提倡的气功最上乘的方法是“简而易行”的“清净无为”，要求练功者切身体会“清净无为，逍遥自在，不染不著”的真正涵义，并在练功过程中贯彻到底。这一思想在王重阳和北宋“七真”的著作中同样得到了体现，整体上可以代表全真派的养生思想即“清净无为、内观静养”。

全真派在养生思想上继承了老子的观点，全真之“道”的体用，基本是“以无心为体，忘言为用，以柔弱为本，以清净为基。若施与人，必节饮食、绝思虑，静坐以调息，安寝以养气。心不驰则性定，形不劳则精全，神不扰则丹结。然后灭情于宁，宁神于极，可谓不出户庭而妙道得矣”[②]。

---

①但个别后世门徒也有炼外丹的，如明代伍守阳。

②以上引文见《丹阳真人语录》及《马丹阳道行碑》。

谭处端《云水集》中说“常耕清净天三段，守定无为舍一间”，“丝头莫向灵台挂，内结神胎管得仙”，意即必须清净无为、消除杂念（无心），然后能致神凝丹结。

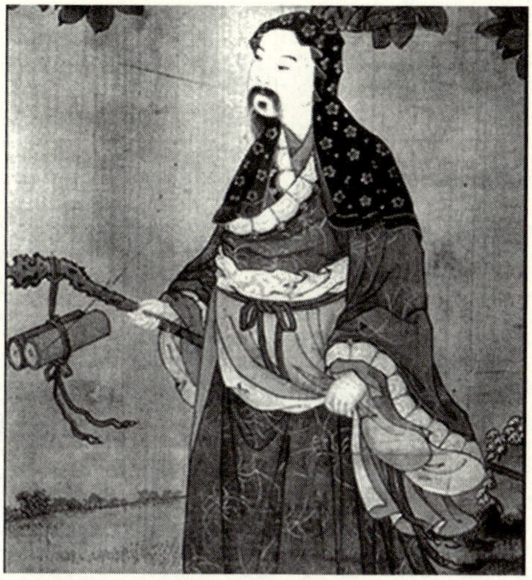

图40 丘处机像

丘处机《鸣道集》中载：“安闲自得长生道，昼夜无声转法轮”，“不是朝昏坐，行功扭捏成”，是说心安形闲，乃得内气运转，不在于形式上的行功架势（图40）。

全真派的气功锻炼，虽然主张无心无为，无一定的练功步骤、功架与严格的时间表，但是要求更严格了，严格得近乎苦行。如“学道人行坐卧，不得少顷心不在道：行则措足于坦途；往则凝情于太虚；坐则匀鼻端之息；睡则抱脐下之珠。久而调息，无有间断，而终日如愚，方是端的功夫，非干造作行持也”①。

2. 重视女性炼养，创立女丹功法

历代气功健身文献，其中的理法都从男子立论，很少考虑女性的生理特点，甚至没有专谈女性气功练法的篇章。重视妇女是全真派气功炼养的一个很大的特点。自古以来，我国重男轻女，儒家向无女家，道家却有，全真派有许多女性成员，如在《磕溪集》《仙乐集》《云水集》《云光集》《金玉集》《神光灿》等书中都有记载，她们不仅仅识字，还懂得气功理论，从中可以举出很多例子。

①以上均引自王颐中所集《丹阳真人语录》。

既然全真派气功队伍中有那么多女性成员，自然要讲究结合女性特点的气功方法，北宗创立后，提出了性命双修、男女双修、单修等修炼方法。

女丹功法即女子修炼内丹的方法。道教历史上也颇出现过几位著名的女性习道者，例如上清派的始祖魏华存夫人、全真七子中的孙不二散人等，以自己的亲身实践为女子气功的内丹修炼术开辟了道路。

女丹修炼与男丹修炼的差异在于筑基阶段入手处的不同，这种差异主要是源自于男女生理结构、天性禀赋的相异。在《女丹合编通俗序》中，贺龙骧认为："男属阳，阳则清；女属阴，阴则浊。男性刚，女性柔。男情急，女情缓。男念杂，女念纯。男主动，动则气易泄；女主静，静则气易敛。"女丹法的出现，不能不说是中国气功发展史上的重大事件[①]。

第五节　健身气功实践与对外交流

宋代开始，气功健身功法改变了以前过于繁琐、不容易掌握的不足，开始向精练套路、简便容易掌握的方向发展，主要在坐功、小劳术、五禽戏、六字诀等方面表现突出。

一、气功健身功法实践

在宋代，气功实践技术的改进与发展在坐功、六字诀、五禽戏、小劳术中得到了体现。其中坐功的发展历史悠久，但是到宋代陈抟的二十四式坐功在动作组合上简单方便，主要以强身健体为主。八段锦是

①任海：《中国古代的武术与气功》，1966年版，123~124页，北京，商务印书国际有限公司。

导引术系统最为悠久的一种，起始是为了治疗因为环境原因给身体带来的病症，是当时重要的医疗方法之一，发展到宋代时，技术动作更趋全面，并辅以呼吸、咽津等。

（一）坐功（静坐法）

静功自宋代以后，深入人心，广为流传，对后世静坐的流传产生了深远影响。《静坐要诀》中曾说："静坐之诀，原出于禅门，吾儒无有也，自程子（程伊川）见人静坐，即叹其善学，朱子（朱熹）又欲以静坐补小学、收放心一段工夫，而儒者始知所从事矣。" 宋代理学家们对静坐法大力提倡，其目的不完全出于养生的需要，而是认为静坐是做学问的基本功夫。

宋代理学家以程、朱为代表，但也把周敦颐誉为理学的开创者。周敦颐的《太极图说》和《通书》等与气功关系较为密切。程颐所主张的虚静，是要求保持一种专一不杂的自我意念，以主动地排除杂念私欲，而不是消灭一切思维活动。朱熹的修养论一方面继承了周敦颐与二程的主静说，另一方面又受道家与佛教思想的影响。他主张静中存养，动中省察，动静相济，以静为本。

在宋代，最典型的坐功养生学家要数宋初人称"希夷先生"的道士陈抟。他著有《无极图》和《先天图》，并有《指玄篇》81章，言"导养及还丹之事"[①]。陈抟创二十四式坐功，按照一年24个节气的阴阳变化和人体经络气血运行规律等进行导引锻炼。这套功法每一节均取坐势，每节后均辅以叩齿、吐纳、咽液，动作十分简便，每一节后均有所治病症，但是整体上看主要是养生强体，故归入《导引养生篇》。明代高濂《遵生八笺》等均录入此功法。

①邱丕相：《中国传统体育养生学》，2006年版，39页，北京，人民体育出版社。

（二）五禽戏

据现有文献，最早记载华佗五禽戏功法动作的，当推梁代陶弘景的《养性延命录》①。其中所录五禽戏内容与现存文献相比更接近原貌，如“夫五禽戏法，任力为之，以汗出为度。有汗，以粉涂身”，与华佗所言“起作一禽之戏，沾濡汗出，因上著粉”意思相近。《养性延命录》中辑录的五禽戏功法引录如下：

“虎戏者，四肢距（据）地，前三掷，却二掷，长引腰，乍却仰天，即返，距行前，却各七过也。鹿戏者，四肢距地，引项反顾，左三右二，左右脚伸，伸缩亦三亦二也。熊戏者，正仰，以两手抱膝下，举头，左擗地七，右亦七，蹲地，以手左右托地。猿戏者，攀物自悬，伸缩身体，上下一七，以脚拘物，自悬左右七，手钩却立，按头各七。鸟戏者，双立手，翘一足，伸两臂，扬眉鼓力，各二七，坐伸脚，手挽足趾各七，缩伸二臂各七也。②”

南宋诗人、养生家陆游在《春晚二首》中曾这样写道：“导引何妨效五禽”，反映出五禽戏在宋代已为养生家所喜爱，它对后世养生文化的发展乃至对东方人体文化产生了重要的影响。概括起来，主要有以下几个方面。

首先，它开创了健身气功养生以仿生为特点、以五禽戏套路为代表的一个分支系统——五禽戏系统。以后出现的各种导引仿生健身法与五禽戏有极大的关系，梁代陶弘景的仿生《导引养生图》“分三十六

①陶弘景（456—536），齐、梁时期的道教思想家、医药家与养生家，字通明，自号华阳隐居，丹阳秣陵（今江苏南京）人。

②《养性延命录》，参见周伟良：《健身气功九功法源流考略（一）》，载《中州体育·少林与太极》，2013年6期，1~5页。

势，如鸿鹤徘徊，鸳鸯戢羽之类，各绘像于其上”[①]；明代高濂《遵生八笺》中收录的“婆罗门导引十二法”中有“龙引”“龟引”“虎视”“鹤举”“熊迅”等，大部分动作以模仿动物形象为主。

其次，“五禽戏”把古代养生家创造的一个个单独仿生养生动作进行了提炼，并连成套路。这是健身气功发展史上的一个突变，它更利于功法的传承和人们全面地锻炼身体。此后，健身养生套路开始大量出现，如梁代陶弘景《养性延命录》中收录的“平旦导引健身法”、唐代女养生家胡愔的“脏腑导引法”、孙思邈《千金药方》中收录的“天竺国按摩”和“老子按摩法”。此外，北宋张君房主编《云笈七签》中所收录的“太清导引养生经”，就包括有“赤松子导引法”“宁先生导引法”“彭祖谷仙导引法”“王子乔八神导引法”以及“陈希夷导引坐功图势”等，且皆具有套路性质。

第三，五禽戏不仅影响了健身气功养生的发展，而且对武术的发展起到了积极的作用。少林拳中被誉为“上乘至精至神之术”的少林五拳，即源于华佗五禽戏。《少林拳术秘诀》中认为，“考五拳创始之旨趣，系取法乎汉之华佗氏，不过略为变通而已……五拳师承其意”[②]，书中作者对华佗五禽戏给予了高度评价，甚至认为华佗五禽戏有开流启源的作用。明末创编的太极拳、形意拳以及诸多的象形拳派（猴拳、鹰爪拳、螳螂拳……）等，也无不贯穿着五禽仿生的体育思想，五禽戏之影响可见一斑。

（三）六字诀

自宋代邹朴庵的《玉轴经》提倡的六字呼吸不得闻声以后，六字诀开启了静功锻炼方式。《太上玉轴六字气诀》又简称《玉轴经》，见于邹

①《钦定四库全书·史部政书类通志之属文献通考》卷二百二十五，文渊阁版。

②尊我斋主人：《少林拳术秘诀》，1984年版，北京，北京市中国书店。

朴庵曾侄孙邹铉编著的《寿亲养老新书》卷三。文中对六字气诀功法的“呼”分别对应的五脏六腑部位及祛病效果做了具体说明。

“故太上悯之，以六字气诀，治五脏六腑之病。其法：以‘呼’而自泻出脏腑之毒气；以‘吸’而自采天地之清气以补之。当日小验，旬日大验，年后万病不生，延年益算。卫生之宝，非人勿传。‘呼’有六，曰：呵、呼、呬、嘘、嘻、吹也。‘吸’则一而已。“‘呼’有六者：以‘呵’字治心气，以‘呼’字治脾气，以‘呬’字治肺气，以‘嘘’字治肝气，以‘嘻’字治胆气，以‘吹’字治肾气。此六字气诀，分主五脏六腑也。①”就练功方法而言，《玉轴经》的六字诀功法不仅在方法上有所发展，还结合叩齿、漱津、存想、定神以及“解带正坐”的坐功等诱导入静的措施，在方法上又发展了，使练功效果更为充分。从此开启了六字气诀的功法有动功和静功两个发展方向。

曾慥也在其所撰的《道枢·众妙篇》中，详尽地描述了六字诀的养生保健作用，并把六字气法和导引直接结合起来练习。在治疗上，曾慥把六字气法与“五轮八廓学说”相结合，扩充了六字气法在眼科上的应用，对胡愔所建立起来的六字气法体系向前推进了一步。

（四）小劳术

北宋蒲虔贯著有《保生要录》，系从前人保生书中，选取“其术简易，乘闲可行”者编成，分养神气、调肢体等六门。他在“调肢体门”中指出，“故手足欲时其屈伸，两臂欲左挽右挽如挽弓法或两手双拓如拓石法或双拳筑空或手臂前后轻摆或头项左右顾或腰胯左右转，时俯时仰或两手相捉细细扳，如洗手法或两手掌相摩令热，掩目摩面”；“事间随意为之，各十数过而已每日频行，必身轻目明，筋节血脉调畅，饮食易

①陈直源：《寿亲养老新书》，邹铉增补，张志斌主编，张志斌、张心悦校点，2013年版，88页，福建，福建科学技术出版社。

消，无所拥滞体中小不佳，快为之，即解。”因为作者提倡“养生者，形要小劳，无至大疲”，因此，称之为“小劳术”。他在《保生要录》中指出：“养形者，形要小劳，勿至大疲，故水流则清，滞则污。养生之人，欲血脉常行，如水之流，坐不欲至倦，行不欲至劳，频行不已，然宜稍缓，即是小劳术也。[①]”“小劳术”是一种轻松的套路，锻炼时可按症情或任意择取一节、二节，当然也可全套进行，整体上具有动作简便、自然、运动量小、实用性强的特点。

二、八段锦功法源流

八段锦是在精选前人多个单式导引功法动作的基础上，经过不断完善和演变，最终形成的八段简单易行的传统健身功法。提起“八段锦”，一般都特指立势八段锦，而实际上八段锦是一个系统，既包括坐势八段锦，也包括立势八段锦，还包含这两种八段锦在发展过程中演变的相近功法，如十段锦、十二段锦等。在中国古代众多健身功法中，八段锦具有流传广、影响大的特点[②]。八段锦系统的导引功法套路，并不限于八种功式，“八”不过是一个约数，也并不意味着只有八种动作。

综合各文献可以认为，八段锦健身功法完整的套路体系主要形成于宋代，关于八段锦有关的单式导引功法动作，在此以前就散见于各类文献书籍。“八段锦”一词，目前发现最早的是出现在东晋葛洪《神仙传卷五》的“栾巴”条中：“士大夫学道者多矣。然所谓八段锦、六字气，特导引、吐纳而已，不知气血寓于身而不可扰，贵于自然流通，世岂复知此哉。[③]”湖南长沙马王堆三号墓出土的《导引图》中至少有4幅图势与

①邱丕相：《中国传统体育养生学》，2006年版，40页，北京，人民体育出版社。

②晁公武（约1104—1183），字子止，号昭德先生（因祖居汴梁昭德坊），澶州清丰（今山东巨野县）人，著名目录学家。

③《景印文渊阁四库全书·子部·三六五·道家类》第1059册，国家图书馆古籍馆藏。

八段锦图势中的“调理脾胃须单举”“双手攀足固肾腰”“左右开弓似射雕”“背后七颠百病消”相似。另外，南北朝时期陶弘景辑录的《养性延命录》中也有部分类似八段锦单式动作的功法。

关于八段锦最早的文献记载，目前学界普遍认为是南宋政和七年（1117）洪迈的《夷坚志·乙志·卷九·八段锦》中关于八段锦的描述。该书中写道：“政和七年，李似矩为起居郎，素于声色简薄，多独止外舍，做方士熊经鸟申之术，得之甚喜。自是令亲事官席于床下，正睡熟时，呼之无不应。尝以夜半时起坐，嘘吸按摩，行所谓八段锦者。[①]”北宋晁公武在《郡斋读书志·卷十六》的“神仙类”中载道：“八段锦一卷，不题撰人，吐纳导引之术也。”以上两段宋代记载，互相印证，显示出八段锦在此时期已成型为成套功法，遗憾的是两书都没有写明具体的功法名称。

最早对坐势八段锦功法进行详细描述的是《修真十书》，共有两处：一是《杂著捷径卷之十九》载托名唐代钟离权所传“钟离八段锦法”。该八段锦歌诀为：“闭目冥心坐，握固静思神。叩齿三十六，两手抱昆仑。左右鸣天鼓，二十四度闻。微摆撼天柱，赤龙搅水浑。漱津三十六，神水满口匀。一口分三咽，龙行虎自奔。闭气搓手热，背摩后精门。尽此一口气，想火烧脐轮。左右辘轳转，两脚放舒伸。叉手双虚托，低头攀脚频。以候逆水上，再漱再吞津。如此三度毕，神水九次吞。咽下汩汩响，百脉自调匀。河车搬运讫，发火遍烧身。邪魔不敢近，梦寐不能昏。寒暑不能入，灾病不能迍。子后午前后，造化合乾坤。循环次第转，八卦是良因。[②]”在此八段锦歌诀后还附有功法图，图文并茂、内容详尽，后世流传甚广，成为范本。二是《杂著捷径卷之二十三》载有题为曾慥[①]所作的一首《临江仙》词。《临江仙》还有题为

①（宋）洪迈：《夷坚志》，参见国家图书馆馆藏本。

②《道藏·洞真部·方法类·第百廿五册·修真十书》，国家图书馆古籍馆藏。

曾慥写的跋文，写道“钟离先生八段锦，吕公手书石壁止，因传于世。其后又有窦银青八段锦与小崔先生《临江仙》词，添六字气于其中。恨其祠未尽，予因择诸家之善，作《临江仙》一阕，简而备，且易行，普劝遵修，同证道果。绍兴辛未仲春至游居士曾慥记”[②]。文中记录有多种八段锦，如钟离先生八段锦、窦银青八段锦、小崔先生八段锦等。据此可以推断，这一时期是八段锦形成和发展的重要时期。

立势八段锦的主要动作在南宋前后趋向于定型，并逐渐从其他导引术式中独立出来，功法口诀渐趋歌诀化。

立势八段锦在养生文献上首见于曾慥在《道枢·众妙篇》中辑录的八段锦功法内容。“仰掌上举以治三焦者也；左肝右肺如射雕焉；东西独托，所以安其脾胃矣；返复而顾，所以理其伤劳矣；大小朝天，所以通其五脏矣；咽津补气，左右挑其手；摆鳝之尾，所以祛心之疾矣；左右手以攀其足，所以治其腰矣”[③]。曾慥的记载简明，更加接近现在的立势八段锦歌诀，学界普遍认为是立势八段锦形式的范本。

南宋道教弟子伪托晋许逊所作的《灵剑子引导子午记》中，有“引导诀”的记载，也记载着八段锦的功法要诀：“仰托一度理三焦，左肝右肺如射雕，东肝单托西通肾，五劳回顾七伤调，游鱼摆尾通心脏，手攀双足理于腰，次鸣天鼓三十六，两手掩耳后头敲。[④]”至元靓所编《事林广记·修真秘旨》中才定名为“吕真人安乐法”，其文已歌诀化：“昂首仰托顺三焦，左肝右肺如射雕；东脾单托兼西胃，五劳回顾七伤调；鳝鱼摆尾通心气，两手搬脚定于腰；大小朝天安五脏，漱津咽纳指双挑。[⑤]（图41）”

①曾慥，字端伯，号至游子，福建晋江人，南宋初道教学者。

②《道藏·洞真部·方法类·第百廿五册·修真十书》，国家图书馆古籍馆藏。

③（宋）曾慥：《道枢·众妙篇》，参见国家图书馆馆藏本。

④高鹤亭：《中华古典气功文库（第4册）》，1991年版，北京，北京出版社。

⑤（宋）陈元靓：《事林广记·修真秘旨》，参见国家图书馆馆藏本。

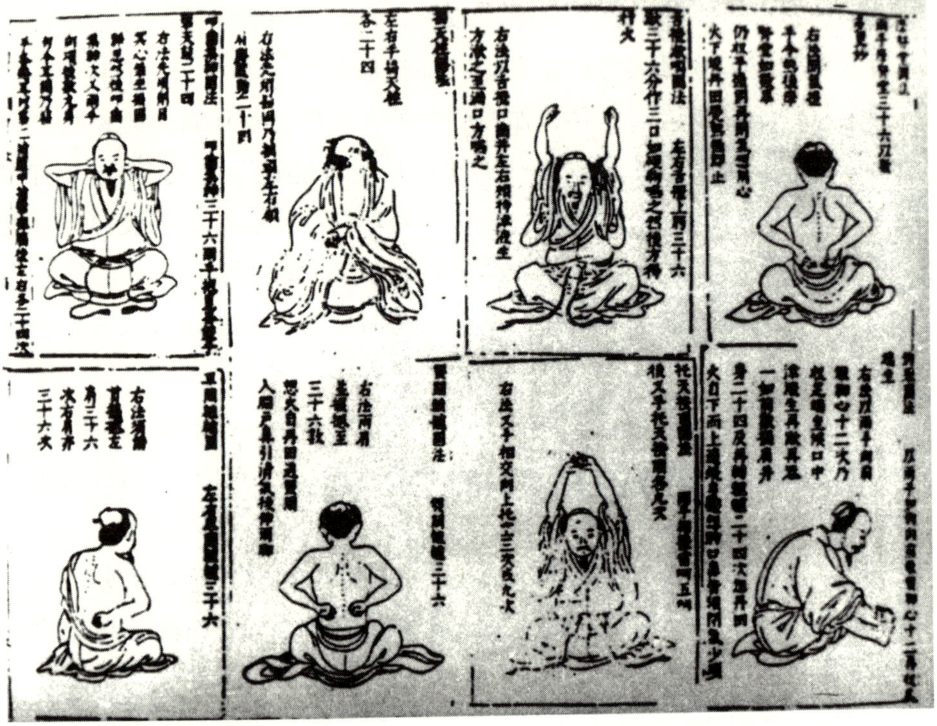

图41　南宋文八段锦图谱（载明万历三十七年刊《三才图绘》）

由上考察，宋元时期，坐势八段锦功法占据主流，立势八段锦套路在南宋前后趋向于定型，则未见重大发展。

三、中国气功在日本的传播

南北朝至唐朝以来，中国各派气功随着中日文化交流的不断发展，也源源不断地传到了日本国内。到了宋元时期，中国的气功在日本得到了广泛传播，这在医学、宗教等多个领域都有记载。

公元984年，日本医学家丹波康赖奉敕编撰的《医心方》中就有大量的气功文献记载，全书共三十卷，在日本此书被称为“稀世之珍”“绝世的鸿宝”“日本方书的府库”，可见它在日本学术界的价值高度，书中收录有不少的在我国已经散佚的古籍，已经失传的不少气功书籍也借此而得以流传。此书广泛收集引用了《老子》《庄子》《诸病源候论》《集验方》《养生方》《圣惠方》《华佗方》《素问》《千金方》《广济方》《本草经》《养生要集》以及嵇康《养生论》《养生志》等百余家，保留了许多原作的内容，为今天研究前人的气功理论和方法提供了宝贵的历史文献。同时，有关内容还保留了不少我国魏晋时期道教流派的气功功法，包含有数条专论练功的方位、时间以及具体操作原则等方面的内容，都很好地反映了此前气功的特点，具有相当高的文献研究价值。

中国佛教的主要宗派是自隋唐以后先后传入日本的，像禅宗、律宗等各派的参禅气功是到了宋元时期才在日本广泛流传开来的。

据历史记载，禅宗在12世纪由日本僧人荣西传入日本，后称为“千光派”。荣西著有《吃茶养生记》，盛赞喝茶有利于养生，此书尚可作医术看，其中介绍了不少从我国传入的佛教医术。13世纪初，日本僧人道元到中国南宋受禅法，将曹洞宗传入日本。南宋末年，中国禅僧东渡日本的很多，当时，中国的禅法在日本已经较为普及。

伏见天皇永仁元年，惟宗时俊编撰《医家千字文》一书，以四言对句的形式，收录了许多养生的内容，我国已失传的东汉名医涪翁所创的摩踵法就是其中之一。

公元1303年，僧性全著的《顿医抄》中辑集了我国唐宋时期医籍的许多内容，涉及导引、坐功、按摩等，其内容主要取材于我国晋代张湛的《养生要集》。公元1315年，又编撰了《万安方》，全书用汉文撰写，养生方面只涉及饮食宜忌，而未述坐功、导引、按摩等内容[①]。

---

①王卜雄、周世荣：《中国气功学术发展史·中国气功养生学·第一分卷》，1989年版，310~312页，湖南科技出版社。

总体来看，在我国宋元时期，日本的气功学术处于仿效与继承我国的阶段，此外，中国佛教天台宗以及禅宗的禅法，也约于这一时期相继传入朝鲜、越南等国，但是，它们很少有本国自己的创新。

纵观宋代至元代这一时期，气功在功法具体化、实用化方面有不少创造和发展，对功理的研究亦有所深化。但是，宗教化、神秘化以及各门派的对立及江湖习气，使气功的发展受到很大阻碍。

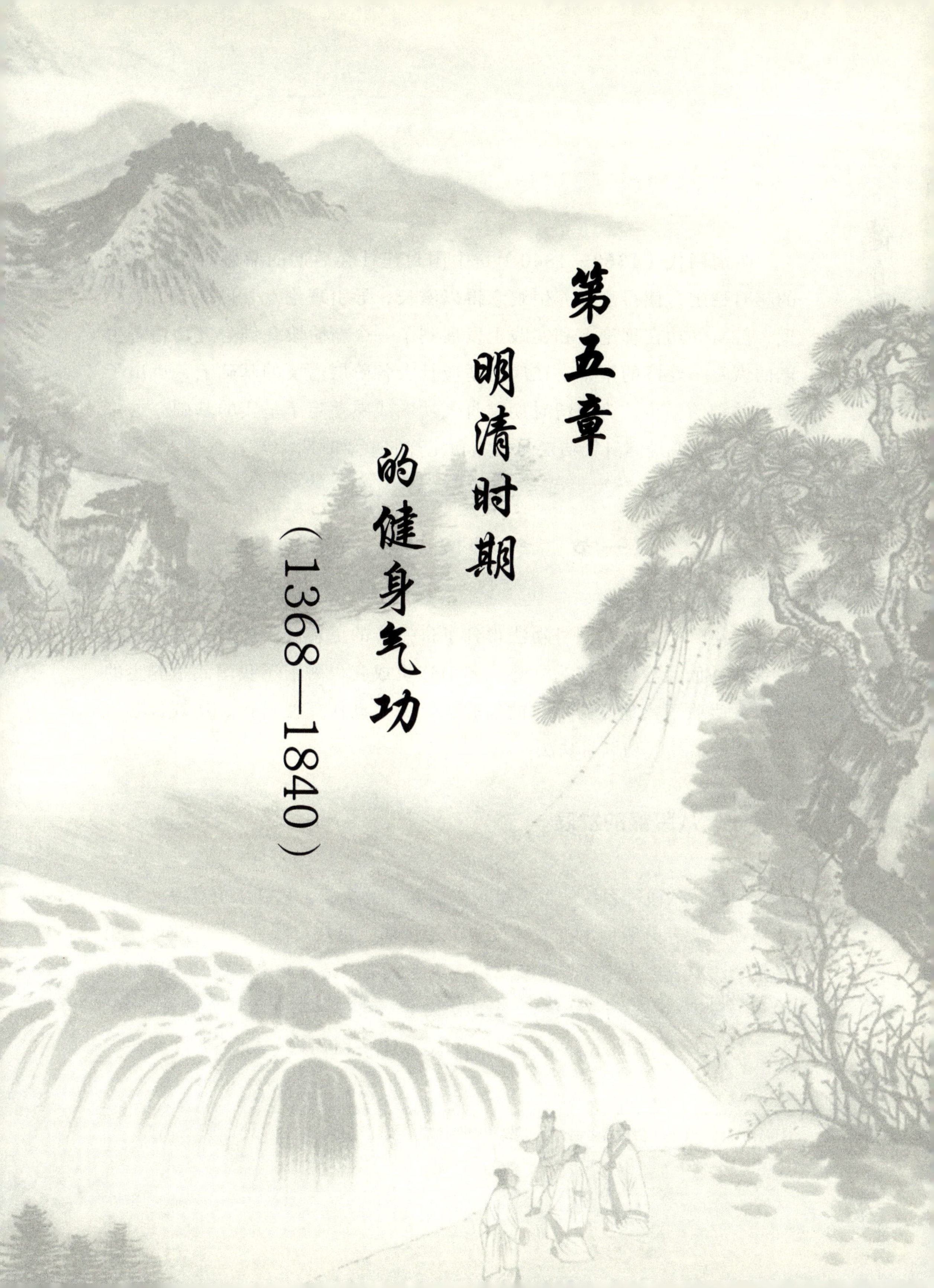

第五章 明清时期的健身气功

（1368—1840）

明清两代（1368—1840）是中国封建社会后期的鼎盛时期。社会的相对稳定，使得享乐养生观念得以滋长，导引理论专著也接连出版问世，健身气功在理论上和实践上发展到了一个新阶段。健身气功藉着生产的恢复与经济的繁荣，在广泛适应社会各阶层需要的基础上，迈出了至为关键的一步，为明清时期健身气功的成熟奠定了坚实的基础。这一时期，可以说是健身气功走向成熟和完善的重要时期。

第一节　气功健身功法的发展

明清时期，气功健身功法得到了进一步的更新和发展，五禽戏、八段锦、易筋经等变坐势为立势，各节连贯成套，融汇了我国武术养生的特点，吸收了其他健身项目的经验，形成了动作简便易行、功效显著、身心皆受益的气功健身功法。

一、八段锦的发展

明代，八段锦系统的发展呈现空前繁荣的景象，达到历史高潮，各式套路如雨后春笋般地出现，并得到广泛传播。主要反映在三个方面：“第一是功法内容更为完善，并渐趋稳定成熟；第二是增演出诸如‘十段锦’‘十二段锦’及‘十六段锦’等功法内容；第三是与武术发生融合。[①]”此二学说歌诀和图示基本相同，历代著述多引用之，如《类修要诀》

①周伟良：《健身气功源流考略二》，载《中州体育·少林与太极》，2013年7期，2～3页。

《保生心要》《遵生八笺》《赤凤髓》《三才图绘》《万寿仙书》《修龄要旨》《摄生总要》《古今医统》《陶朱公致富全书》等[①]。明清时期八段锦在流传过程中，有坐势和站势之分。人们习惯将坐势八段锦称为“文八段”，立势八段锦称为“武八段”。站势从清代开始又分南北两派，北派假托岳飞所传，以刚为主；南派附会梁世昌所传，以柔为主。

（一）坐势八段锦的发展

在明清时期，由于坐势八段锦广泛流行，不少养生家在习练之际，结合个人领悟，对功法进行了扩充或增演，提出了十六段锦、十二段锦、八段杂锦等功法名称，但仔细考究推敲，它们的功法主体内容仍然依照坐势八段锦的内容为蓝本，可视为坐势八段锦功法在流传中的增演。

明代的养生文献中对上述功法大都有收录，记录的功法内容也基本一致，但名称却有变化。如明代朱权《活人心法》中名为“八段锦导引法”，《保生心鉴》则称为“导引八图”等[②]。在引录时，大都基本保持原貌，有的只引录了部分内容，如托名冷谦的《修龄要旨》，只引录了五言歌诀，而略去文字说明和图谱。明洪武十三年（1380），明太祖朱元璋第十七子朱权编刊《活人心法》一书，钟离八段锦在书中被赋予新的名称，更加精炼、浅显。清朝徐文弼在《寿世传真》卷1《修养宜行外功》中，也以钟离八段锦为基础，将歌诀文字与套路名称加以修改，成为了“合行外功”中的十二段锦。在此书中，徐文弼首次将历代医疗导引术按身体部位予以分类，使习练者

---

①国家体育总局健身气功管理中心：《健身气功·八段锦》，2003年版，6页，北京，人民体育出版社。

②吴志超：《导引健身法解说》，2002年版，260页，北京，北京体育大学出版社。

“何处有患，即择何条行之” 。明清时期，有的“文八段”转录者对该功法给予了注释。如明代高濂《遵生八笺》对每个图诀又分别进行了注解（图42、图43）；清代养生家李青云，则将该功法改名为“八卦行功法”，并对总诀逐句进行了解说，这些解说、注释，大大增强了八段锦的理论内涵，使得八段锦的理论建设逐渐完善。

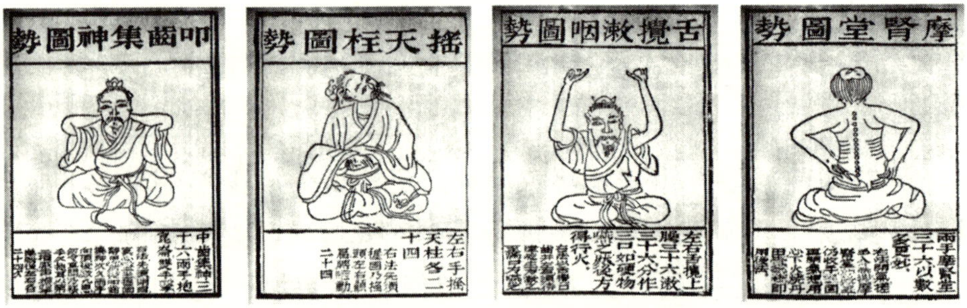

图42　明高濂《遵生八笺》著录的文八段锦图谱（之一）

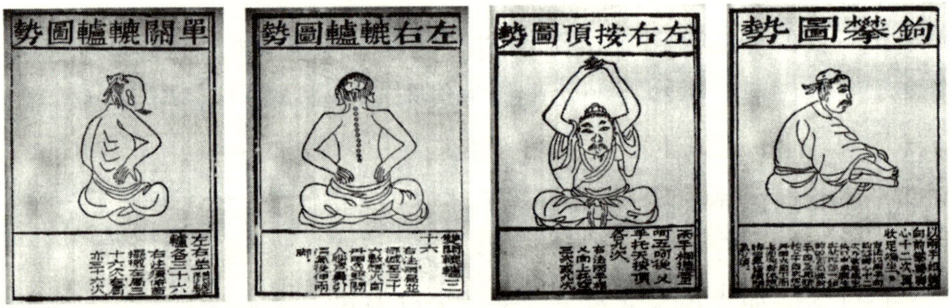

图43　明高濂《遵生八笺》著录的文八段锦图谱（之二）

关于十六段锦，首见于《摄生要义》，传为南宋河滨丈人所创。明代徐春甫《古今医统大全》卷一百《养生余录》下收录了此内容。这些内容很明显的就是钟离八段锦的功法内容，是十六段锦的功法主体，它也是以八段锦导引法为基础，参考了“老子二十四式”“婆罗门导引十二势”等数百种传统导引方法，整理归纳而成的一种动静相兼、以动为主的导引术。这套术式运动遍及五脏和躯体的各个部位，是一套较为完善的导引操。它不仅把导引的应用与中医理论结合在一起，而且精炼了古导引术势，使之连贯成套，这是古代健身气功术的新发展，也是古代导引术成熟的标志。明冷谦撰《修龄要旨》即全文转载了该法。

关于十二段锦，有两种不同的功法记载：一是清代尤乘编纂的《寿世青编》首录了“十二段动功”，该法包含了“钟离八段锦”主要内容，还掺杂了蒲氏小劳术的一些内容，但尤乘似乎认为这些内容还不够全面，又把河滨丈人的十六段锦紧接在十二段锦之后合成一篇，认为这样才“各法大概备矣”。清康熙时期，冯曦编的《颐养诊要》，收有“内养十二段锦”，即是《寿世青编》“十二段动功”的内容；二是清代徐文弼编的《寿世传真》所载十二段锦歌和十二段锦图。

清潘霨《卫生要术》载录“十二段锦总诀”，其内容即《寿世传真》中的“十二段锦歌”和图说，潘霨在《卫生要术》序一中说：“兹编取丰城徐鸣峰本，参之医经各集，而略为增删。凡于五官四体各有所宜按摩导引者，列之于分行，外功内任，人择取行之，仍取前人所定合行十二段法载于歌诀，稗得照依次序，遍及周身，此皆尽人可行，随时可作。功简而赅，效神而速。不须侈谈高远而却病延年，实皆信而有微，即老子、赤松子、钟离子所载节目，亦不外此。诚能日行一二次，无不身轻体健，百病皆除。[①]”这种十二段锦实际上还是坐势八段锦，其功法口诀、锻炼方法及顺序完全一致，整体分析来看，只是把其动作细分为十二式而已。

国家图书馆古籍馆藏山阴娄寿芝手辑《八段锦坐立功图诀》，芳草轩藏版，光绪二年刊行，既载录了坐势八段锦功法，又载录了立势

① （清）潘霨：《卫生要术》，2009年版，1～10页，台北，逸文武术文化有限公司。

八段锦功法，其坐功依高濂青莱真人原本校定。

（二）立势八段锦的发展

明清时期，立势八段锦的发展相对缓慢，流传面不广，完全被坐势八段锦的繁盛所遮掩。

清末《新出保身图说·八段锦》首次以“八段锦”为名，并绘有图像，形成了较完整的动作套路。其歌诀为：“两手托天理三焦，左右开弓似射雕；调理脾胃须单举，五劳七伤往后瞧；摇头摆尾去心火，背后七颠百病消；攒拳怒目增气力，两手攀足固肾腰。[1]”

明清所流传的八段锦套路歌诀有多种，但八段锦立功都与宋《道枢·众妙篇》一脉相承，八段锦坐功都与《修真十书》或明代朱权（臞仙）的《活人心法》一脉相传。从现存文献来看，八段锦的形成发展是继承了先秦养生导引方法，由散式功法逐渐形成了套路。

八段锦在明清时期逐渐发展成熟，形成了较为完整的健身功法系统，主要用于强身健体、防病治病，使中华传统养生健身文化得以不断创新发展。一方面，它促进了中国传统健身气功功法的丰富与改进，以至出现了“四段锦”“六段锦”“十二段锦”“二十四段锦”乃至“百段锦”等功法套路；另一方面，对中华传统医学等产生了积极的影响，如明代著作《保婴神术》中就有“内八段锦”“外八段锦”的望诊要诀。

二、五禽戏的发展

自明代以后，五禽戏动作减少，但内涵变得丰富起来。它比较注

①《新出保身图说·八段锦》，国家图书馆馆藏本。

意“外形”和呼吸吐纳的结合，具有了形似和神似的特点，进一步丰富和发展了五禽戏套路。

（一）早熟的功法，悠久的历史

明清以后，有多部著作收录“五禽戏”功法。明代周履靖的《夷门广牍·赤凤髓》名为“五禽图”；明人罗洪先传、清人曹无极（字若水）增编“裒辑调息导引之法”的《万寿仙书》（四卷）名为“五禽书”；席锡蕃的《内外功图说辑要》（成书于1918年）又更名为“五禽舞功法”。三书所记五禽戏功法基本相同，简称“明本”五禽戏。而《养性延命录》和《太上老君养生诀》所记五禽戏简称“旧本”五禽戏。明本五禽戏与古本（“旧本”）五禽戏相比，虽都以“五禽戏”冠名，但内容上并没有看出有什么承继关系。综合而言，它们主要表现为以下几个方面：

第一，功法顺序不一样。明本五禽戏功法顺序与《太上老君养生诀》所记相同，为“虎、熊、鹿、猿、鸟”，而与《养生延命录》所记五禽戏顺序不同；第二，明本五禽戏每戏动作为单势，而古本为双势；第三，古本五禽戏侧重于“实仿”动物的肢体活动，且有嬉戏之态，而明本五禽戏则更多地采取了虚拟不实仿、不嬉戏的方法。

相对而言，明本五禽戏的特点则主要表现在如下几个方面。

第一，术势更为简练，易于初学者习练；第二，明本五禽戏不仅在动作上变为立势，而且结合了“闭气”和“意想法”锻炼，使“熊经鸟伸”和“吹呴呼吸，吐故纳新”更有机地结合起来，具有形似和神似的特点，进一步丰富、发展了五禽戏套路；第三，把握了五禽中易于仿效的特点，如虎的“发威”、熊的“侧起”、鹿的“转顾尾闾”、猿的“抱树”、鸟的“飞起”，为后世体育仿生提供了范例。

（二）五禽戏的深远影响

五禽戏传承到明清时期，已在前人陶弘景的《养性延命录》基础上发展出了多种方法，在仿生动作中附加了行气的配合练习。清代道光年间刻本《万寿仙书》之五禽戏与明万历刻本《夷门广牍·赤凤髓》中五禽戏的动作方法基本是一致的，这表明了五禽戏经过明代整理，到清代其内容已经基本稳定，并得到了很好的流传。

明代周履清所著《赤凤髓》中的《五禽戏图》，在前世五禽戏的基础上改编为羡门虎势戏、庚桑熊势戏、士成绮鹿势戏、费长房猿势戏和亢仓子鸟势戏五图，每个图上都有动作和行气方法，并附有主治疾病的说明。不仅动作样式有所变化，且每节都增加了行气的要求，成为一套以站立姿态为主（包括坐、卧）的徒手体操。

清道光十二年（1832 ）刊行的《万寿仙书》，对五禽戏又有所更新，它与《赤凤髓》中的五禽戏歌诀虽然几乎一样，但图形上却采用了肢体活动范围较大，甚至行进间的各种动作，说明五禽戏在进一步发展的过程中，增强了锻炼身体的价值（图44）。

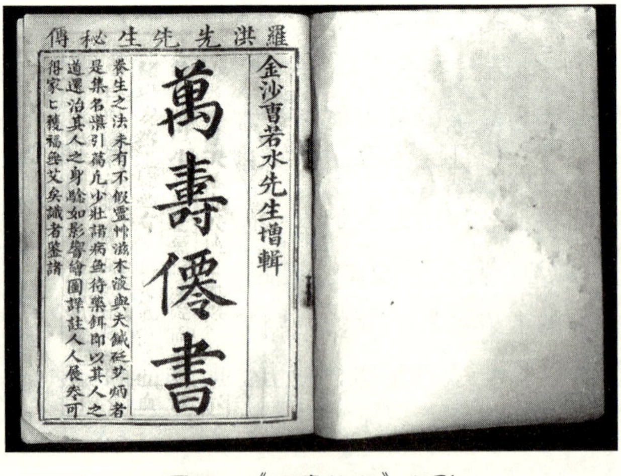

图44　《万寿仙书》书影

三、六字诀的发展

从现有文献记述来看，明代以后，六字气法与导引动作的结合更加成熟，还特别将六字气法与四季养生联系起来，并按照五行相生顺序来排列六气的锻炼顺序（六气相克顺序排列以疗病为目的，相生排列则以养生为目的）。如《遵生八笺·延年去病笺（下）》中的《四季却病歌诀》曰："春嘘明目木扶肝，夏至呵心火自闲，秋呬定收金肺润，肾吹唯要坎中安，三焦嘻却除烦热，四季长呼脾化餐，切忌出声闻口耳，其功尤胜保神丹。[①]"

明清时期记载六字诀功法的文献不少，许多养生文献大都辑入该功法，如罗洪先的《万寿仙书》、胡文焕的《类修要诀》、龚廷贤的《寿世保元》、龚居中的《红炉点雪》、高濂的《遵生八笺》、托名冷谦的《修龄要旨》、周履靖的《夷门广牍》、傅仁宇的《审观瑶函》、罗洪先的《万寿仙书》、尤乘的《寿世青编》与冯曦的《颐养诠要》、徐文弼的《寿世传真》等，其中以《寿世青编》最具代表。《寿世青编》成书于清康熙六年（1667），书中的"静功六字却病法"基本沿承《玉轴经》，但有所发展。其曰："以六字气诀治五脏六腑之病。其法行时，宜静室中，暖帐厚褥，盘足趺坐……行动功毕，即闭固耳目、口（叩）齿，存想吾身。"各家所载，都以歌诀的形式出现，有利于扩大传习范围。如《遵生八笺·延年去病笺（下）》中的《去病延年六字法·总诀》曰："肝若嘘时目睁精，肺知呬气手双擎，心呵顶上连叉手，肾吹抱取膝头平，脾病呼时须撮口，三焦客热卧嘻宁。[②]"另外，明清时期各种不同的健身术中也有配用六字诀作为辅助练功的记载，健身气功也常采用六字气诀作为助力练气的手段，如八段锦、易筋经、形意拳、八

①高濂：《遵生八笺》，1988年版，成都，巴蜀书社。

②同①。

卦掌等。

邹应博前承胡愔吐气不发声的六字气法，把六字气法在静功的方向上向前推进了一步。明清时期（特别是清代），静功六字气法在继承邹应博《太上玉轴六字气诀》的基础上又有较大的发展。龚廷仙的《寿世保元》、罗洪先的《万寿仙书》、尤乘的《寿世青编》、汪昂的《勿药元诠》、冯曦的《颐养诠要》等都收录、论述了静功六字气法。而对静功六字气法的发展做出独特贡献的，首推《寿世青编》（图45）。

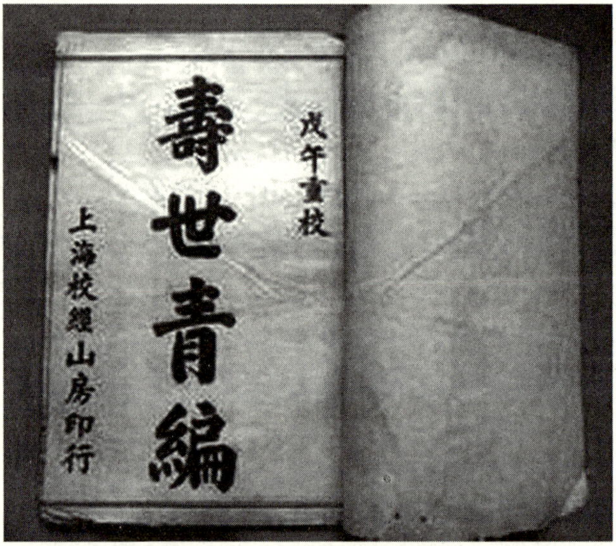

图45　《寿世青编》书影

《寿世青编》成书于康熙六年（1667），书中的“静功六字却病法”对静功六字诀进行了介绍。其基本方法来自《太上玉轴六字气诀》，但有不少发展。它要求行功时最好在安静的室内，“暖帐厚褥，盘足趺坐”进行。为防止初学静功者“血脉不利”，在练功的开始阶段，要“先行动功，后及静功。若七日后，不必行动功”。书中要求在静功练习前还要进行充分的入静诱导，然后在入静状态下进行六字气法的锻炼。如此“行之既久，腹内自闻碌碌有声，内视自有一种景象，百病除而精神充矣”。

明清时期，六字诀向着养生方向逐渐完善、定型。但遗憾的是，当时由于没有统一的汉字注音方法，读音主要靠已知之字音互切说明，加之受地方口音的影响，因此造成了人们对六字诀读音的歧异，六字诀出现了不同的读音差异，因而也会出现不同的养生效果；传统六字诀对呼吸法的介绍主要集中在“鼻吸口吐”、吐气有声或无声上，并没有对呼吸方法（腹式还是其他、顺还是逆呼吸）进行具体论述；还有一点，吐气是发声还是不发声，是先发声还是后发声，其具体导引动作的配置怎样等，都欠缺明确的表述。这在一定程度上造成了人们对六字诀读音的歧异，使其养生健身的效果受到影响。

四、拍击按摩术的发展

按摩也叫推拿术，源于自我按摩，属于导引术的范畴，是从导引中分化出来的气功健身功法。拍击和按摩的结合始于明代，《易筋经》中的揉打内炼功法，是拍击和按摩结合的典型。

据目前的文献，拍击法最早的记载出自马王堆出土的帛画导引图，图中有袋状物的拍击导引图式。在此后的一千多年里，各类文献中很难见到，直至明代又重新出现。

《易筋经》中把按摩与拍击相结合，形成一套系统的以强身壮力为主的揉打锻炼方法。《易筋经》的功法，不是单纯的推拿练身法，而是一种内养结合外炼的气功方法。书中称按摩为揉法，其所用拍击法类似马王堆导引图的袋状物拍击，但所用拍击器具则更完善与多样化，有石袋、铅屑袋、石件、木杵、木植等。其按摩法除手法外，还有多种器具，如线球、铅条、铅滚球、铅把等。这些拍击按摩的器具，即使在当今社会，也很有应用价值和借鉴意义。

以上拍击器具是从按摩手法转化来的，是按摩术的一种增演。《易筋经》的功法系揉打兼用，揉法的应用“意在磨砺其筋骨”。虽要求内养守中，但已不是自我锻炼的方法。到了清代，《易筋经》的他人拍击法又发展为自我拍击，体现在《调气圭臬图说》一书中。

《调气圭臬图说》系清代李九华著，据该书后跋谓其法为李氏所传，跋作于咸丰二年（1852），署名陇西法法山人。该书特点是其功法与武术有很深渊源。该书载功法共46式，图32幅，第28式至46式为自我按摩拍打。动作皆以鸟禽动作为名，如“凤翥鹤停、孔雀开屏、鹅行雁步、鸳鸯戢羽、雉鸡张翅、野鹜翻波、雕鹗盘空、凫浴春波等”。该书自述功效谓“无论有病无病皆宜，有病者不必服药，以功代药。虽风劳鼓膈等症，行功之后，无不痊愈，若筋络牵痛，肝气胀疼，尤易见效”，因动作术式和拍击动作略似某种禽鸟动态而仿生命名[①]。自我拍击器具，采用特制的筒式布袋，袋中填充一定物质制作而成，与《易筋经》石袋、铅屑袋相似。《调气圭臬图说》中的拍击法，完全取代了按摩，而与导引结合形成一种新型的强身壮力功法。这种气功方法，在清代已很流行，道光二十九年（1849）重刻的《服气祛病图式》也介绍了谷袋拍击法，其功式有“穿心炮”“冲天炮”等名目。

应用拍击按摩法健身养生和治疗疾病，在明清时期逐渐得以成熟发展。明万历十九年（1591），由养生学家高濂编辑的《遵生八笺》付梓。该书的原则是“信怪诞不经，悉删去而不存；御灾防患之术，增入而不置”。高濂在书中指出：“仙家按摩导引之术，所以行血气，利关节，辟邪外干，使恶气不得入吾身中耳。”“故延年却病，以按摩导引为先。”《遵生八笺》卷九《延年却病笺上》还整理载录了八种导引法，包括陈希夷十二月坐功24 势、灵剑子四时导引法、五脏导引法、太上混元按摩法、天竺按摩法、婆罗门导引法、八段锦导引法、治万病坐功诀，其中各套体操动作易学、易会、易行，符合现代健身功法理论。

此外，还有一些书籍零星记载拍击按摩法。明代的有：李梴的《医

① （清）李九华：《调气圭臬图说》，参见郝勤：《导引养生》，1995年版，376页，成都，巴蜀书社。

学入门》、江瓘《名医类案》、王廷相的《摄生要义》、胡文焕的《类修要诀·长生导引歌》、文川子的《修真捷经之导引术》，李诩的《戒庵老人漫笔》《导引保真法》；清代的有：颜伟的《延年九转法》、马齐的《陆地仙经》、陈士铎的《石室秘录·摩治法》、林春溥的《闲居杂录》、吴谦的《医宗金鉴·正骨心法要旨》等。以上专著中的拍击按摩术，多数指出按摩术防病健体的重要功效。

第二节　易筋经的源流

健身气功·易筋经是在传承"易筋经十二势"的基础上编创的一种强健筋骨为主的健身气功功法。"易筋经十二势"出自古代典籍《易筋经》。《易筋经》又称《易筋经义》，是一部以导引养生、武术练功为主要内容的古代文献。关于"易筋经"三个字的本意，"易"是改变、运动、变化的意思；筋，人身之筋络；"经"，则指权威性著作，三个字合起来就是指变易筋络的权威书籍的意思。

《易筋经》的成书主要源于我国古代导引术，其功法主要以中医阴阳气血理论为指导，以经络腧穴理论为基础，通过手足的屈伸开合和脊柱的旋转俯仰，以带动四肢和内脏的运动，使全身气血流通、经络畅达而起到强筋健骨的作用。

一、《易筋经》的来历

关于《易筋经》的作者和成书年代，历来众说纷纭。《易筋经》的作者主要有两种说法：一是南北朝时的达摩，二是明代天启年间的天台紫凝道人宗衡。《易筋经》作者是达摩的主要依据就是署名唐代"李靖"者所写的"序"，自清乾嘉至近代，已有众多学者指出是伪托。《易筋经》作者是"天台紫凝道人"，主要依据是该书后有紫凝道人的

“跋”，作于明朝天启四年（1624），这是自唐豪20世纪50年代提出后被学界普遍接受的一个观点。但现存的《易筋经》三个古籍抄本中都未注明“紫凝道人”为何时、何地人，据此，有学者质疑《易筋经》乃明朝天启四年（1624）由天台紫凝道人所著”的观点，是一个“众口一词”的不易之论[①]。

尽管《易筋经》源流考证并非达摩所创，但是最早版本与少林寺关联紧密是不争的事实。潘蔚和王祖源在辑录《易筋经》时都曾撰写序言，叙述其练功过程，从中看到《易筋经》在少林寺和武术结合，成为习武功法之一。传给王祖源是咸丰四年，传给《卫生要术》编者潘蔚的年代不详，最早不会在道光三年以前。内功图中的易筋经十二图，采自道光年间出版的来章氏辑本《易筋经》。据来章氏说“此功昉自释门”，可证该套功法在传承发展中，无名僧侣发挥重要作用[②]。

从练功方法上看，《易筋经》其中的一些功法，如拍击法、石袋法，在《马王堆出土的导引图》中已见到一袋状拍击导引图式。《老子按摩法》中说：“若有手患冷，从上打至下，得热便休。”但《易筋经》所述各法确有不同于中国传统的用于健身疗病的导引术之处。它是用于强身壮力，其功法均用于易筋炼膜、强身壮力。如石袋法是配合木杵、木槌使用的，“挨次换打，久久行之，骨缝之间膜皆健壮也”，据此，《易筋经》与少林寺僧习武传统不无联系[③]。

据上所述，《易筋经》的学理与功法是中国释门练功者吸取中国道、武、医、释的练功精华逐渐扩充和创作而成，融道、武、医、释的练功学理与功法于一炉，该书手抄本很有可能是出自少林寺僧之手。

关于《易筋经》的成书年代，缺乏直接证据。据史料可知，自少林寺建寺始至元代，并未有薪火代传的习武活动。少林寺僧习武始于隋

---

①周伟良：《健身气功九功法源流考略（二）》，载《中州体育·少林与太极》，2013年7期，1~5页。

②唐豪：《嵩山少林寺传习和汇辑的体操》，参见《中国体育史参考资料（第五辑）》，1958年版，26~28页，北京，人民体育出版社。

③吴志超：《导引养生史论稿》，1996年版，99~100页，北京，北京体育大学出版社。

唐，盛于明中期，少林寺成为天下武术的“武中道场”，甚至获得“夫今之武艺，天下莫不让少林”[①]的赞誉。由上考察，认为《易筋经》在明代传于世是可信的（图46）。

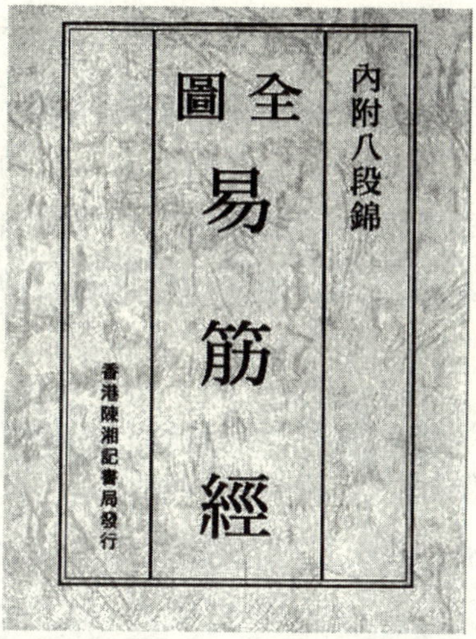

图46　香港发行的《全图易筋经》书影

二、《易筋经》内容的增演

自明清以来《易筋经》广为人知，不同时期的《易筋经》版本，其内容也有所不同，总体上是一个逐步增演、不断丰富的过程。该书原未分上下卷，只一卷，即后世流行本之上卷，下卷为来章氏所辑，作为附录。就其上卷的内容来说有以下这些题目：

“易筋经总论，膜论，内壮论，揉法，采精华法，服药法（北京图书馆藏手抄本名“内壮药方”），汤洗方，初月行功法，二月行功法，三月行功法，四月行功法，行功轻重法，用功浅深法，两肋内外功夫，木杵木槌说，石袋说，五、六、七、八月行功法，九、十、十一、十二月行功法，配合阴阳法，下部行功法，行功禁忌，下部洗药方，用战，内壮神勇，炼手余功，外壮神勇八段锦，神勇余功，贯力运力势法说，十二势图及图说，搓膀腕法，炼手足，练指法。”

这些题目中的内容并不是各自不相联系，而是承上接下、相互联系的，基本上是三大类：“总论”和“膜论”是阐述易筋炼膜的基本理论；“内壮论”及其后至“炼手余功”是阐述内壮的基本原则和功法；“外壮神勇八段锦”及其后各题是阐述外壮的要领和功法。

①郑若曾：《江南经略（卷八）》，1990年版，上海，上海古籍出版社。

《易筋经》传至清代道光年间的版本，由于加入了“易筋经十二势”，使此功法逐渐盛行社会，以致后人往往将此“十二势”直接称之为“易筋经”。《易筋经》书中所载的“易筋经十二势”是当时流传最广的导引术势，社会上习少林拳者，也基本上以易筋经十二势作为练拳的基本功（图47）。据王祖源《内功图说》记载：“余生而柔弱，药不去口，先大夫常患之。道光甲午，年十三，随侍在江西督粮道任。其时有卫守备莱阳周嘉福者，善拳勇，习易筋经。先大夫使教余，未几一年，颇健饭力，能举十钧物……”由此可知，善拳勇者，常习易筋经，易筋经有强身、壮力的效果。

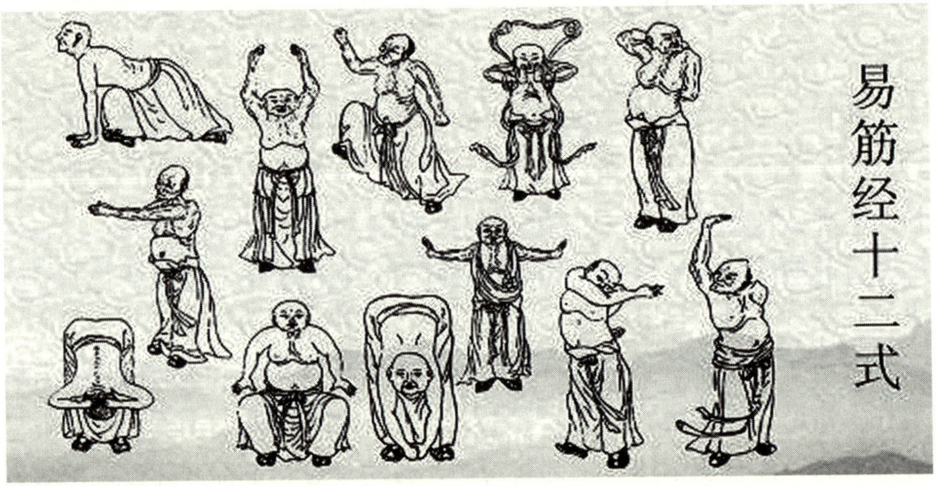

图47　《易筋经十二式》示意图

易筋经十二势流传极广，后潘霨于咸丰八年（1858）将“十二势图”辑入自己所撰的《卫生要术》，并题称“易筋经”，使得该书流传更广。自此，易筋经就是易筋经十二势逐渐成为人们的共识。易筋经十二势，每势后均附有四言、五言或七言歌诀，全套动作均为立势，其名称如下：

“韦驮献杵第一势、韦驮献杵第二势、韦驮献杵第三势、摘星换斗势、倒拽九牛尾势、出爪亮翅势、九鬼拔马刀势、三盘落地势、青龙探爪势、卧虎扑食势、打躬势、掉尾势。[1]”

《易筋经·总论》中指出，“易筋者，谓人身之筋骨由胎禀而受之”，但“以挽回斡旋之法，俾筋挛者易之以舒，筋弱者易之以强，筋弛者易之以和，筋缩者易之以长，筋靡者易之以壮，即绵涯之身可以立成铁石”。这段话指明了易筋经的创编原理与功效。

明清时期，社会上流行的多为易筋经的肢体运动部分，这是导引术向健身功法发展的一个新的分支。清末王祖源自称得自于少林寺的《内功图说》一书中，就记载有易筋经十二势。易筋经在练力的同时还注意柔韧性的练习，这是它突出的特点，也是此套动作取名“易筋”的来源。例如《易筋经》中的两势“打躬”“掉尾”，已经对体前屈的柔韧度提出很高的要求了；“韦驮献杵”可提高肩、臂的肌肉力量，有助于改善肩关节的功能；“倒拽九牛尾”则通过四肢上下协调活动，可提高四肢肌肉力量及活动功能（图48）。

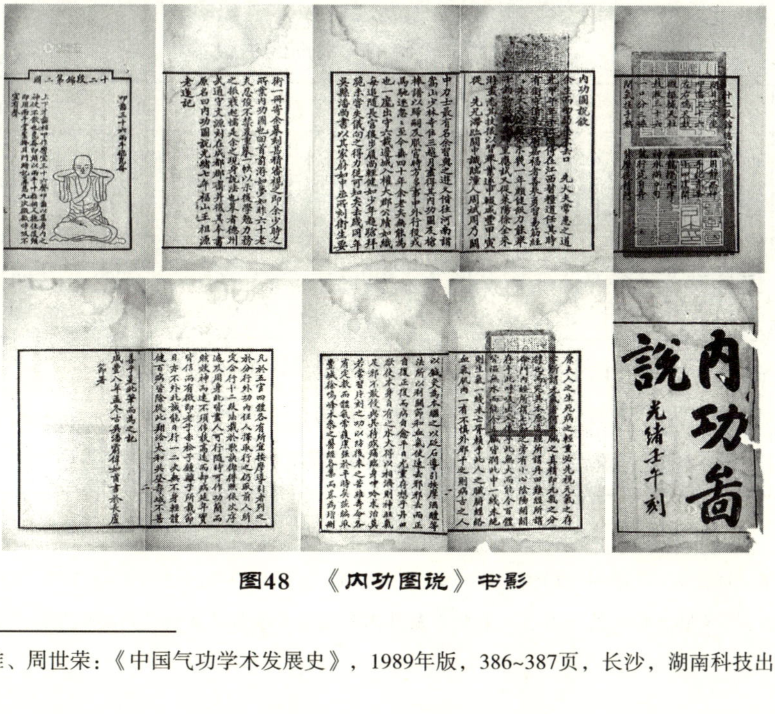

图48 《内功图说》书影

①王卜雄、周世荣：《中国气功学术发展史》，1989年版，386~387页，长沙，湖南科技出版社。

事实上，自清中期开始，易筋经内容分为两大系统而发展，一是突出武术，一是突出气功。易筋经十二势的套势产生，标志着中国传统健身气功理论又向前发展了，就是说，从静调养神疗病思想，发展到健身、壮身的武术内功。《易筋经》中记载有“内壮神勇”，这是与中国古代健身气功养生思想相一致的，注重了加强内脏器官的功能。而“外壮神勇”又强调了身体的肢体强壮功能，从而使身体得到全身锻炼。书中还规定，“内功既熟，再练外功”。表明古代的导引术侧重于“内功”，不重练力。从这一养生思想来看，清代流行的《易筋经》将中国的传统气功引向了武术气功的新分支。

《易筋经》是一部武术与气功相结合的代表性著作，也是学理与方法紧密结合的气功文献。洗髓经是易筋经的续篇，二者主要区别在于：洗髓经着重在“清虚”，欲清其内，而易筋经着重“脱换”欲坚其外。“能清虚则无障，能脱换则无碍。无障无碍，始可入定出定矣”[①]。这是易筋与洗髓功法的主要区别。

附：明清流传的《易筋经》版本[②]

序号	版本情况	时间
1	西谛本《易筋经义》抄本，共72页，分上、下卷，今藏国家图书馆古籍部。	明末
2	述古堂本《易筋经》抄本，共45页，分上、下卷，今藏台湾图书馆。	明末
3	《易筋经》。该本一卷，见录于乾嘉时凌廷堪的《校礼堂文集·与程丽仲书》。据文中记，该本有李、牛两“序”，并“后又附《洗髓经》1卷”，具体文本内容不详。	乾隆嘉庆年间

①王卜雄、周世荣：《中国气功学术发展史》，1989年版，149页，长沙，湖南科技出版社。

②周伟良：《〈易筋经〉的作者、主要版本及其内容流变》，载《首都体育学院学报》，2009年2期，138~146页。

（续）

序号	版本情况	时间
4	《易筋经义》。该本2卷，抄本，录于周中孚的《郑堂读书记》，“其书凡28则……末有紫凝道人跋”，具体文本内容不详。	嘉庆年间（1796—1820）
5	祝文澜辑本，该本书名不详，因录有祝文澜的“序文”而名之，但未见其他著述记录。	嘉庆年间（1796—1820）
6	傅金铨辑本。该本书名不详，同样见录于唐豪的《旧中国体育史上附会的达摩》一文。据称该本于“新刊”。因文中未录《易筋经》之十二图势，故唐文也认为该本时间在“来章氏辑本”之前。	道光三年（1823）
7	来章氏辑本《易筋经》。该辑本分上、下卷。	道光年间（1821—1850）

第三节　武术与气功的结合发展

习武练气大致始于明代中期以后，此前众多武术文献都没有关于练气的描述。但自此以后，武术和气功导引相结合，武术内功的出现标志着武术气功形成，少林拳、太极拳、形意拳和八卦掌等拳种的创立发展，则预示着武术技击与内功修炼的结合达到一个新的阶段。

明代以后，中国的武术开始形成流派或门派，都有自己鲜明独特的拳法和练功方法。同时，明清时期是我国武术理论体系趋于完善的时期，此时也是太极拳、八卦掌、形意拳等拳种技术和理论成形的时代。武术气功在具体运用上，主要以道教气功的精华为依据。太极拳、形意拳和八卦掌等拳种的基本动作，其意、气、力的运用都与道教气功有着密切的关系。明清时期的武术发展形势，对气功学术发展是极为有利的，这种形势促进了武术与气功的结合，养生拳术太极拳的创编是这种结合的重大成果。

一、太极拳中的气功

陈王廷（1600—1680），字奏庭，陈式太极拳的创始人，有《长短句》和《拳经总歌》传世。《长短句》里写道“只落得《黄庭》一卷随身伴，闲来时造拳，忙来时耕田，趁余闲，教下些弟子儿孙，成龙成虎任方便……”，可见，《黄庭经》在陈王庭创拳中极为重要，正是这本道家经典里的内容、练功方法，使陈王廷茅塞顿开，创造出传世的陈式太极拳，其所创编之太极十三势、长拳一百零八势、炮捶一路，均结合导引、吐纳，融入气功动、静两类的学理，而成为内功拳的重要学派。陈王廷把武术中的手、眼、身法、步的协调运作同导引、吐纳结合起来，意识、呼吸和动作三者密切结合，使陈式太极拳成为“内外合一”的内功拳。在练习太极拳套路的基础上练习反应灵敏，逐步达到“以意听劲，以意行气”的高级境界。它具备缠绕螺旋、柔中寓刚，避实击虚、顺应客观条件等运气和发力的特点（图49）。

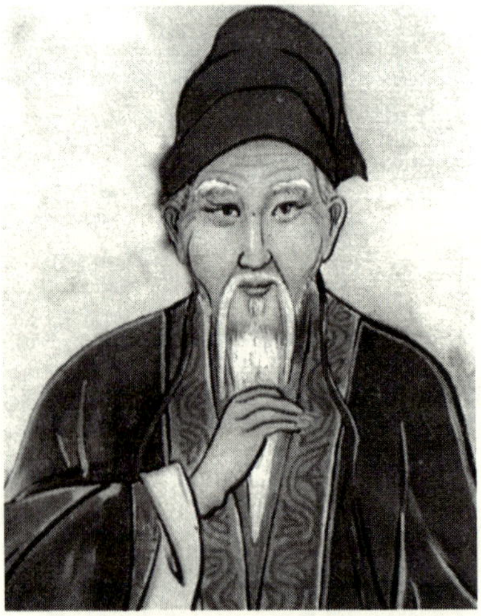

图49　明末清初陈氏太极拳创始人陈王廷像

王宗岳指明太极拳依据的理论是我国古代哲学朴素的阴阳学说，“太极者，无极而生，动静之机，阴阳之母也”[①]。以两仪立说，以八卦五行解释“太极十三势”。还说明了运气和使

①王宗岳：《太极拳谱》，沈寿点校，1995年版，北京，人民体育出版社。

拳要求“虚领顶劲，气沉丹田 ，不偏不倚，忽隐忽现”。基本上概括了太极拳对立身中正、松静自然地运气练拳的要求，作为太极拳的基本理论，使太极拳在广泛流传中不致练成硬拳，也不致练成软拳，而是大家公认的刚柔相济的养生拳。《十三势行功歌》中的“若言体用何为准？意气君来骨肉臣。详推用意终何在？益寿延年不老春！”[①]对意气力的运用和养生思想做了精彩的概括。

由此可见，太极拳习练遵循导引养生的锻炼要领，即形、气、神并练，逐渐做到三者的和谐统一。练习太极拳要求心静体松，内外相合，刚柔相济，用意念引导动作，外导内行。这种方法实质上是以动练形，又兼养神；以静养神，又兼练形，从而达到形神共养，强身健体的目的。

二、少林武术中的气功

少林拳发展至清代，参融禅理，兼修气功，且种类繁多，内容庞杂。关于少林武术气功描述较有代表性的著作有《易筋经》和《少林拳术秘诀》。

《易筋经》被少林拳派奉为经典著作。一般认为，古代的气功导引术主要用于治病保健，并不强调内壮外勇，而《易筋经》则跳出了医疗保健的轨道，不再以治病防病为目的，而是将注意力集中在强身壮力，以“气盈力健，骨劲膜坚”为目的，从而成为武术家习练的基本功法。骨节之外，肌肉之内，四肢百骸，无处非筋，无筋非络，联络周身，认为:“筋通行血脉，人生之经络而为精神之外辅一，如人肩之能负，手之能摄，足之能履，通身之活泼灵动者，皆筋之挺然者也”[②]。易筋也者，谓练武之人须改换筋骨，转弱为强。

---

①王宗岳：《太极拳谱》沈寿点校，1995年版，北京，人民体育出版社。

②《易筋经》编写小组：《易筋经》，1977年版，北京，人民体育出版社。

《少林拳术秘诀》（以下简称《秘诀》）第一章“气功阐微”开篇写道：“柔术（拳术的别称）之派别习尚甚繁，而要以气功为始终之则，神功为造诣之精。”可见这个时期的少林拳特别强调以气功为拳术的基本功夫。少林武术气功锻炼之目的，首先是蓄精养气，宁心安神，镇定情绪，静以御敌；其二是练气贯劲，疏通气血，引活劲路，稳固重心①。

气功功法要求姿势准确，意念集中，呼吸匀整。武术吸收了气功的丹田功和运气周天的功法作为自己的基本功。《秘诀》中说：“气功之说有二，一养气，一练气。养气而后，气不动，气不动而后，神清，神清而后，操纵进退得其宜。如是始可命中制敌之方。②”因此可知，少林武术气功包括养气和练气，养气重在调神内养，练气重在调息炼形。《秘诀》中特别强调养气，认为“柔术之功用，多在于取敌制胜之中，故于养气为尤不可缓者，正以此也”，可见，养气是基础，练气是应用，关系明晰可见。《秘诀》中还说“练气与养气虽同出于一气之源，然有虚实、动静及有形、无形之别”，也就是说，养气是“静中求动”的静功，而练气则是“动中求静”的动功。

《秘诀》中说：“养气之学，以道为归，以集义为宗法；练气之学，以运使为效，以呼吸为功，以柔而刚为主旨，以刚而柔为极致。及其妙用，则时刚时柔，半刚半柔，遇虚则柔，临实则刚；柔退而刚进，刚左而柔右。此所谓‘刚柔相济，虚实同进者’也。③”可以理解为武术的练气目的在于实战技击时能够得心应手地发力，做到意到气到，意、气、劲合一。

《秘诀》中也有关于硬气功的描述：“日夕从事插沙、打桩、把钉、磨掌等事，纵能精炼，然遇柔术名家，鲜有不败者也。④”可见在当时硬

①尊我斋主人：《少林拳术秘诀》，1984年版，1页，天津，天津古籍书店。

②同①，3页。

③同②。

④同①，4页。

气功是占不上主要地位的。

站桩是少林武术的基本功，如“马步桩”就是少林武术气功修炼的主要方式之一。拳谚云“未习打，先练桩；练拳不站桩，起屋没打桩”。这种站桩在健身养生方面略胜于坐功和卧功。武术桩功要求意念、呼吸和气力密切配合，最终达到心静、神清、身稳、气固和血脉通畅。

总之，少林武术气功作为武术锻炼的基础功夫，其主要内容包括静功（调神养气、吐纳呼吸）、动功、站桩、硬功等方法。其中前两项基本上吸纳了传统的吐纳导引方法，站桩和硬功则是少林武术气功的两大典型功法。静功是基础，旨在养气；动功、硬功、轻功为运使，旨在练气（图50）。

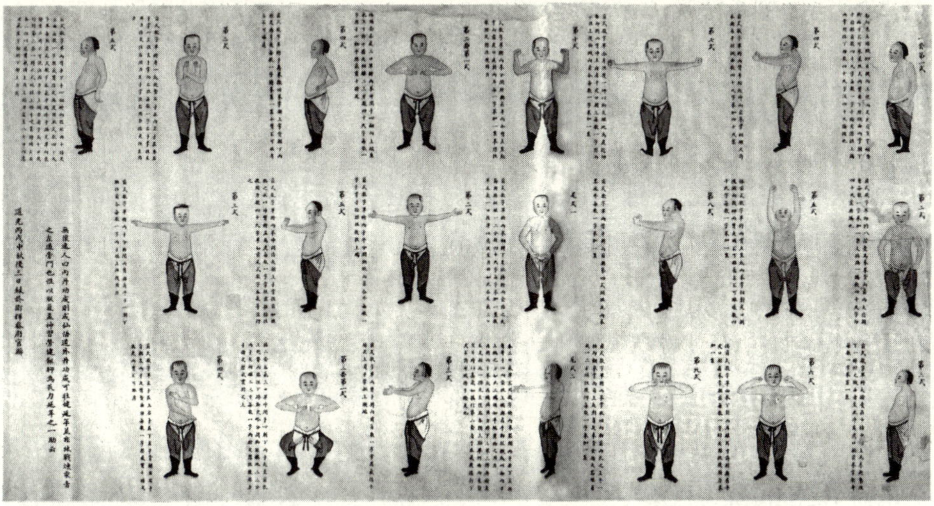

图50　清代佚名绘《气功图卷》（长88.7厘米，横163.5厘米，外围纵100厘米，横201厘米，首都博物馆藏）

三、其他武术中的气功

黄百家（约1634—1709），字主一，浙江余姚人，系明末清初著名学者黄宗羲之子。所著《王征南先生传》，为后世拳家所重视。《王征南先生传》中记述黄百家的师父王征南对其谆谆教导说："拳不在多，惟在熟；练之纯熟，即六路亦用之不穷。其六路曰：'佑神通臂最为高，斗门深锁转英豪。仙人立起朝天势，撒出抱月不相饶。扬鞭左右人难及，煞锤冲掠两翅摇。'"黄百家在《王征南先生传》中对内家拳的内容进行了详细论述，其中有些内容将道教性命炼养之旨融于拳法中，具有贵柔尚意的特点，要求做到心息相依、运行匀缓、意到气到、动静自如、以柔克刚、灵活婉转等。比如本书《内家拳法》部分的五字要诀"敬、紧、径、劲、切"，强调心静、以静制动；紧凑，勇进内门，近身行拳；以柔克刚，刚柔并济等。十段锦："立起坐山虎势，回身急步三追……金鸡独立紧攀弓，坐马四平两顾。"主要吸收了道家理论、功法思想，拳术习练偏重于练气、养气。

乾隆年间，苌乃周（1724—1783）参鉴易理和中医理论阐发武术技击中的练气。他在《苌氏武技书》中，写下了《中气论》《过气论》《行气论》《养气论》等[①]论述气功的专篇，谓练拳者必须"练形以合外，练气以实内"，"神与气合，气与身合"[②]。在《中气论》中写道："吸气即所谓纳气如吞川也，气须在身正中，直上直下，只可以意知之，以神会之……[③]"以中气立拳，完全借用了吐纳的原理，与太极拳的方法极为相似。《炼气诀》中则写道："气以心为体（气必随心），心以气为用（心能运气），五行本一心，阴阳无偏重……[④]"也在强调"意、气、劲、形"的统一和有序配合。纵观全书，苌氏拳论中的"气"始终是围绕技击中劲力之聚、发、用等方面展开，所言炼气侧重身体外壮之法，与易筋经的内壮形成比较。

---

①徐震：《苌氏武技书》，1936年影印版，1990年版，2页，上海，上海书店。

②国家体委武术研究院：《中国武术史》，1997年版，298页，北京，人民体育出版社。

③徐震：《苌氏武技书（卷一）》，1936影印版，1990年版，2页，上海，上海书店。

④同③，36页。

在清代教门中广为流传的梅花拳，也是注重习武和练气结合的拳种。约成书于清中期的《梅花拳秘谱》对习武练气也有阐述，该谱的《聚气论》写道："势峥嵘，气泓浓，团团聚聚在中宫，隐而不发节节灵，忽然神以役气，气以役形，霹雳交心火动，上下左右遍体行。[①]"此外，梅花拳中的"太阳功"，其方法宣称，练功时面朝太阳，双脚按原地旋转，屏息运气，久练不缀，便有开砖碎石之功。

甘凤池（1659—1745），江南江宁人，清代著名武术家。《清史稿·甘凤池传》说："甘氏善导引术，拳法通内外二家秘奥，同里谭氏子病瘵，医不效，凤池於静室牖户，夜与合背坐，四十九日而痊。[②]"可见其精内外家拳，善导引之术。

明末清初以后，这种习武练气的风尚，必然会将武术由形体动作、技巧姿势、力量速度，转向内部之血气运行层面，成为这个时期一种重要的趋势[③]。以上说明少林拳、太极拳、八卦掌、形意拳等拳术尽管套路不同，但在根本上有一点是相同的，即气功是武术技击能力之根，它们都受古代气功学术的影响，使气功与搏斗拼杀相结合。这一时期的拳术在内力修炼时都重视桩功、养气和运气的培养（图51）。

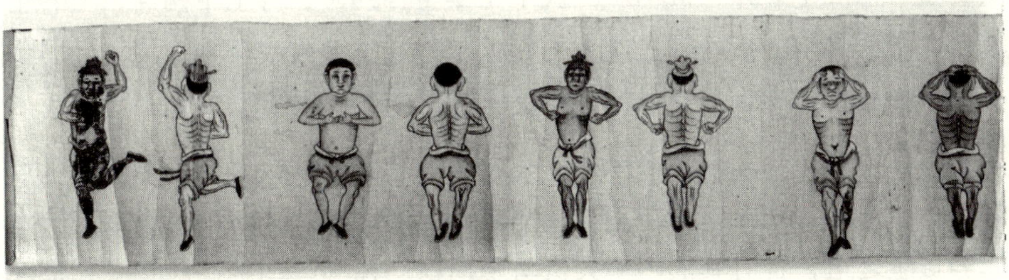

图51　清代版《武术内功》局部（原图222×20厘米，中国武术研究院藏品）

①《梅花拳秘谱》，参见周伟良：《清代教门组织气功活动钩沉》，载《体育文史》，1990年6期。

②《清史稿·卷五百五·列传二百九十二·艺术四》。

③龚鹏程：《武艺丛谈》，2009年版，9页，济南，山东画报出版社。

第四节　健身气功代表人物及论著

明清以来，出现了大量的著名养生家和导引养生著述，气功修身强体应用广泛，儒、释、道、医、武各家分别从各自视角论述养生理论及健身功法。这一阶段，对前人气功健身养生的论述及其重要健身功法有了全面的整理总结和研究。关于这一时期的气功养生文献，以导引、按摩等动功方法为多，多广涉诸家论述，所辑气功方法，内容颇多雷同。流传至今的各类气功文献，数以千计，达到健身气功发展的集大成时期。

一、朱权与《活人心法》《神隐肘后》

朱权（1378—1448），号臞仙，别号涵虚子，玄洲道人，明太祖朱元璋第十七子，称大明奇人，封宁王，精通养生学。他的代表著作《活人心法》是一部养生著作，成书于洪武十二年（1379），分上下两卷，上卷主要讲养生、导引，下卷叙述医方。在养生理论上，朱权特别重视人的心理作用，认为“古之神圣之医，能疗人之心……今之医者，惟知疗人之疾，而不知疗人之心，是犹舍本逐末”。他还编著有《神隐肘后》（或称《神隐书》）一书，也是一部具有影响的养生著作。朱权在书中强调：“凡人修养摄生之道，各有其法……大概勿要损精、耗气、伤神。此三者，道家谓之全精、全气、全神是也。三者既失，真气耗散，体不坚矣。”为此，他认为，练气功就是“炼精化气，炼气化神，炼神还虚。”

二、高濂与《遵生八笺》

高濂，生卒不详，字深甫，别号瑞南道人，浙江钱塘（今浙江杭州）人，明代著名养生家。高濂的主要养生观点有："生身以养寿为先，养生以却病为急。"他的著作《遵生八笺》以"遵生"为要旨，从八个方面（八笺），分十九卷、五十余万字，论述和介绍了养生之术、祛病之方。该书分清修妙论笺、四时调节笺、起居安乐笺、延年却病笺、饮馔服食笺、燕间清尝笺、灵秘丹药笺、尘外遐举笺八大类古今养生方法，故名《遵生八笺》。他把医药卫生、气功保健、文学艺术、花卉园艺等拉入了养生的范畴，体现了作者养生生活化的思想倾向。书中对前人有关气功健身养生的论述及其重要健身功法尽收书中。许多古代气功文献，虽然现已佚失，但其主要论述及方法，却藉此书而得以流传至今。书中所辑录的重要气功论述及方法有：孙真人卫生歌、真西山卫生歌、导引肝脏法、胆腑导引法、导引心脏法、导引脾脏法、导引肺脏法、导引肾脏法、四时灵剑子导引法、陈希夷坐功（即二十四气坐功法）、百病坐功法（治万病坐功诀）、左洞真经按摩导引诀、太上混元按摩法、天竺按摩法、婆罗门导引十二势、擦涌泉穴说、摩肾俞穴说、八段锦导引法以及养心、养肝、养胆、养脾、养肺、养肾等各种坐功法、导引却病歌等[①]。全书资料之丰、知识之全、议论之详，实为罕见。

三、周履靖与《夷门广牍》

周履靖（1549—1640），字逸之，号梅颠道人，浙江嘉兴（今浙江嘉兴）人，明代著名医家。所著《夷门广牍》为类书，分艺苑、尊生、博雅、书法、食品、草木等十二类。在"尊生类"中，共收集有十二部养生专著，分别为《胎息经》《天隐子》《赤凤髓》《练形内旨》《玉函秘旨》《金笥玄玄》《逍遥子导引诀》《修真演义》《既济真经》《唐宋卫生歌》《益龄单》和《怪病单》。其中《修真演义》和《既济真经》未刊印。《赤凤髓》为周履靖编撰，吴惟贞续增，共辑有"太上

①王卜雄、周世荣：《中国气功学术发展史》，1989年版，450页，长沙，湖南科学技术出版社。

玉轴六字气诀”“幻真先生服内元气诀”“李真人长生十六字妙诀”“胎息秘要歌诀”“去病延年六字法”“八段锦导引图”“诸仙行功四十六图”“五禽戏图”和“华山十二睡功图”等。周履靖在《夷门广牍》中收录的养生专著，成为后来健身气功养生研究的重要资料书（图52）。

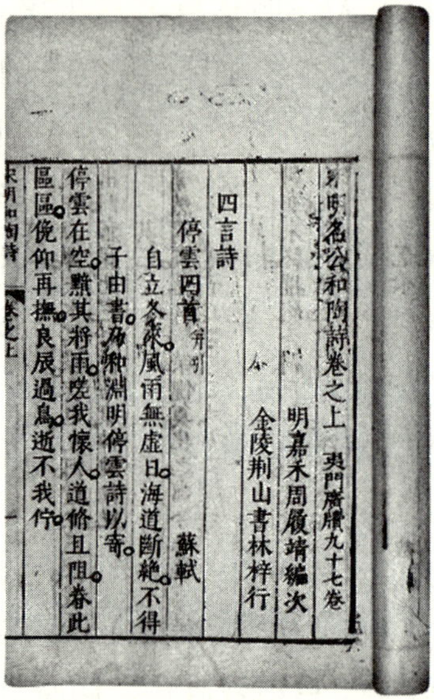
新刊名公和陶詩卷之上　夷門廣牘九十七卷
明嘉禾周履靖編次
金陵荊山書林梓行
四言詩
停雲四首并引　蘇軾
自立冬來風雨無虛日海道斷絕不得
子由書乃和淵明停雲詩以寄
停雲在空黯其將雨嗟我懷人道修且阻眷此
區區俛仰再撫良辰過鳥逝不我佇

图52　《夷门广牍》书影

四、胡文焕与《格致丛书》《寿养丛书》

胡文焕，生卒年月不详，字德文，号全庵，一号抱琴居士，浙江钱塘（今浙江杭州）人，著名学者。他编辑的《格致丛书》和《寿养丛书》两书，汇集了大量前人养生方面的资料。其中，《寿养丛书》汇辑有《三元延寿书》《寿亲养老全书》《山居四要》《修真秘要》《锦身机要》和《摄生集览》等著述；《格致丛书》则辑有《养生导引法》《类修要诀》《三元延寿参赞书》《养生食忌》《保生心鉴》《养生月览》《养生类纂》《摄身要义》和《山居四要》等养生资料。这些资料的汇辑，为其流传于世奠定了基础。

五、冷谦与《修龄要旨》

冷谦，生卒年月不详，字启敬，号龙阳子，浙江武林（今浙江杭州）人，明初道士。所著《修龄要旨》为明代养生文献的代表作。该书文字简练，所记功法实用易学。书中汇辑的“养生十六宜”是一篇重要的养生文献，其十六宜包括“面宜常擦，发宜常梳，目宜常运，耳宜常凝，齿宜常扣，口宜常闭，津宜常咽，气宜常提，心宜常静，神宜常存，背宜常暖，腹宜常摩，胸宜常护，囊宜常裹，言语宜常缄默，皮肤宜常干浴”，对习练健身气功养生之术有着重要启示作用。

六、袁黄与《摄生三要》《静坐要诀》

袁黄（1533—1606），初名表，后改黄，原号学海，后改了凡。明万历年间进士，嘉善人。《摄生三要》一书是后人从其所撰《祈嗣真诠》中摘集而成。《静坐要诀》是明代静坐法的重要著作，流传甚广。袁黄精通静功锻炼方法，但其论点偏向佛家坐禅，对当时的内丹术持批判态度。《摄生三要》着重论述“聚精”“养气”与“存神”三个方面的气功锻炼方法与理论。袁黄认为，精、气、神三者，互相依存，故聚精、养气与存神三种锻炼方法不可偏废。他说：“聚精在于养气，养气在于存神。神之于气，犹母之于子也。故神凝则气聚，神散则气消。”①

七、陈继儒与《养生肤语》

陈继儒（1558—1639），字仲醇，号眉公、麋公，华亭（今上海市松江）人。明代文学家、书画家。所撰《养生肤语》，取札记体裁，录其“平昔感悟”、读书心得之有关养生者，大都随手记录，无一定系统。所述平易简要，无长篇专论，但时多深入浅出之论。书中涉及面较广，所述是多方面的，总体来看，陈继儒的养生观点偏于抱神守静、专一不杂。他主张履和适顺，不使物欲扰心，在精神上惩忿窒欲，避免神气消耗；在饮食上酌量五味，约省酒食。在养生方法的选择上，主静慎动，他主张“人心贵澄静”，还提倡节欲保精，认为“精能生气，气能生神，则精气又为神之本也，保精以裕气，裕气以

①王卜雄、周世荣：《中国气功学术发展史》，1989年版，462页，长沙，湖南科学技术出版社。

养神，此长生之要方”。

八、尤乘与《寿世青编》

尤乘，字生洲，号无求学者，江苏吴县人，名医李士材的弟子，出生于医学世家，清代著名医学家、养生家。他于康熙六年（1667）编撰的《寿世青编》，上卷《勿药须知》是气功、养生的专论。他认为炼养首先从“疗心”开始，并借用朱权的观点“炼精化气，炼气化神，炼神还虚，噫！从何处炼乎？总不出于心耳”。在书中，尤乘从人体养生的全过程出发，强调以五脏为核心，在顺应四时、适应环境、注重饮食的同时，和导引相配合进行养生。他还提出了养生的“十三宜”，即“发宜多梳，面宜常擦，目宜常运，耳宜常筌，舌宜抵腭，齿宜常扣，津宜常咽，背宜常暖，胸宜常护，腹宜常摩，谷道宜常撮，足宜常擦涌泉，一身皮肤宜常干浴”。该方法简单易行，历来为健身气功养生者所重视。书中观点可归结为“调节精神，贵在澄心”“节制饮食，忌饱宜素”“运动功法，撮其精要”“四时养生，季变法变”四个方面①。

九、汪昂与《勿药元诠》

汪昂（1615—1694），安徽休宁人，清初著名医学家。他编著的气功文献《勿药元诠》成书于康熙二十一年（1682），附在他的著作《医方集解》下卷的后面。该书分为总论、调息、小周天、道经六字诀、金丹秘要、色欲伤和饮食伤等几个方面。以传统中医基本理论为指南，记述了导引、气功、摄养等防病健身的方法和对一些常见疾病的预防，以及饮食起居等方面应予以注意的问题。《勿药元诠》流传较广，近代养生家蒋维乔（因是子）即是在学习了该书的“小周天”法的基础上，编

①安艳秋：《论〈寿世青编〉养生学观点》，载《中医研究》，1996年5期。

著了著名的《因是子静坐法》。

十、冯曦与《颐养诠要》

冯曦，字晴川，号守和道人。冯曦小时多病，故因病而学养生，且勤修躬行，得以延年。冯曦五世孙冯煦在后跋中对此进行了说明，他说冯曦“少善病，学黄老之术，专一静修，不下楼者三岁，且辑是篇为摄生之助。自是体日强固，乃复出而应世，擢高第，官京曹，寿七十余，皆得力于是编也。”他编著的《颐养诠要》成书于清康熙四十四年（1705），分怡神、葆摄、修炼、格言四卷对前人养生精华进行了汇集，并参以已见，是极为珍贵的养生文献资料。第三卷修炼部分是专论气功锻炼的，辑集内容极广，包括朱熹的《调息箴》，苏东坡的《养生颂》与《调气法》《胎息经》，孙思邈的《彭祖和神导气法》《太上玉轴六字真言》，幻真的《服气诀》《李真人十六字诀》《朝朝乐歌》《钟离公八段锦》《睡功》《葆生歌》，邓士鲁的《擦脐法》《内养十二段锦》，张成之的《擦肾腧穴诀》等。其中，《朝朝乐歌》《吕祖安乐歌》与《内养十二段锦》等篇是其他气功文献中很少见的[①]。《朝朝乐歌》是一种吐纳、导引、按摩与内丹术相结合的综合性气功锻炼方法。值得一提的是，“十二段锦”一名，首见于冯曦的《颐养诠要》卷三之“内养十二段锦”。

十一、徐文弼与《寿世传真》

徐文弼（1644—1911），江西丰城人，曾任河南伊阳知县。他在广泛搜采前人著述的基础上，结合自己的亲身经验写成《寿世传真》一书。该书为一养生学专著，共分八篇，内容包括导引、按摩、六字

①王卜雄、周世荣：《中国气功学术发展史》，1989年版，484页，长沙，湖南科学技术出版社。

气诀、内功、精气神论、四时调摄、饮食调理等。《活人心法》中的八段锦导引法，在《寿世传真》中改称为“十二段锦”。徐文弼“十二段锦”不仅对原“八段锦导引法”作了文字上的整理与修改，在注文的内容上也有补充与发展。歌诀有字数与格律的限制，只能述其要领，其优点是便于记诵。但对行功具体方法，则有赖于注文的说明。徐文弼在养生诸法中极为重视导引按摩，认为“户枢不蠹，流水不腐。人之形体，亦由是也。故延年祛病，以按摩、导引为先”。

十二、龚廷贤与《寿世保元》

龚廷贤（1522—1619），江西金溪霞澌龚家（今合市乡龚家）人，明代著名医学家，明朝内府大御医。他著有《寿世保元》一书，内容涉及脏腑络、诊法、治则、药物、方剂、民间单验方、气功、急救、食疗等知识，是一部一度被内府秘而不示的医养奇著。书中对健身气功养生的一些具体做法做了详细记载：“每子午卯酉时，于静室中，厚褥铺于榻上，盘脚趺坐，瞑目不视，以绵塞耳，心绝念虑，以意随呼，一往一来，上下于心肾之间，勿急勿徐，任其自然。坐一柱香，觉得口鼻之气不粗，渐渐和柔。又一柱香后，觉得口鼻之气，似无出入，然后缓缓伸足开目，去耳塞，下榻数步，偃卧榻上，少睡片刻起来，啜粥半碗，不可作劳恼怒，以损静功（图53）。”

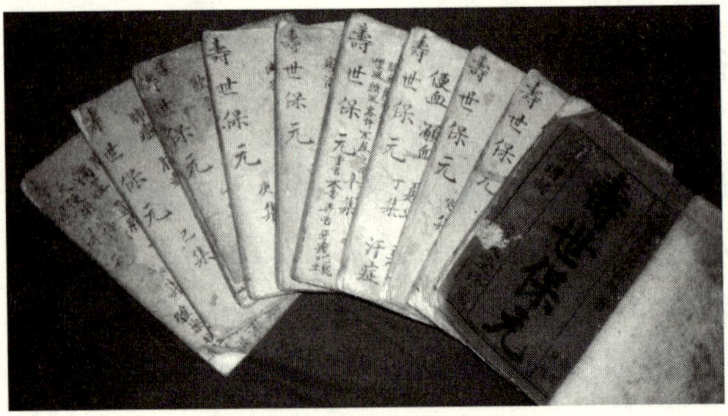

图53 《寿世保元》书影

十三、曹庭栋与《老老恒言》

曹庭栋（1700—1785），浙江嘉兴人，清代文学家、养生家。他75岁，即乾隆三十八年（1773）时，著成《老老恒言》①，书名取意于孟子“老吾老以及人之老”，此书有乾隆多刻本及同治刻本。该书五卷四十二篇，“是书皆言衰年颐养之法，前二卷详晨昏动定之宜，次二卷列居处备用之要，末附粥谱一卷，借为调养之需”②。曹庭栋既重视静养，也重视动功，他认为导引之法，“宣畅气血，展舒筋骸，有益无损”。他特为老年人编订了一套易于操练的导引术，分卧功、立功、坐功三种。注重老年养生是该书的一大特色，关于老年养生的思想可以概括为“饮食以调理脾胃为要，应注意饮食有节，五味调和、清淡为补”“起居以养静为要，应注意调顺四时、起居有常，静养与导引相结合”“养性以安命为要，应注意清心寡欲、修心养性”③三个方面。书中所载的养生方法大多为静坐养生法，是清代在重动氛围中产生的为数不多的静坐名篇。

十四、颜伟与《延年九转法》

颜伟，生卒不详，清代人。“延年九转法”原为方开所传的导引、按摩健身法，方开年近百岁高龄，人称“方仙”，颜伟继承其术并将之编写成书，故又有《方仙延年法》之称。后潘霨于咸丰八年（1858）收入其所编的《卫生要术》。延年九转法以按摩为主，导引和静功为辅，按摩着重在摩腹，采用转圈式按摩为主，并有八种按摩方式和一种转摇上半身的动作，故名“九转”。书中有术式动作图9幅，其中，立式8幅，

①1981年，上海古籍书店以《养生随笔》的书名影印发行该书。

②《钦定四库全书总目（卷130）》，1997年版，北京，中华书局。

③蔚晓慧：《〈老老恒言〉论老年养生》，载《山东中医杂志》，2003年10期。

坐式1幅，另外有按摩示意图1幅。

除了以上所述，这一时期付梓的气功著作还有很多。明代有：尹真人的《性命圭旨》，王蔡的《修真秘要》，张介的《类经》（《蒋氏调气篇》），李梴的《医学入门》，傅仁宇的《审视瑶函》《眼科大全》，罗洪先的《万寿仙书》，龚居中的《红炉点雪》，万全的《养生四要》，铁峰居士的《保生心鉴》，王廷相的《摄生要义》，江瓘的《名医类案》；清代有：吴谦的《医宗金鉴·正骨心法要旨》《医宗金鉴·正骨心法要旨》，汪昂的《寿人经》，方开的《延年九转法》，李中梓的《士材三书》，席裕康的《内外功图说集要》，廖平的《巢氏病源补养宣导法》，陈梦雷等《古今图书集成》以及林春溥的《闲居杂录》等。

第六章 近代健身气功

（1840—1949）

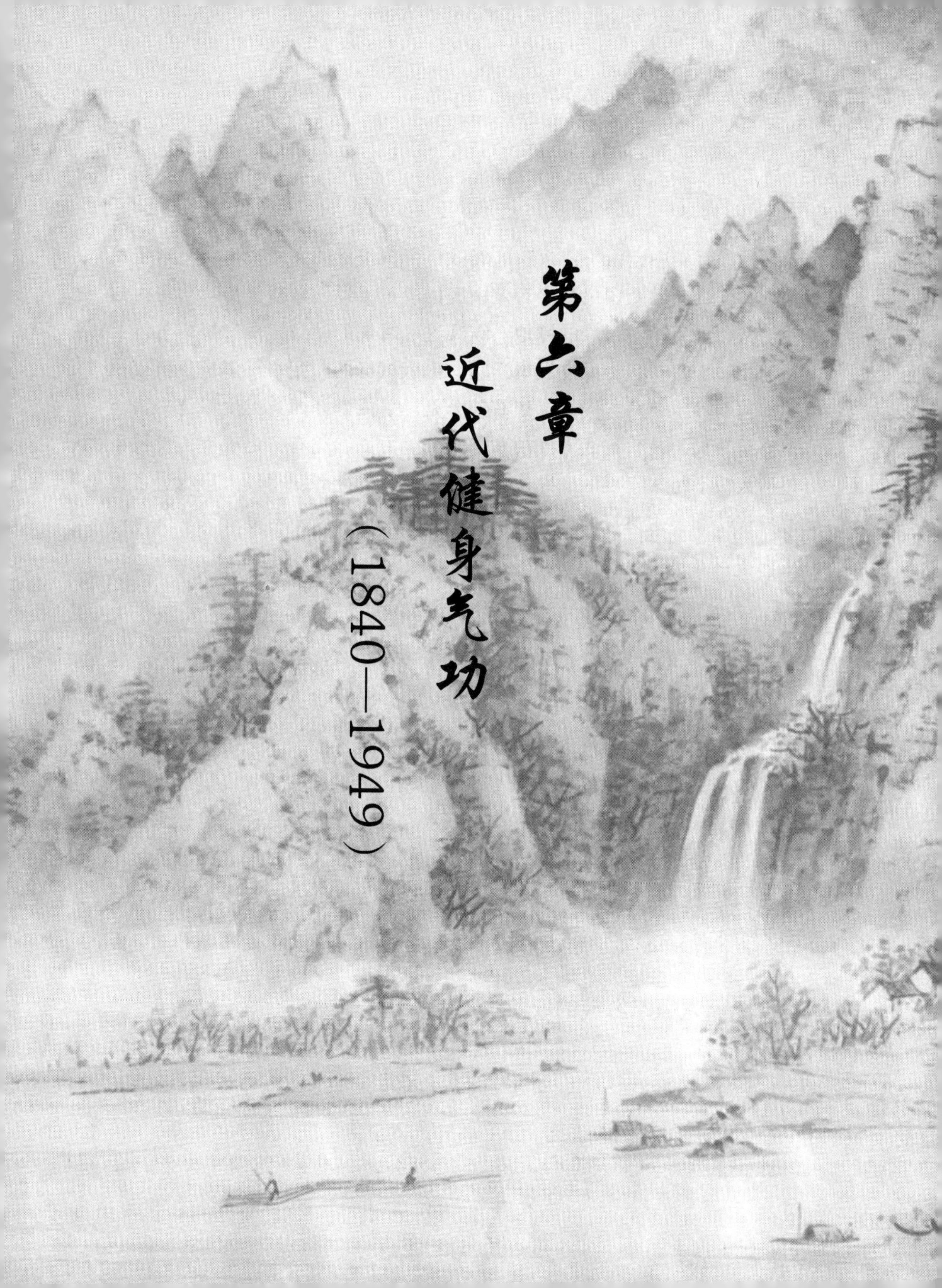

近代百年中，由于清政府的腐败，帝国主义的入侵，再加上半殖民地半封建社会以及国民政府否定中医的政策，致使包括健身气功在内的养生文化处于相对艰难的境地。纵观这一时期的健身气功发展，总体上处于缓慢之势，理论研究发展迟缓，出版刊行的养生书籍多是翻版或校勘前代的养生典籍，同时，还有部分是译著或翻译西方卫生保健书籍。但值得一提的是，在武术气功和静坐养生方面，仍有一定程度的发展，包括太极拳练气发展的成熟、《静坐法》在养生界获得较大影响、各类健身气功和养生典籍的整理与刊行以及中西文化交流对健身气功的发展产生的影响等。

第一节　武术与气功的结合发展

清代武术家广泛汲取导引吐纳之功理，促进了武术与气功的交融，到了晚清几乎所有的武术流派都注重运用内功的方法来提高运气和用气的能力。武术与气功的进一步交融发展，促进了武术气功理论体系的完善，也促进了武术在健身和修身领域的发展[①]。晚清时期，相继流传下来的太极拳、形意拳和八卦掌等，尤其重视练气，在技法上强调以意领气，追求意、气、劲、形的有序合一。

一、太极拳练气的成熟

陈鑫（1849—1929），字品三，陈氏十六世传人，为近代著名的太

①国家武术研究院：《中国武术史》，1997年版，299页，北京，人民体育出版社。

极拳家，著有《陈氏太极拳图说》。陈鑫以中国传统哲学和传统医学原理为依据，解说太极拳“意、气、劲、形”的内涵，并对陈式太极拳的一些重要拳势进行详尽剖析。该书逐势详解呼吸、运劲和周身规矩，以易理说拳理，引证经络学说详解运气，以内劲为统驭，太极拳理论自此得以精妙入微[①]。比如，《陈氏太极拳图说·太极拳经论》讲道，“气不离理，一言可罄。开合虚实，即为拳经”[②]。《陈氏太极拳图说·阴阳肺腑歌太极拳》中提出“人身之有任、督，犹天地之有子午也”“打拳以调养血气，呼吸顺其自然，扫除妄念，卸净浊气。先定根基，收视返听，含光默默，调息绵绵，操固内守”。《陈氏太极拳图说·卫气论》中写道：“打拳每一势，阳气一动一周身，阳气即一周于身；至于静，一静一周身。即心之一念动十二时中一念静，阴气即周于一身。逐日无间，随时所在，不可不知。[③]”这对于太极拳内养和外用等理论做了细致入微的阐述。随着太极拳的成熟，要求“以意导气，以气运身，气宜鼓荡，气遍身躯”。同时还要求内气发源于丹田，以腰为轴，节节贯穿，达于四肢末梢，时时都要做到“运气如九曲珠，无微不至”。这些都与健身气功练习中所强调的方法非常相似（图54）。

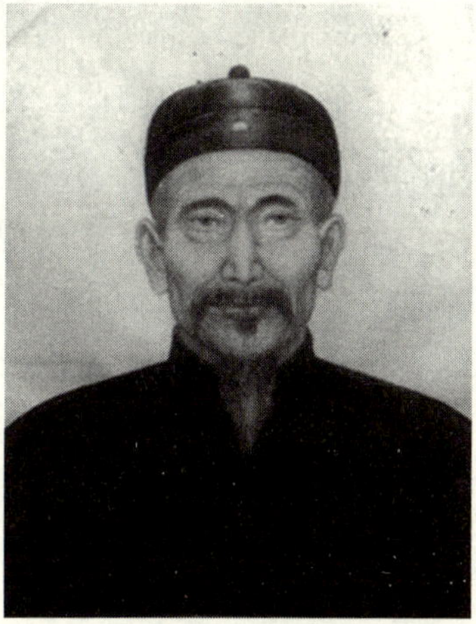

图54　陈鑫像

杨露禅（1799—1872），名福魁，字露禅，河北省永年县人。他考虑到学习者的身体素质和保健需要，将自己所学太极拳中的一些高难度功架简化，使姿势较为简单，动作更加柔和易练，有益于健身。后经其

①周庆杰：《民国时期太极拳著作的主要特点及其历史价值研究》，载《体育科学》，2008年2期。

②陈鑫：《陈氏太极拳图说》，2006年版，76页。

③同②，68页。

子孙修改定型，形成杨式太极拳，其运气和发力精髓是“松”和“沉”。杨澄甫在《太极拳体用全书》[①]中展示了杨式太极拳定型架，一改过去窜蹦、跳跃、发劲等难度较大的动作，取而代之的是舒展简洁、松柔缓慢的动作，使之成为地道的养生拳，受到太极拳习练者的普遍欢迎，对杨式太极拳的推广和传播起到了极其重要的作用。武禹襄研究后深有感悟，进而以练拳心得发挥王宗岳拳谱之义，编著了《打手要言》《十三势行工心解》等，并传艺于李亦畬。李氏效仿武的总结体会之法，随时记录，历经数年，编著了《太极拳谱》。此谱包括《五字诀》《撒放秘诀》《走架打手行工要言》《太极拳小序》等，对太极拳的内气修炼理论作了更为详细的阐述，被近世太极拳者奉为经典[②]（图55）。

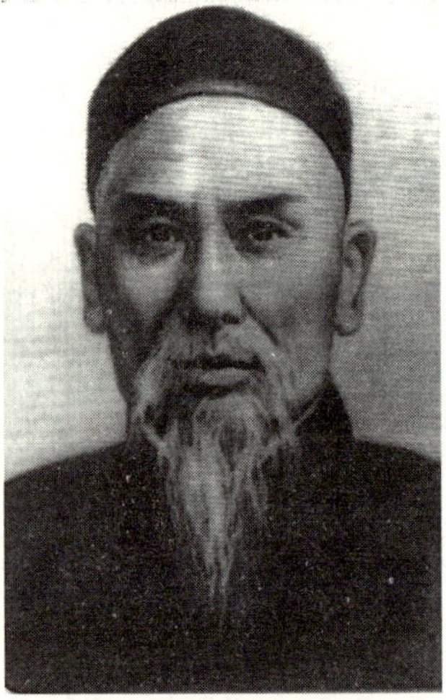

图55　杨露禅像

徐致一的《太极拳浅说》不仅是有关吴鉴泉（1870—1942）拳势的最早著作，而且还是第一部站在西方科学视角，从力学、心理学、生理学和练法等方面阐述太极拳的科学性的专著。文中第三章太极拳之优点部分，分别从身心合修、动作缓和、姿势平顺、发达自然、治病特效和陶冶情操六个方面对太极拳的养生功效做了论述[③]。

孙禄堂（1860—1933），名福全，字禄堂，他将所学武氏太极拳、形意拳和八卦掌融会贯通创立了孙式太极拳。著有《太极拳学》[④]

①杨澄甫：《太极拳体用全书》，1957年版，上海，上海书店印行。

②国家武术研究院：《中国武术史》，1997年版，325页，北京：人民体育出版社。

③徐致一：《太极拳浅说》，1927年版，太极拳研究社。

④孙禄堂：《太极拳学》，1989年版，天津，天津古籍出版社。

一书，结合自己的习武心得，对太极拳养气和运气提出了新的见解。比如，《太极拳学·太极拳之名称》中写道：“开合像一气运阴阳，即太极一气也。太极即一气，一气即太极。以体言，则为太极；以用言，则为一气。（图56）”

总之，这一时期的太极拳著作具有开创性和科学性的特点，对太极拳养气等理论的认识更趋客观，如王新午的《太极拳阐宗》[①]、许禹生的《太极拳势图解》[②]、唐豪的《太极拳根源》[③]等。有的尝试用西方科学理论认识太极拳和创编太极拳，如褚民谊的《太极操》、徐致一的《太极拳浅说》等。

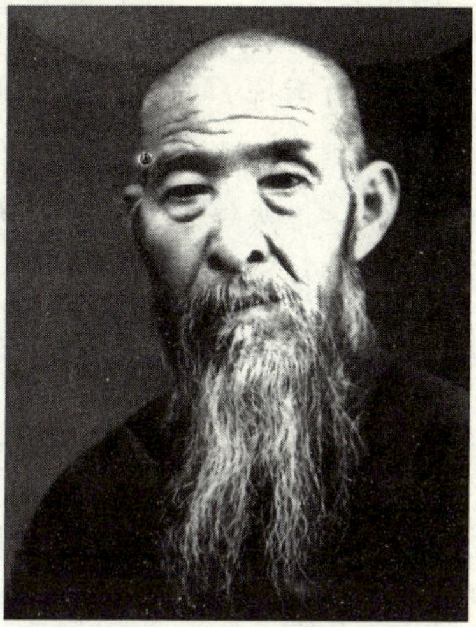

图56　孙禄堂像

晚清和民国时期是众多太极拳流派定型的重要时期，也是太极拳理论与气功交融发展的成熟时期。这一时期，太极拳论著不仅注重对练拳和行气经验的提炼和总结，而且还赋予太极拳众多的哲理。太极拳论著出版量大，论著所阐述的练拳、养气和练气等各种方法和养生理论，都达到后人难以企及的高度。

二、形意拳中的气功

形意拳的核心拳路是五行拳和十二形拳，以三体式为基础桩法。主张手与足合、肘与膝合、肩与胯合、心与意合、意与气合、气与力合，

①王新午：《太极拳阐宗》，2006年版，太原，山西科学技术出版社。

②许禹生：《太极拳势图解》，2006年版，太原，山西科学技术出版社。

③唐豪：《太极拳根源》，2006年版，香港，拳术研究社。

统称“六合”。

《形意拳术抉微》[1]中的“丹田论”“练气说”“六合论”等，是对形意拳在道家气功功理基础上吸收融合形成的练气说的总结。《形意拳术抉微》“六合论”中认为:“心之动是为意，意有去意、来意，攻意、守意之别，源之于心，动之于意，故曰心意须相合。否则主宰不力，手足即不听指挥，而耳目无所施其聪明矣。意之所发谓之气，气之所使任乎意，相关相生故须目合。然当进退腾抑之时，固曰以心意主宰之，以气行使之。然气之表现者，力也；力借以表现者，四肢也。”对意、心、气、力的协调配合进行了剖析。形意拳中尤其重视“意”，但这是建立在对“气”的练习的基础上的。总之，形意拳中经常“意”与“气”并称，充分体现出炼“意”和“气”在形意拳中的重要地位。

《形意拳术抉微》曰：“五行者，金、木、水、火、土也；在五脏为心、肝、脾、肺、肾；在形意武术则劈、崩、攒、炮、横也。五行配合五脏，五脏配五拳，故习五拳即所以养五脏。然人以心为主，以气为用，以丹田为根。丹田足则肾水足，精神旺；心气足，则脑力坚，神经敏；肺脏足气必允，肝脏足力必猛，脾脏充盈身体必健。故五行拳内养五脏，补脑力，保丹田；外强筋骨，捷手足，便耳目，奥妙无穷，裨益匪浅，习久自能知之也。”拳谱上讲:“心（指大脑）所发为之意，意之所向为之拳。”这说明形意拳受中医理论、气功练气学理的影响深远。

三、八卦掌中的气功

董海川（1797—1882），原名董明魁，清朝河北省文安县朱家坞村人，八卦掌拳术的创始人和主要传播者。《曹氏八卦掌谱》是八卦掌自创拳以来的拳系脉谱的总结，八卦掌共六十四式，练习时以走圈为主，但是基本功法是站无极桩。《曹氏八卦掌谱》总论中写道:“各派拳法皆

①刘殿琛:《形意拳术抉微（影印本）》，1984年版，北京，中国书店。

有基本功夫以练气劲及手、眼、身、腰、步，然均大同小异。”“每练一式须走一、二圈以调匀气息，”“练一路或三路须走三圈而作收式，超行数分钟，再接练余式，练时切须脚步分明、身体牢稳，神罩全身。气注丹田……[①]”这些要求与太极拳、导引都极为相似（图57）。

四、其他武术与气功的结合与发展

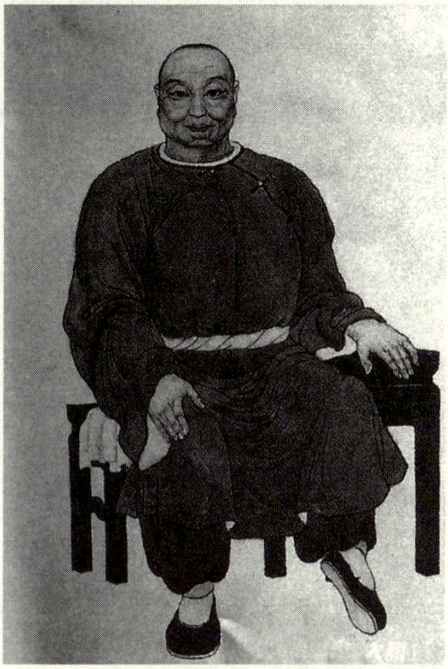

图57　董海川像

医家兼官吏潘霨（字伟如，吴县人）于咸丰八年（1858）将“十二势图”辑入其所撰的《卫生要术》[②]，题称“易筋经”，认为所收功法简而有效，如能常习，则可却病延年。

光绪七年（1881），王祖源刊印《内功图说》。此书重视动静兼修，并有图解加以说明，内容有《十二段锦总诀和图说》《易筋经十二图》《却病延年法九图说》《分行外功诀》等。他在其《内功图说·叙》中写道：其幼年习拳时，即练“易筋经十二势”，后往少林寺获此《内功图（说）》一书。书中对十二势的强身壮力之功效都有说明，反映出少林寺武僧习武多是以这些功法为基本功的[③]。此书经郁慕侠在1935年重印时，曾改称《康健之路》。

①庐景贵：《曹氏八卦掌谱（影印本）》，1984年版，北京，中国书店。

②潘蔚伟：《十二段锦》，1987年版，天津，天津市古籍书店。

③王祖源：《内功图说》，1956年版，北京，人民卫生出版社。

近代武术气功类书籍以沿承整理传统拳术的居多，它们也具有一定的学术价值，大致有借导引、吐纳、易理阐发拳理及整理传承武术功法和探求源流等特点。

孙禄堂的《八卦掌学》[①]首篇《凡例》开宗明义道："是编为修身而作，取象于书里，立体于卦性，命名拳术，谓之游身八卦连环掌。"指明八卦掌修身养生的目的和命名的来源。

姜容樵（1891—1974），河北沧州人，武术名家。先后从李存义、张占魁学形意拳、八卦掌，代表作有《写真形意母拳》[②]《八卦掌》[③]等，对许多武术功法的养生机理和技术进行了系统的整理和传承（图58）。

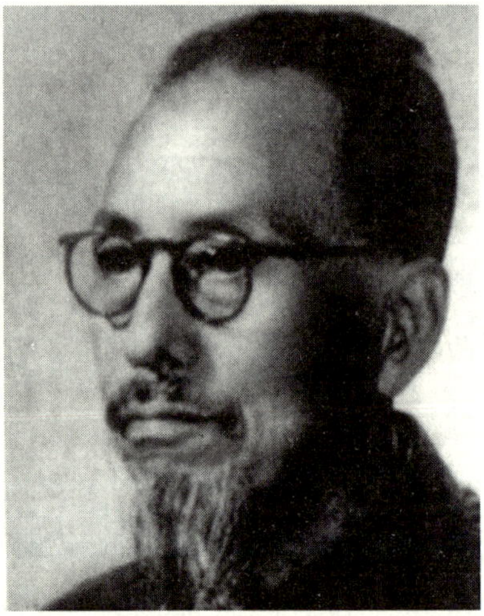
图58　姜容樵像

释禅空的《少林呼吸法》[④]属少林武术中的气功，具体做法分为呼吸和手式两个内容。呼吸采用自然深呼吸，手式包括四节。由此可知，正确掌握呼吸吐纳的方法，一直是修炼少林武功的基础和核心。

《少林拳术精义》[⑤]是一部优秀的气功著作，该书于1917年由上海大声书局出版。书中不但介绍了多种上乘内功，还详尽地介绍了将身体练至坚硬似铁的内壮硬功。它分上、下两部，上部为《服气图说》，下部为《易筋经义》，两部虽都是内外兼

①孙禄堂：《八卦掌学》，1988年版，天津，天津市古籍书店。

②姜容樵：《写真形意母拳》，1932年版，世界书局。

③姜容樵：《八卦掌》，1963年版，北京，人民体育出版社。

④释禅空：《少林呼吸法》，1918年版，共和印刷局铅印本。

⑤《少林拳术精义》，健生译、田世贵校译，1988年版，赤峰，内蒙古科学技术出版社。

修，但各有侧重。《服气图说》侧重练外，以肤体动作配合吞气，为下部打下基础；《易筋经义》侧重修内。该书全面系统地介绍了内壮硬功的理论及修习方法，如日精月华、法轮自转、凝神气穴等。书内记述，若内壮功法完成后，可达到“意之所至，坚于铁石，骈指可破牛腹，侧掌可断牛颈，去拳可碎虎脑”的高深境地。即使人体最薄弱的裆部，在“下部行功”完成后，也可“虽曰隐处，亦不畏椎拢”。

章乃器著有《科学的内功拳》①，认为内功拳是形意拳、太极拳、八卦拳、意拳等的总称。它的锻炼方法，是要达到“内外兼修”“心身交益”；锻炼的效果，不在于肌肉的发达，而在于内脏的坚实和舒适。所以，相对于注重外廓的发达的外功拳，称之为“内功拳”，实际上也是所谓内家拳的又一称呼。关于内家拳与静坐，书中认为“静坐是静中求静，而内家拳是动中求静。静中求静的人，即使得着了静，也难在动中保持着那个静，而动中求静的人，却无时不可以静”②。

总之，这一时期武术书籍的整理与刊行，内容基本上涵盖了武术健身功法的习练和修身强体机理的阐释，有的书中还编入歌诀，发展完善了各种拳术的养生内涵，利于后世的传承。

第二节　静坐法的发展

近代中国，社会持续动荡，内忧外患，至新中国成立前，养生文化整体上发展缓慢。唯有静坐养生法，从民国初年开始，在知识分子阶层中就掀起一股热潮，风行了近半个世纪。此时的静坐已经超出了宋明理

①章乃器（1897—1977），汉族，浙江青田人，政治活动家、经济学家和收藏家，救国会“七君子”之一，中国近代史上一位特立独行的爱国民主先驱。

②章乃器：《科学的内功拳》，1984年版，北京，北京市中国书店。

学修身养性的范围，而是包括运气、内丹和禅定等多种养生方法。当时出现的静坐养生家中，影响最大的有蒋维乔和丁福保两人。

蒋维乔于1914年出版《因是子静坐法》后，传习静坐法的人与日俱增，遍及全国与东南亚各地（图59）。这一时期，蒋维乔先生组织的静坐法研究团体，以及上海崇道联谊社等群众社团组织，在一定意义上对于静坐法的普及起到推动作用。此外，蒋维乔还在北京大学等学校推广静坐法，北京大学日刊（1917年74期）载道："静坐报名诸君，现蒲闻均已购买，可以开始静坐，望公推代表若干人，草定简要办法，送蒋先生审定，以便尅期实行。[①]"教育家杨昌济就曾在长沙第一师范学校向学生讲授静坐要诀。弘一法师（李叔同）也推荐该书，"若有愿习静坐者，可阅此书"。

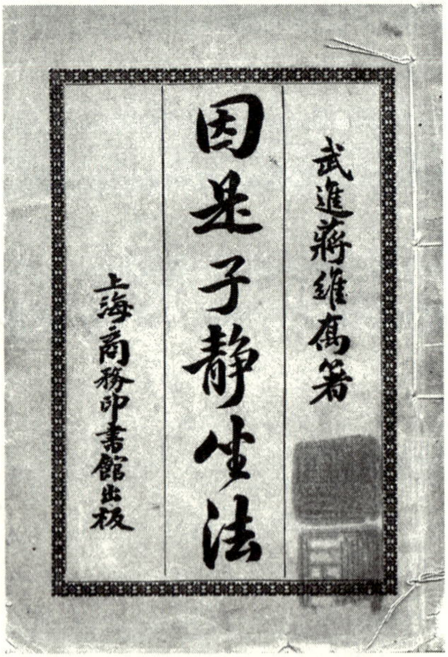

图59 《因是子静坐法》书影

①《北京大学日刊》"静坐会启事"，1917年74期。

丁福保于1920年刊行的《静坐法精义》，基本上宗于佛家的坐禅，兼有浓厚的儒家色彩，也涉及了某些道家观点，对静坐养生的推广起到积极的作用。

一、蒋维乔与静坐法

蒋维乔[①]（1873—1958），字竹庄，别号因是子，江苏武进人，教育家、养生家、佛学家。早年按照清汪昂《医方集解》中的《勿药元诠》所载功法，进行气功锻炼，用来疗病[②]。蒋维乔在1914年出版的《因是子静坐法》中，运用当时从欧洲传入的生理学和心理学理论，对静坐的机理进行初步的研究，并探讨了人体的重心及“静”字的真义等问题。由于该书运用通俗的语言和科学方法对静坐养生法进行了较系统的阐释，深受文人和知识分子的赏识（图60）。

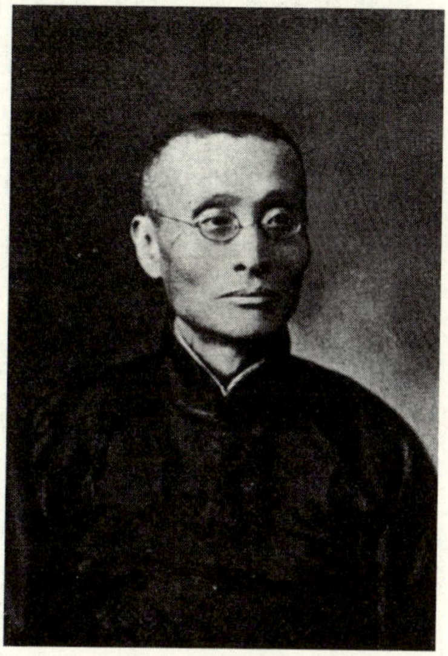

图60　蒋维乔像

①二十岁中秀才。后抛弃八股文，开始研究“西学”。清光绪二十年（1894）肄业于南菁书院，与丁福保、曹颖甫等同学。次年考入常州致用精舍，接受近代教育和维新思想。光绪二十八年（1902）参加蔡元培组织的中国教育会，并在家乡创办“以变法与兴学为宗旨”的常州藏书阅报所和“提倡尚武精神的”体育传习所。后应蔡元培之邀任北京政府教育部秘书长、参事。1921年任江苏省教育厅厅长。1924年任东南大学校长。后迁居上海，创办诚明文学院。1929年任上海光华大学哲学系教授，执教二十余年。还曾先后兼任上海正风学院院长，上海鸿英图书馆名誉馆长、馆长，上海人文月刊社社长。中华人民共和国成立前夕移居香港，1951年回归故里。参见方克立，等. 中国哲学大辞典. 北京：中国社会科学出版社，1996：802.

②李志庸：《中国气功史》，1988年版，409页，郑州，河南科学技术出版社。

（一）蒋维乔的思想观点

蒋维乔自1900年左右开始习练静坐法，并在1917年《因是子静坐法》再版的序中写道："余自幼多病，屡濒于死，弱冠以前，即研究是术。庚子之岁，乃实行之。以迄于今，未尝间断。[①]"

蒋维乔之所以写《因是子静坐法》，是因为他知道日本有冈田虎二郎和藤田灵斋二人所倡导的静坐法，信徒数万，并且声称是自己创立了静坐法。他对此不屑，感慨道："是吾国固有之术也。冈田藤田之书，平实说理，不为神秘之谈耳。惟其说能本乎科哲诸学，乃异于吾国古书所云。"一语道出了调息静坐功法的源流，这本来就是中国原有的东西，只是用了西方的科学和哲学等名词来解释，没有了神秘感而已。

此外，蒋维乔在1917年《因是子静坐法》再版的序言中还写道："静坐法，即古之所谓内功也。古者养生之术，本有外功内功二者。医术之药饵针砭，治于已病；养生之外功内功，治于未病者也。自后世失其传，习外功者多椎鲁而无学；而内功又专为方士所用，附会阴阳五行坎离铅汞诸说，其术遂涉于神秘，为搢绅先生所不道。"他认为静坐是一种中国古代就有的内功功法，是可以用来延长寿命和预防疾病的，只是后来隐士方士解释不透其机理，便附上种种神秘说辞，因而不为文人雅士所重视。他还认为中国人的劣根性在于，"即凡一切学术，以及百工技艺，一旦心有所得，就视为秘法而不肯公开，自古至今有很多卓绝的技艺因此而失传"[②]。

对于内功，蒋维乔认为"其粗者为可却病，精者乃可成道"，因而中

①蒋维乔：《因是子静坐养生法》，2009年版，3页，北京，中国长安出版社。

②同①。

国人更是秘而不宣，不肯公开研究，“卒至流为怪诞，趋入异端” 。反观日本人，得到中国的内功以后就加以研究，创为静坐法，“自大学讲师学生军人老幼男妇，多起而效法之” 。而中国人还是故作神秘，令人感叹不已。对于外功，蒋维乔说，中国的外功“粗者为八段锦，精者为拳艺”，由于不肯公开研究，结果使“习者无学，学者又莫之能习”。总之就是水平有限，难以创新发展。

蒋维乔认为世上的事物无神秘可言，之所以神秘是因为知识有限，又不肯去研究。如能下工夫研究，就会发现其道理。他举自己研习静坐为例：“余自幼多病，屡濒于死，弱冠以前，即研究是术。庚子之岁，乃实行之。以迄于今，未尝间断。盖十八年矣。不特痼疾竟瘳，而精神日益健康。”他说自己自幼多病，好几次快要死掉了。他是在20岁以前开始研究静坐的，到了庚子之年就是1900年，那年他27岁，便开始练习静坐。连续坚持了18年以后，结果把病治好了。蒋维乔幼年患有肺结核咯血，医生认定他命难长久，但事实非然。

蒋维乔主张动静兼修，在书中写道：“从前所写的静坐法，未曾提及外功是一个缺点。我练习太极拳20余年，近来仔细体验，知道它对呼吸习静尤有帮助，所以动与静兼修是不可偏废的。”为此，蒋氏特别强调：“单修外功不修内功，固然不可；单修内功不修外功，也是不宜。”

他在《序》的最后表达了自己写书的初衷，“今日本人得其术，加以研究，创为静坐法……余之为是书，一扫向者怪异之谈，而以心理的生理的说明之。”作者以科学的态度，探究静坐法机理，表明写书是为了唤起民性，体察其道理，有着养生救国的意味。在《因是子静坐法》文末，他感慨道：“这种锻炼身体的方法，中国几千年以来，只有个人自修，或修得有成效后，传授几个弟子，且保守秘密，不肯公开，因此没有广泛流传，深为可惜。”再次表达写书的初衷和意义，有鉴于我国上古一直传到如今的养生功法极有价值，传承者过于保守又涉于神秘，所以不能广泛流传。

（二）《因是子静坐法》

《因是子静坐法》，蒋维乔于1914年编著，分为总论、原理篇、方法篇和经验篇。书中通过作者本人的实践，具体地介绍了气功疗法的理论、方法和体会，后附问答选录。

在总论中，对“生命与呼吸”“疾病的来源和疾病的预防”“静坐的方法”等进行了论述，并从生理的视角解释呼吸时气体的交换和神经的调节，在对“生命与呼吸”的关系上，认为“有生命就有呼吸，有呼吸也有生命”。蒋维乔认为，“疾病的来源当然不能简单地用内伤外感来概括一切，即便是内伤外感，也还应该注意其他因素”。对于疾病的预防，蒋维乔认为“中国自古相传的呼吸习静养生法，在增进健康、预防疾病方面，有它独到之处。它的微妙，也就是针对呼吸着手”。

原理篇中，运用当时从西方传入的生理学和心理学理论，对静坐进行了初步的研究，论述了人体的重心及静字的真义等问题，认为“重心即身心一致之根本”，而静的真义是相对的，因为地球动而不息。作者试图以新医学的观点来解释气功原理，分别论述了静坐与神经系统、血液循环系统、呼吸系统以及与新陈代谢之间的关系，引用当时还属于新学说的巴甫洛夫条件反射学说，是非常难能可贵的。

方法篇，主要介绍了练功要求、姿势、时间和呼吸等，对两足、胸臀腹、两手以及五官、心境、静坐时间和环境都做了具体要求。此外，他强调静坐之方法有两大要件，即“端整姿势和调节呼吸”，此为入门之紧要关键。“一呼一吸，谓之一息”，提出自然呼吸（亦名腹式呼吸）和正呼吸（亦名逆呼吸）两种呼吸形式，并专门论述了练功反应——“静坐时腹内之震动”，并用胎息原理做了解释。

经验篇，开篇主要介绍了蒋维乔年少时的身体状况及静坐之发端和效果，叙述了作者几十年中的练功经验和研究心得。在“二十余年之研究篇”中，作者总结了二十余年的练功心得，表明了自己的态度，“凡未亲历之境，即不欲言，所言者皆语语记实也”。“静坐宜知忘字诀”篇中强调“欲得自然，而莫妙于忘字诀……心与境忘一切俱空方合”。“静坐不可求速效”篇中用饮食比喻练功，“欲求速效，一旦暴食，过饱伤胃”。“震动与成效无关系”篇认为体质不同感觉不一，“可知震动与成效无关系也”。“静坐与睡眠之关系”篇对睡眠的时间和练功的时间做了具体的叙述。“静坐与食物之关系”篇认为“食物宜少，宜有定时，宜细嚼缓咽，皆至言也”。

本书运用通俗的语言，特别是从心理学、生理学等西方科学的视角，对静坐法从调息、调身、调心等方面做了较为系统的阐述，因此很受读书人的喜爱，在当时的知识界兴起了一股静坐养生的热潮，对于民国时期在知识分子阶层静坐法的普及起了很大的宣传和推动作用。

（三）《因是子静坐法续编》①

蒋维乔坚持进一步探究静坐的机理，用科学的理论来阐述静坐使人健康的道理。1918年，他采用佛教天台宗的止观法，写成《因是子静坐法续编》一书。

《因是子静坐法续编》共分为六章。

第一章为“静坐前后之调和工夫”，包括调饮食、调睡眠、调伏三毒、调身、调息、调心等，引儒、释二家的论述来阐发静坐的益处。调身，“即使身体之姿势，常常调和是也”；调息，即“鼻中之气，一呼一吸，名之为息”；调心，解释道“妄心用事，所谓意马心猿，极不易调……若不坐时，亦能如坐时之心志静定，则成功不远矣”。

以下各章是用佛教天台宗的哲学思想阐释叙述静坐功法的。

第二章为“正修止观工夫”，包括修止、修观、止观双修、随时对境修止观、念佛止观五节，认为练习静坐的人宜先讲修身之学。

①蒋维乔：《因是子静坐养生法续篇》，2009年版，北京，中国长安出版社。

第三章为“善根发现”，包括息道善根发现、不净观善根发现、慈悲观善根发现、因缘观善根发现、念佛善根发现等。

第四章为“觉知魔事”。

第五章为“治病”。

第六章为“证果”。

《因是子静坐法续编》实为因是子所创静坐派气功的中坚。这一派气功，系统地发挥了数息观法，对诱导入静和调息锻炼具有很大的指导意义。该书强调了静坐前后的调和功夫，即调饮食、调睡眠、调身、调息、调心。虽然《因是子静坐法续编》中搀杂了不少佛教说教的成分，但它仍不失为一部比较优秀的静坐法专著。蒋维乔本人是一位著名学者，尽管他在气功修炼中达到了很高的境界，但在书中并没有故意卖弄许多玄奇荒诞的东西，这种严肃的态度尤其是难能可贵的。

总之，蒋维乔主张以科学方法说明静坐原理，革除历代阴阳五行、铅汞坎离等旧说，在中国静坐功法的发展上做出了卓越的贡献。更难能可贵的是，他率先用现代科学调息静坐，其实事求是的精神，让其成为普及推广静坐法的启蒙者，且在宣教的过程中，主张“不求速效，持之有恒”。

二、丁福保与静坐法

丁福保[①]（1874—1952），字仲祜，号畴隐居士，又号济阳破衲，江苏无锡人，编著《静坐法精义》一书，于1920年刊行。此书以问答体

①早年就读于江阴南菁书院，后来又先后进东吴大学、东文学堂学习医学及日本语。1909年应两江总督举办之医科考试，获优等内科医士证书，被派往日本考察。回国后在上海创办医院、疗养院，并设医书局刊行医书。认为中西医学互有短长，主张“荟萃中外各科书籍，不分门户之见，不存骑墙之说，擘精覃思，冀有以得”。参见李经纬、蔡景峰：《中医人物词典》，1998年版，上海，上海辞书出版社。

裁阐述儒、佛两家静坐理法，兼及道家黄庭、守一、元神诸论，并引述《大度智论》《抱朴子》等书，详论静坐以修身为先之理。他认为，“静坐确有口诀，若获真诀，即有事半功倍之益也”，指出“未学静坐之前，宜讲修身之学，此静坐法之基础也”，强调练功者做人修德的重要性。总体上说，该书融释、道、儒诸家练功文献，遍考群籍，旁征博引，“择静坐诀中之最精简者，著之于篇”。

该书分为“总论”“静坐之基础”“静坐之方法”“静坐最上乘之境界”“杂论”五个部分。前言写道：“近日讲致良知，意此学在于静坐也，乃静坐绝妄想……静而见道。用问答体，取其易明也。昔人求书法，至拊心呕血而不获；求安心法，至立雪断臂，仅乃得之。今吾以微妙之法言，不待人之愤俳而轻以与人，岂不过哉！”这便是作者写书的初衷，“静坐有口诀，若获其诀，即有事半功倍之益也”。

在总论中，作者从佛家和儒家两方面对静坐法的益处进行阐释。指出“静坐之益颇多”。“静坐是养气功夫，可以变化气质” 。同时，还认为“主静功夫，最难下手”，初学者不会静坐，先学坐从整齐严肃开始练起，逐渐进入自然。

“静坐之基础”部分认为，练习静坐的人应先讲修身之学，这是静坐法之基础，修身之书推荐葛洪所撰写的《抱朴子》，也宜阅读《进德丛书》，佛家的坐禅，以绝五欲、除五盖、行五法为基础。

“静坐之方法”部分讲，静坐最初下手之方法是欲禁止此心之胡思乱想，先宜制心于一处，“丹田、鼻端、额上、眉间及缘中，皆可观此心”，这些是所谓一处。他认为，“学佛者之静坐法，谓之梯定。其阶级共分为四，即初禅、二禅、三禅、四禅也”，提倡注心两眉间之静坐法，每日朝夕各坐半小时或一小时，不可间断，一两个月或数年必有功效。

“静坐法最上乘之境界”部分认为，“禅定一行，最为神妙”。论达摩到中国后最上乘禅是唐之慧海禅师的《顿悟入道要门论》和黄檗禅师的《传心法要》。

“杂论”部分认为，静坐法和深呼吸法是两回事，主张静坐时如做深呼吸，则虽坐而不静，解释静坐的三层功夫为“系缘止、制心止、体真止”[①]。

总之，该书主要阐述了佛家的坐禅思想，并解释儒家静坐思想，这其中也涉及了道家的一些静坐观点。

此外，本时期有关静坐的书籍还包括刘亚农的《静坐疗病法》、陈乾明的《静的修养法》、杨践形的《指道真诠》、童白梅的《无为静坐法》、刘仁航的《乐天却病法》、龙惜阴的《静坐法》、周铭泽的《周仲房静坐法秘术》、白云斋的《五息阐微》、刘佑众的《冲庸静坐学》、林润涵的《健身寿世》、周郁年的《养生秘术》等，都是这一时期较具特色的调息静坐养生著述。

第三节　健身气功著作

健身气功这门学问虽已有数千年的发展历史，但“气功”作为专有名词称谓却始于近代。清末《少林拳术秘诀》开篇第一章《气功阐微》明确指出，“气功之说有二：一养气，一练气”[②]，并有详明的练法。气功一词也渐渐显赫于世。1926年商务印书馆出版的《武术汇宗》中都提到“气功”一词， 主要指武术的内功修炼。1931年王贤宾著《意气功详解》一书，直接以气功命名该书。1934年董浩著有《肺痨病特殊疗法——气功疗法》。1938年方公溥又出版了《气功治验录》，并创立了“公溥气功治疗院”，将气功用于医疗是其显著特点。这些可以说是近代史上较早提出和使用“气功”这一概念者。

①丁福保：《静坐法精义》，参见王西平：《静坐法诀汇要》，1991年版，137～192页，内蒙古人民出版社。

②尊我斋主人：《少林拳术秘诀》，1984年版，3页，天津，天津古籍书店。

本阶段有关气功养生整理与刊行的书籍，数量很多，对传统气功健身理论及功法的继承方面起到很好的延续作用，而健身气功也在儒、释、道、医相互交融的多维空间里具有生成和发展的特点。在晚清，特别是民国时期被大量地整理与刊行的前代气功文献资料，综述起来主要分为三类，即前代气功文献资料的整理与刊行、当代气功论著的出版及国外养生书籍的翻译出版等。

一、前代气功文献的整理刊行

随着近代工业的发展及机器印刷技术的成熟和普及，前代气功健身养生书籍被大量整理和刊行，特别是民国时期，出版量剧增。其中影响较大的有沈宗元的《中国养生说辑览十八编》、席锡藩的《内外功图说辑要》及怀琪的《订正八段锦》和《易筋经二十四图式》等。

（一）《中国养生说辑览十八编》

沈宗元的《中国养生说辑览十八编》[①]，刊于1929年，1933年再版，以后又多次重印。沈宗元在《序》中写道："此书之辑，一则示人以尊生之道，藉以却疾延年。二则阐扬先哲理想方法，期与世界各国卫生学说相较，以谋东西学说之沟通……三则中国学术每苦条理不密，统系不完，披砂拣金，力多效少，欲阐明国学，口口国故，唯在汇集各家思想，成为有体系之制作，而后研究其得失，比较其优劣，发挥其精要，补正其缺失，各科均当准是以行，吾国学术乃有进展之望。而兹书即谨循斯旨，先将此类学说纂其精要，以便参稽。[②]"以上便是编者汇编该书

①沈宗元：《中国养生说辑览十八编》，1929年版，上海，上海万有书局。

②沈宗元：《中国传统养生学二种·中国养生说辑览十八编》，王红、王燕点校，1993年版，79页，北京，书目文献出版社。

的初衷，由此可以看出编者在当时西学东渐的学术思潮中，树立国学的良苦用心。

沈宗元在该书《例言》中对编书的态度和价值也做了说明，“是书纯罗列中国各家养生学说，不参己意，不杂新说，以存古说之真面目，使研究斯学者，有探源穷流之便”。“是书可作养生学史观。是书少年人读之，可以强身壮志；老年人读之，可以养性延年；一般人读之，可以却疾病，减痛苦。诚有益身心之实学，非不关痛痒之类也”[①]。

该书一至四编分别对《庄子》《吕氏春秋》及《黄帝内经》中的《内经素问》和《灵枢经》等国学医典中的养生观点进行整理汇编，并在每编的文末用一句话做了点评。其中对《庄子》的评论是：“按庄子之说，纯属精神上之修养。陈义甚高，措辞极妙，故后之道家咸宗之。”对《吕氏春秋》的评论是：“按吕览言养生，而乃谓迫生不若死，此为诸家独异之说，可谓极端之尊生论矣。”对《内经素问》和《灵枢经》的评论是：“按《素问》《灵枢》均属医经，兹特摘其谈养生者于编，其言固纯道家之说也。[②]”

该书第五到第十五编对历代十位养生名家的观点进行辑录并做了点评，包括董仲舒、张仲景、葛稚川、陶弘景、孙思邈、苏子瞻、李东垣、吕叔简、石天基、曾涤生。

该书第十六编对中国各家之养生说的经典语句进行了辑录，其意义正像文末点评所概括的，“按养生之说，其卓然成家者，俱已列于专编。是编仅搜辑各家之单语片段而成，尝鼎一脔，不足以云赅备，要可窥见一斑而已”[③]。编者认为，成家者有孔子、老子、孟子、列子、朱熹、韩非子、华佗等。

①沈宗元：《中国传统养生学二种・中国养生说辑览十八编》，王红、王燕点校，1993年版，81页，北京，书目文献出版社。

②同①，82～90页。

③同①，180页。

该书第十七和第十八编还分别对道家各经之养生说和养生诗歌进行了辑录。

由此可见，《中国养生说辑览十八编》是中国历代养生思想的精华集成之作，对养生史观的认识和养生理论的研究意义颇大。

（二）《内外功图说辑要》

由席锡藩主编、王知慧绘图的《内外功图说辑要》[①]，分上、下两册，成书于1919年。席锡藩在《自序》中对该书介绍道：“因向索来（向友人索来《奇经八脉》一书），增附于所辑之诸仙坐功图、导引说、治病图说、摄生论、八段锦内功、易筋经外功等图说，以及解要、按摩、擦运、分行、调息、辨病、指要、起居之后。殿以内景图、丹成九转图，总名之曰内外功图说辑要。部分二十八门，图记百二十有四。合成上下册。辑入之次序，即以得来之先后为次序[②]。”由此可知，该书辑录28类，共124幅图，内容包括坐功图、导引说、治病图说、摄生论、八段锦内功、易筋经外功等图说，以及解要、按摩、擦运、分行、调息、辨病、指要、起居等养生方法与理论，文章以得来著作先后为顺序。可见收集资料颇多，但较芜杂，现存有当初石刻本。

本书汇集众多民国以前的有关气功或养生的著作，所集目录有《陈希夷二十四气坐功导引治病图说》《五禽舞图说》《入手秘诀图说》《四照图图说》《诸仙导引图说》《四季调摄摘录》《八段锦内功图说》《天竺按摩法》《婆罗门导引十二法》《擦涌泉穴说》《擦肾俞穴说》《李真人长生十六字妙诀》《易筋经外功图说》《外功龙虎诀》《分别外功诀》《奇经八脉考》《任督二脉内景图》《十六络穴图》《手十指应十日图》

①席锡藩：《内外功图说辑要上下集》，王智慧绘图，1919年版。

②席锡藩：《内外功图说辑要上下集·自序》，王智慧绘图，一可译、田世贵校译，1988年版，5页，赤峰，内蒙古科学技术出版社。

《任督解》《任督二脉天河周流图说》《丹成九转图》[①]。

陈亮熙在为该书撰写的《序》中评论道："书中有图有说，图文并茂，而且辑录了许多珍贵药方及诸家练功秘诀，可谓精华荟萃，洋洋大观。书中将医理、易理、玄理融会贯通，摄生、卫生、养生的道理与修行的方法都详加解释。"可见，该书具备两大优点：一有书有图，便于阅读理解；二精华荟萃，融会贯通，包含气功与养生诸多方法与理论。

（三）《订正八段锦》和《易筋经二十四图式》等

王怀琪（1892—1963），江苏苏州人，精武体育会早期会员。擅长潭腿、燕青拳、脱战拳，精研八段锦。他毕生从事体育教育事业，曾赴德国柏林考察并演武，颇获时誉，一生著作近百种书籍，悉心研究《五禽戏》《八段锦》《易筋经》等古籍，以近代体育观点加以整理，与体操相糅合，编成了多套具有民族特色的健身操。他先后发表了《订正八段锦》（1916）[②]，《易筋经二十四图式》（1917）[③]和《易筋经十二图说》（1918）[④]。

20世纪二三十年代，他又发表了《八段锦舞》[⑤]《女子八段锦体操图》《实验深呼吸练习法》[⑥]《分段八段锦》《华佗五禽戏》[⑦]《八段锦》（增订本）[⑧]及《新编八段锦》[⑨]等十余种书籍，深受社会欢迎，以

①席锡藩：《内外功图说辑要上下集》，王智慧绘图，一可译、田世贵校译，1988年版，1页。赤峰，内蒙古科学技术出版社。

②王怀琪：《订正八段锦》，1916年版，上海，商务印书馆。

③王怀琪：《易筋经二十四图式》，1917年版，上海，商务印书馆。

④王怀琪：《易筋经十二图说》，1918年版，上海，商务印书馆。

⑤王怀琪：《八段锦舞》，1933年版，上海，商务印书馆。

⑥王怀琪：《实验深呼吸练习法》，1926年版，上海，商务印书馆。

⑦王怀琪：《华佗五禽戏》，1925年版，上海，中国健学社。

⑧王怀琪：《八段锦（增订本）》，1933年版，上海，商务印书馆。

⑨王怀琪：《新编八段锦》，1945年版，上海，国光书店出版。

上书籍不断再版，发行量较大，对推动八段锦和易筋经起了重要作用。

除以上著作外，同时期还有大量养生资料和书籍被整理收录。如曾两次任上海商务印书馆编辑的谢观（1878—1950），辑录有《服气养生辑要》与《澄翁晚年修持之导引摄生五大健康法》两部气功养生著作。其中，《服气养生辑要》收录与养生有关的服气法，《澄翁晚年修持之导引摄生五大健康法》结合作者晚年自身锻炼方法总结汇编了摄生五大健康法。谢观其父谢中英曾手录《内外功节要》，总名为《气功养生要诀》。

上海商务印书馆辑刊的《丛书集成初编》和《道藏举要》两部丛书中，也收载了不少气功文献。其中有（宋）愚谷老人的《延寿第一绅言》和（金）丘处机的《摄生消息论》等。

由守一子（丁福保）辑录的1948年成书的《道藏精华录》，也大量地选辑道教之精要著作，其中以内丹为主，兼有导引、行气等内容。成书于1936年，由裘庆元辑录的《珍本医书集成》，校刊了（清）尤乘的《寿世青编》。

成书于1933年，由曹炳章所辑的《中国医学大成》，收载了（清）廖平辑校，并由曹炳章增辑的《巢氏病源补养宣导法》，以及（清）方开的《延年九转法》和黄凯钧的《一览延龄》等养生书。

1926年成书的由吕子彬所编著的《却病延年图说》，是在（清）方开的《延年九转法》一书的基础上增演而成。裘庆元于1924年刊了《三三医书》[①]，共3集，每集各33种，每书各撰提要，使读者一览而知全书概况。而且，他于1933年在杭州创办三三医社，发行《三三医报》，倡导中医养生。裴氏于1936年又刊行《珍本医书集成》，该书汇集了医学文献中的精本、孤本、抄本、未刊稿等90种，对保存医药学文献有重要意义[②]。

①裘氏取“医不三世，不服其药”及“三折肱知为良医”之典，遂题名《三三医书》。

②《中医辞典》编委会：《简明中医辞典》，2004年版，中国中医药出版社。

二、气功新著的出版

近代关于气功的专著很少，多数是译著和编著，比较有代表性的气功类著作，除了前面已经介绍的蒋维乔的《因是子静坐法》《因是子静坐法续编》和丁福保的《静坐法精义》外，还有丁福保的《卫生学问答》、王贤宾的《意气功详解》和杨践形的《指道真诠》等。

（一）《卫生学问答》

丁福保的《卫生学问答》[①]，撰于光绪二十五年（1899），次年刻版，是中国人较早译写的一部卫生保健学著作。本书依据《保全生命论》《初学卫生编》等西方卫生学译著，结合中国传统养生与医学著作而写成，是阐述近代卫生学知识原理的重要著作。该书分上、下两编，内容共9章。其中，上编分总论、全体、饮食、起居、微生物、体操、治心7个方面，介绍了个人卫生保健知识；下编从论医病浅理和论医学门径两个方面介绍了西医知识。该书总论中开篇指出，卫生学是“讲求保养身体之法”，强调卫生保健之重要，表达了撰写该书的初衷。

该书以“问答体”的格式，浅显易懂地介绍西方卫生学知识，附有人体器官图 17 幅，将传统养生内容与近代卫生保健相结合，从人的生理、饮食卫生、起居清洁、运动锻炼、心理卫生等方面阐述健康之道，指出养生的要旨是重视呼吸、脏腑、皮肤、睡卧、被服、房屋、养心等，主要侧重个人的卫生健康，然而与传统的养生书籍不同，该书突破传统养生学的范畴，以西方科学为依据，将西方卫生科学知识纳入养生健康范围，介绍西方医药治疗知识、中西医学入门门径，提出卫生与国家相关的近代卫生观念，指出：“卫生学与国家大有相关也。美国古兰肥

①丁福保：《卫生学问答》，1900年版，山西武备学堂刻印。

勒所撰之《保全生命论》曰：‘没有人具八分精力，因不谨慎而减至五六分，遂不能做八分之功夫，岂不可惜。一家多此等人，则一家穷矣，一国多此等，则一国穷矣。如有人既能保全其八分之精力，又不昏昧度日，不但有益于一身，实则有益于国家。’[①]”他从国家自强的角度阐述卫生的重要性，认为“有吾身而后有家有国有天下，而后有各种交涉，于是学问兴焉。奢谈平治之学，顾于吾身之生理，先以茫然。是谓本末倒置，故论为学之次第，当以卫生学为首务。欧西各国卫生一门，往往输入学堂功课，家传而曹习之”，故而“广搜博采，辑其精要，设为问答，以授学童”[②]。该书共印刷16版，对普及卫生知识影响极大，其将传统的中医养生学与近代西方卫生学相结合，是卫生学从传统到近代科学过渡转型阶段的重要著作。

截至1933年，丁福保共译著医学书籍 68 种，起名为《丁氏医学丛书》。该丛书大量地介绍西医理论与临床治疗方法和理论，有些书也介绍了西方卫生学知识，形成了系统的卫生学理论著述，对于近代的社会卫生启蒙教育起到重要作用。他的著述数量多、体裁广，比较系统，既有卫生学原理著述，又有养生保健的教科书。

1943年刊行的丁福保的《最真确之健康长寿法》，着重论述了弛缓法。此法被认为是20世纪50年代上海放松功的雏形，对健身气功的发展影响巨大。在该书中，作者将传统养生的观念方法与现代卫生科学相结合，主张改革传统不良习气，如隐居、高谈阔论、不思进取等，提出奋发努力、矫正时弊等积极向上的思想[③]。

---

①［美］古兰肥勒：《保全生命论》，参见张晓丽：《论丁福保近代卫生学的著述及其影响》，载《南京医科大学学报（社会科学版）》，2012年10期，371～373页。

②丁福保：《卫生学问答》，参见陈可冀：《中国养生文献全书（第二卷）》，2000年版，兰州，甘肃人民出版社。

③张晓丽：《论丁福保近代卫生学的著述及其影响》，载《南京医科大学学报（社会科学版）》，2012年10期，371页。

丁福保在《衰老之原因及其预防》中指出了精神卫生的重要性，在介绍西方内分泌腺、营养、皮肤肾脏等与衰老的关系时，特别提出情绪与衰老的关系，并倡导生活中思想取中庸之道，适度为好，避免情绪过于悲喜激动等，显然是用儒家的养生思想调节，推崇结合中国传统养生方法调节治疗[①]。

此外，丁福保在1940年出版了《卫生延年术》。该书对系统的卫生学做了论述，对社会的近代卫生启蒙教育起到重要作用。同年，出版了《老人延年术》，将传统的中医养生学与近代西方卫生学相结合，是卫生学从传统到近代科学过渡转型时期的重要著作。该书指出，老人延年要重视传统养生法，如求闲适、自足、寄情山水、实行静坐，还指出，老人饮食，古来养生之法，皆以每食不可太饱为戒，以食止于八分为宜。此外，他还出版了《长寿之条件》和《青年之摄生》等著作。

总之，丁福保一生著作高产，从其21岁编宗谱起，50年间，各类著述300多种，共分医药丛书、教科书、进德丛书、古泉丛书、佛学五类。这些著述沟通中西、贯通古今，除了介绍卫生知识外，还强调中西医结合和普及卫生防病、健康长寿的知识，将传统养生之道与现代健身相结合。

（二）《意气功详解》

作者王贤宾（1855—1939），字竹林。《意气功详解》刊于1931年，是第一部直接以气功命名的著作，阐述了意气功的来源、锻炼方法及健身效果。作者在《自序》中说，年幼时体弱羸瘦，饮食日减，被诊为不可医治的童子痨症，经练习冯鹏举先生所授的意气功，不到一百日，竟霍然而愈。书中还写道："愚感冯先生传授之德，兼为提倡体育之

①张晓丽：《论丁福保近代卫生学的著述及其影响》，载《南京医科大学学报（社会科学版）》，2012年10期，373页。

意，数十年中，口授戚友，不下数十百人病者愈，弱者健，健者益形坚强矣。书函称谢，盈篇累牍，其功效谓非斐然可观者乎？兹为便于传播计，将其修养之法，及其功效，笔之于书，付诸梓人，公诸同好……[①]”表达了出书的初衷。作者声言，此书是根据其师传及自身练功体验，以及传授亲友数十人习练的结果，功效甚好，为便于传播而整理推出。

关于疾病来源，书中写道：“凡百男女老幼，罹病之原，皆由于人身之六十四要穴，气郁血滞，潜伏于经络之间，日积月累，人不之察，及一旦病起，轻则诊治可愈，重则非药石所能到达。[②]”关于锻炼方法，书中写道，“壹志凝神，力抑杂念，凭空设一意想，要使我周身之气，团聚心上，结成一球，复想此球”，沿着一定路线运行，从心而始，于心而终，“夫所谓聚气结球，行至某处者，全属以意设想，此即修道家炼气成丹之要法也”[③]。他认为，百病皆由六十四要穴气郁血滞所致，欲除疾病，先行其气，故行此功者，当意想周身之气团聚于左胸心部，结成一球，并想此球沿身体六十四要穴运行，周而复始，如环无端，则体健病除[④]。

该书分为“发端”“课程”“功效”等，书前有“自序”“人身正面背面穴位图”，书后附意气功歌诀《捷径歌》三章，分别是“运气歌”“六要穴歌”“功毕歌”。书中强调：“凡有志修身者，切勿急于练习，务将意气功详解之“自序”“发端”“课程”“功效”通篇，反复细阅了然于胸中，再将《捷径歌》读之纯熟，方可入手。[⑤]”

（三）《指道真诠》

杨践形（1891—1965），号中一子，清末名儒，所著《指道真诠》

---

①王贤宾：《意气功详解》，1987年版，4~5页，天津，天津市古籍书店。

②同①，4页。

③同①，12~18页。

④余瀛鳌、李经纬：《中医文献辞典》，2000年版，北京，北京科学技术出版社。

⑤王贤宾：《意气功详解》，1987年版，39页，天津，天津市古籍书店。

于1941年出版。本书共分15章，分论道、中、一、真、法门、师说、坐法、息法、心法、要诀、术语、医、膏肓考、五藏辨、导引术等，广征博引，资料较丰富①。各章节既繁征博引，义例谨严，又密切联系中医学，特列3章阐述医理，因此被认为是20世纪40年代重要的气功学术著作，“求道志士，手此一编，胜读丹经万卷，而道藏全书，尽在其中”②。

全书遍考群籍，融《易经》《尚书》《论语》《孟子》之学与黄老、禅法各说为一炉，以医理证丹道，采各家简易平实功法，包括内丹、导引、服食、房中等上百种秘法。萧天石作《序》称：“《指道真诠》一书，摄丹经万卷之精华，发禅密诸宗之心印，融三教于一炉，通百脉而成家，复用生理、病理、医理而为之念证。附图四祯，以为窍穴部位之指点，于焉得证丹经之说，无不合于科学原理矣。上肇大道真谛，下迄导引小术，无不兼包并蓄，钜细靡遗。由身心兼养，而至形神并妙；其苦心婆心处，要亦在诱掖世人由却病延年，而底于圣真之域也。③”

另外，方公溥还于1938年刊行了《气功治验录》，并创立了“公溥气功治疗院”。张松谷于1925年刊行《丹经指南》，又名《补亏正法》，书中以问答的形式对保养性命的一系列问题进行解答和阐释，内容十分丰富。下表是近代出版或刊行的书籍汇总。

近代出版或刊行养生书籍汇总

序号	作者	书名	出版单位或版本	年代
1	王松溪	《卫济馀编》	经国堂，清道光二十二年（1842）刻本	1842—1893

①林中鹏：《中华气功学》，1989年版，174页，北京体育学院出版社。

②李经纬、余瀛鳌、欧永欣：《中医大辞典》，1981年版，北京，人民卫生出版社。

③何本方：《中国古代生活辞典》，2003年版，沈阳，沈阳出版社。

（续表）

序号	作者	书名	出版单位或版本	年代
2	徐鸣峰	《卫生要术》	北京：京都琉璃厂，清刻本	1858—1911
3	潘霨	《卫生要术》	清咸丰八年刻本	1858
4	尤生洲	《寿世青编》	清同治光绪（1862—1908）刻本	1862—1908
5	佚名	《去病延年六字气诀》	清同治八年（1869）抄本	1869
6	曹庭栋	《老老恒言》	清同治刻本	1870—1879
7	王建善	《葆精大论》	清光绪铅印本	1875—1908
8	邹存淦	《外治寿世方初编》	杭州：勤执堂，清光绪三年（1877）刻本	1877
9	佚名	《万病回春延年法》	濬文书局，清光绪四年（1878）刻本	1878
10	王祖源	《内功图说》	清光绪七年摹刻本	1881
11	周述官	《增演易筋洗髓内功图说》	民国铅印本	1895
12	沈嘉澍	《养病庸言》	清光绪二十六年（1900）刻本	1900
13	江涵暾	《卫生便览医镜》	清1911年刻本	1911
14	黄凯钧	《一览延龄》	民国铅印本	1912—1949
15	谢中英	《内外功节要》	手录	1912—1949
16	守一子	《道藏精华录》	无锡丁氏，民国铅印本	1912—1949
17	周铭泽	《周仲房静坐法秘术》	民国铅印本	1912—1949
18	白云斋	《五息阐微》	乐善社刻本	1912—1949
19	童白梅	《无为静坐法》	上海崇道联谊社	1912—1949
20	刘佑众	《冲庸静坐学》	上海老庄道舍	1912—1949

（续表）

序号	作者	书名	出版单位或版本	年代
21	林润涵	《健身寿世》	北平国民健康快乐指南社	1912—1949
22	周郁年	《养生秘术》	上海广益书局	1912—1949
23	项松茂	《卫生指南》	民国（1912—1949）铅印本	1912—1949
24	（梁）陶弘景	《养性延命录》	上海：涵芬楼，民国（1912—1949）影印本	1912—1949
25	丁捷臣	《健康指导》	上海：中华书局	1912—1949
26	肖屏	《却病延年长生术》	上海：大东书局	1912—1949
27	尤乘	《食治秘方》	苏州：国医书社	1912—1949
28	谢观	《服气养生辑要》《澄翁晚年修持之导引摄生五大健康法》	文献于20世纪50年代由中医文献研究馆发现，并抄出发表，总名为《气功养生要诀》	1912—1949
29	伍廷芳	《延寿新法》	民国三年（1914）铅印本	1914
30	刘仁航	乐天却病法	上海：商务印书馆，1917年9月第四版	1917
31	袁开昌	《养生三要》	袁氏润德堂，民国八年（1919）刻本	1919
32	（宋）陈直	《寿亲养老新书》	上海：上海朝记书庄，民国八年（1919）铅印本	1919
33	释禅空	《少林呼吸法》	共和印刷局铅印本	1919
34	胡宣明	《摄生论》（上下卷）	上海商务印书馆，1919年5月第2版	1919
35	佚名	《养生保命录》	民国五年（1916）石印本	1916
36	张廷栋	《默悟寻源解论参同契养病法》	民国九年（1920）刻本	1920
37	王怀琪	《实验深呼吸练习法》	上海：商务印书馆，1922年6月初版	1922

（续表）

序号	作者	书名	出版单位或版本	年代
38	佚名	《男女养生宝鉴》	上海：新华书局，民国十二年（1923）铅印本	1923
39	裘庆元	《三三医书》《三三医报》《珍本医书集成》	杭州：三三医社	1924—1936
40	张松谷	《丹经指南》	民国铅印本	1925
41	吕子彬	《却病延年图说》	民国铅印本	1926
42	文明书局编	《诸病食养疗法》	上海：文明书局	1926
43	曼珠	《成金刚身内功修养学》	民国十六年（1927）铅印本	1927
44	褚东郊	《深呼吸与冷水浴》	上海：中华书局，1927年11月初版	1927
45	王贤宾	《意气功详解》	民国铅印本	1931
46	华梧栖	《卫生集》	弘化社，1931年8月初版	1931
47	沈宗元	《养生秘诀》	万有书局，民国二十一年（1932）石印本	1932
48	刘亚农	《廿世纪伤寒论》（附静坐疗病法）	聚珍阁印刷局	1933
49	陈乾明	《静的修养法》	民国铅印本	1934
50	董浩	《肺痨病特殊疗法——气功疗法》	杭州：祥林医院出版	1934
51	金倜盦	《强身不老法》（附国民保健体操）	上海：中西书局总店，1935年4月3版	1935
52	陈师诚	《养生导引术》	上海：康健书局，1936年4月初版	1936

（续表）

序号	作者	书名	出版单位或版本	年代
53	（隋）巢元方著，曹炳章编	《巢氏宣导法》	上海：大东书局，1936年12月初版	1936
54	曹炳章	《中国医学大成》	上海：大东书局	1936
55	（宋）愚谷老人辑	《延寿第一绅言》	商务印书馆	1937
56	程国树	《疾病饮食指南》（附治验录）	上海：中国医学研究社，1938年8月初版	1938
57	方公溥	《气功治验录》	民国铅印本	1938
58	杨践形	《指道真诠》	上海春江书局铅印本	1941
59	张国华	《身心保健术》	上海：群学书店，1947年3月初版	1947

图表信息参考书目：北京图书馆：民国时期总书目（1911—1949）：自然科学·医药卫生类，1995年版，371～478页，北京，书目文献出版社。

第四节　健身气功的对外交流

近代中国伴随着西方殖民的侵略，西学大量涌入，形成了一股“西学东渐”的文化思潮。进入20世纪，西方医学被全方位引入，随之也带来了西方的健康卫生保健知识，图书、杂志及报纸等形式的传媒也广为宣传，国外大量的养生保健类图书被翻译出版、刊行，中国人对西方事物的态度由最初的排拒，到逐渐接受西学。与此同时，气功也“逆袭”传往欧美，并在西方的医疗保健领域产生重要影响。该阶段，气功健身养生对外交流包括两个方面：国外养生保健著作的翻译和中国的养生著作向国外翻译传播。

一、国外著作的翻译

上海作为对外贸易的开埠城市，成为翻译发行的中心，当时较有影响的是“上海商务印书馆”和“上海医学书局”两家出版社，它们翻译出版了大量的养生保健类图书。民国二年（1913）至民国九年（1920）间，上海商务印书馆曾翻译了日本静坐法，其中包括《静坐三年》《冈田式静坐心理》《冈田式静坐法》《身心调和法》《心身强健之秘诀》等。上海医学书局也出版了丁福保等人翻译、编著的养生保健类图书。

（一）《冈田氏静坐法》

《冈田氏静坐法》一书，由蒋维乔编译，上海商务印书馆于1919年11月初版。冈田氏静坐法是由日本明治后期的冈田虎二郎所传授的静坐方法，为当时日本流行的两大静坐派别之一。冈田虎二郎教授静坐法，强调亲传口授，本人不从事著述，由其弟子著述。蒋维乔认为，“冈田藤田之书，平实说理，不为神秘之谈耳。唯其说能本乎科哲诸学，乃异于吾国古书所云”[①]。编译者的初衷是希望能够通过引进和介绍该书，使国人能更易于清楚地了解静坐法，并用之服务于身心健康，提高国民素质（图61）。

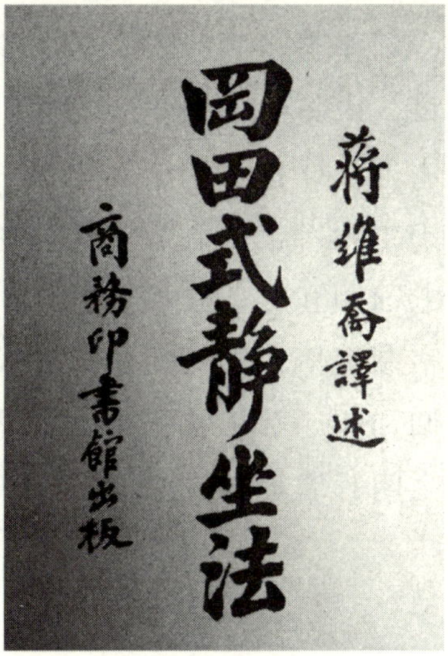

图61　《冈田氏静坐法》书影

①蒋维乔：《因是子静坐法·序》，1914年版，2页，上海，商务印书馆。

该书共分为5篇，第一篇主要介绍冈田虎二郎先生的生平，第二至第四篇分别介绍冈田静坐之方法、正呼吸方法和静坐原理，第五篇重点介绍注意事项。冈田静坐法的主要内容包括姿势、呼吸、腹力法和动摇。静坐的姿势均采用“跪坐”。冈田式呼吸法的特点是逆式腹式呼吸，冈田氏等称之为正呼吸，认为是健康者的呼吸。以腹力法为静坐时之要领，就是要全身之力集注于丹田，身体之重心安定于此处，这是被特别强调的[①]。

本书以大众易于接受的语言，首次将生理与心理理论用于静坐法当中，自该书引入以来，在国内引起很大反响，仅1919—1931年的十二年间就再版7次，可见其影响力之大[②]。

（二）《身心调和法》

《身心调和法》卷首的书名为《藤田式身心调和法》（原名《息心调和法》），日本人藤田灵斋著，灵华居士（刘仁航）译，蒋维乔校订，1916年11月初版，1920年第4次再版。

《身心调和法》原名《息心调和法》。息者，指鼻之呼吸言，属于生理者也。心者，指精神作用言，属于心理者也。以生理、心理两方面调和之，其始借径于呼吸，终则以精神为主、肉体为从，以精神宰制肉体，夫而后内外兼修，形神交养，以达修养之目的，故曰息心调和法。藤田式身心调和法源自于我国道家之术，藤田氏以科学系统说明其原理与方法，蔚为大观，有游徒数万人，在国内外有较大的影响。

①蒋维乔：《冈田静坐法》，1919年版，上海，商务印书馆。

②章德林：《调息静坐养生历史发展及文献研究》，2013年版，134页，南京，南京中医药大学博士论文。

该书共分6章，主要讲述调息养生功法。第一章“叙说”，介绍该修养之名称、目的、效果和种类。第二至第五章分别介绍了理论、呼吸、精神和实修。其中，理论主要从生理角度介绍疾病原理和血液效用，呼吸主要叙述呼吸的目的与种类，精神强调心主肉从和精神作用，实修主要写调息法和调心法。第六章是“结尾”。最后附录为医学上常见的呼吸法[①]。

藤田灵斋从科学的角度对其修养法的原理与方法进行了系统的说明。在书中，他提出应将人分成精神和肉体两个方面，身体方面即呼吸作用，精神方面则是人的意念，认为人的身体就是巧妙的防御机制，其中最为重要的就是人体的血液。人的血液有防御和营养的作用，如果人有足量的、充满活力及运行流畅的血液，人的身体必能健康强壮并能治疗一切疾病。然而足量、活力强、运行流畅的血液，只能通过呼吸法获得。在精神作用方面，藤田灵斋认为，精神作用可以影响人的身体。精神能影响人的感官，当人的心情愉快时，看见的所有事物皆是美丽动人的；当人的心情悲伤时，即使身处小桥流水也不能自得。精神还可以影响人的肠胃，心情悲哀时，则食欲减退，不思饮食；若心情舒畅则能食欲大增。精神能影响血液的运行，心情愉快时则面色红润。此外，精神还能制造物质，当人心情郁闷时，体内会产生有毒物质[②]。

（三）《江间式心身锻炼法》

《江间式心身锻炼法》，日本人江间俊一著，江夏云鹤译著，上海

①刘仁航、江夏云鹤：《身心调和法 心身锻炼法》，2011年版，太原，山西科学技术出版社。

②章德林：《调息静坐养生历史发展及文献研究》，2013年版，120～122页，南京，南京中医药大学博士论文。

商务印书馆于1919年5月初版。江间俊一是日本养生家、政治家，他在自身实践和研究的基础上总结出心身锻炼养生法。所谓心身锻炼，就是修养精神和肉体的健康。

全书共分10个部分，第一和第二部分主要讲作者经历和开创此功法原因，第三至第十部分讲江间式心身锻炼法的实验谈、方法、适宜人群、功效、哲学角度解析、性质等。最后附录为腹式呼吸法节要。

江间式心身锻炼法的目的是使判断力正确，使断行力刚果，使人无病长寿。作者在书中创新地提出“识的机能”和“动的机能”两个概念，认为只有拥有发达的识的机能和动的机能的人，才能将理想变成现实。所谓识的机能，即人面对一件事情能否做到深思熟虑和决定实施的能力；动的机能是指，既然决定做一件事，是否能勇往直前、百折不挠、意志坚定、不成不止。此外，江间俊一也提到，只有拥有发达的识的机能和动的机能的人，才能将理想变成现实①。

（四）《静坐三年》

《静坐三年》，日本人岸本能武太著，华文祺译，上海商务印书馆1916年5月初版，岸本能武太系冈田虎二郎先生的弟子。该书是他对冈田式静坐法学习和实践基础上的感悟心得。全书分为前、后两篇，包括“静坐篇”和“修养篇”两部分。静坐篇主要讲静坐法的方法、理论、功效等；修养篇则从哲学、宗教、社会学、心理学等角度对静坐法进行分析。

此外，这一时期还有国外翻译过来的同类书籍，如《保全生命论》《中外卫生要旨》《卫生工事新论》《卫生要旨》等，具体见列表。

---

①章德林：《调息静坐养生历史发展及文献研究》，2013年版，122页，南京，南京中医药大学博士论文。

近代国外养生类书籍翻译列表

序号	作者	书名	出版单位或版本	年代
1	（美）嘉约翰译	《卫生要旨》	益智书会，清光绪九年（1883）刻本	1883
2	（英）庆丕，（清）翟汝舟译著	《幼学操身》	上海：上海广学会，清光绪十六年（1890）铅印本	1890
3	（英）古兰肥勒撰	《保全生命论》	上海：上海制造局，清光绪二十七年（1901）刻本	1901
4	（日）南部常次郎撰	《卫生工事新论》	广智书局，清光绪二十九年（1903）铅印本	1903
5	（日）藤田灵斋撰	《心身强健之秘诀》	民国二年（1913）铅印本	1913
6	（日）岸本能武太，华文祺译	《静坐三年》	上海：商务印书馆，1916年5月初版	1916
7	藤田灵斋，蒋维乔校订	《身心调和法》（原名《息心调和法》）	上海：商务印书馆，1916年11月初版	1916
8	（美）吴尔 撰	《葆真法语》	中华基督教青年会全国协会书报部，民国七年（1918）铅印本	1918
9	（日）冈田虎二郎及弟子蒋维乔编译	《冈田氏静坐法》	上海：商务印书馆，1919年11月初版，1927年7月6版	1919
10	（日）江间俊一，江夏云鹤译著	《江间式心身锻炼法》	上海：商务印书馆，1919年5月初版	1919

（续表）

序号	作者	书名	出版单位或版本	年代
11	（日）桥本五作，雷通群译	《冈田氏静坐心理》，又名《静坐之力》	上海：商务印书馆，1920年6月初版	1920
12	（日）藤田灵斋	《藤田灵斋先生演讲录》《藤田式调和法前传略解》	厦门：集美大学合作商店刊行，1924年9月初版	1924

二、国内著作的外译传播

气功自创始就在相对封闭的环境中生存和发展，在这一过程中，精华卷携着糟粕。在近代文化的碰撞和交融中，这些问题日渐凸显，尤其是在西方体育和教育思想传入我国之后，对气功进行批判争论的不乏其人。在激烈对抗的思潮中，部分健身功法在传承中发展，中国的养生功法典籍也走出国门，向外传播。

中国传统导引术曾经对西方近代体育产生重大影响。较早传播到西方的是传教士Jesuit.J和J.M.Amiot于1779年所写的《精心三作》，成为沟通中西医疗体操的桥梁，它把中国传统导引术介绍到了欧洲。为此，著名学者李约瑟的《中国科学技术史》中说："值得注意的是，十八世纪时中国的治疗体操传入欧洲，并在现代的卫生和治疗方法上占有头等重要的地位。[①]"不久，就出现了瑞典医疗体操的先驱P.H.Ling的著作。因

①李约瑟：《中国科学技术史》，参见郝勤：《中国导引术与近代西方体操的比较研究》，载《体育文史》，1990年，18页。

此，有人推断Ling先生运用了导引的“动以养生”的理论与西方的“生命在于运动”的原理相交点，创造了瑞士体操，成为了西方近代体育的三大基石之一。体育界学者普遍认为，中国的医疗体操较之西方的近代卫生和医疗方法，具有一定的优越性，同时也对西方近代体育的发展产生了一定的影响。在近代史上影响较大的《因是子静坐法》，在后来不仅畅销全国，还被翻译推广至欧、美、东南亚诸国，其影响力之大可见一斑。

将中国的养生著作向国外翻译传播的近代西方人中，以德国人卫礼贤和英国人德贞最有代表性。

（一）《太乙金华宗旨》

卫礼贤[①]于1899年以德国同善会传教士身份来华，在山东青岛生活，并建立了“尊孔文社”，从事汉学研究，译有多种中国古籍。其中，他对道教内丹气功经典《太乙金华宗旨》一书的翻译，在西方产生了较大的影响。1929年，卫礼贤与荣格[②]联合署名出版了该书的德文版，引起西方学术界的巨大轰动和反响。1931年，该书由德文译成英文，多次重版，使其影响扩及整个西方，被认为是认识和理解中国传统文化中生命观的重要图书。该书后又由德文译为日文，题名为《太乙金华宗旨——道教长寿养生法》，使该书在日本得到广泛传播[③]。

自《周易参同契》以来，以易理论证内丹非常普遍，《太乙金华宗旨》即以易理为主要的理论基础。卫礼贤精通《易经》，他和荣格不

①卫礼贤（Richard Wilhelm，1873—1930），也叫尉礼贤、威廉，现通译为理查德·维尔海姆。参见莫东寅.汉学发达史［M］.北平文化出版社，1949：113.

②荣格（Carl Gustav Jung，1875—1961），瑞士心理学家，分析心理学首创人。

③徐树民：《德国汉学家卫礼贤与气功内丹术研究》，载《气功杂志》，1997年5期，198~201页。

但用《易经》诠释气功中的内丹，还把《易经》称为理解中国文化的“阿基米德点”[①]。

卫礼贤的翻译和荣格的评述，无不闪耀着“神明变化，各师其心”的思想。从心理学入手来研究气功，为我们提供了参考。他们认为，“金华”是道家练功时通过禅坐和沉思在体内出现的一种神秘光感，它会导致一种精神的顿悟，一种智慧的升华。“金华”也就是道家的“内丹”，是一种特殊的心理或心灵现象；而“金华”的秘密，就是人的心灵的秘密，是人真正的内在生命的秘密[②]。该书以“回光”为旨要，系统地阐释了气功丹道的理论和方法。这是一部在西方引起轰动并产生广泛影响的气功丹道专著，是较为系统地论述了中国古代身心观和生命炼养的经典之作。

（二）《中国的治疗艺术》

英国人德贞[③]于1895年在《北京东方学会刊》上发表了研究中国养生的文章——《功夫或医学养生术》。1886年，德贞又出版了节译自中医气功导引古籍的合集，并以《Chinese Healing Arts（中国的治疗艺术）》的书名出版，将《功夫或医学养生术》收录其中。全书分成前言、正文以及附录三大部分，正文部分共12章，其中有8章内容节译自中国古代养生典籍《遵生八笺》《福寿丹书》《服气祛病图说》《卫生易筋经》《中国的治疗艺术》等，翻译的书目多为中国养生气功类书籍。

---

①申荷永：《心理学理解的桥梁》，载《读书》，1996年6期，83页。

②同①。

③德贞（John Dudgeon，1837—1901），字子固，又名德约翰，英国苏格兰格拉斯哥人，英国伦敦教会传教医师。

总之，从整体上看，近代百年，东西方文化的碰撞与交融对健身气功的长远发展产生了积极的影响。气功传统功法中的五禽戏、八段锦和易筋经，在本阶段的发展中各自都有着与时代相关的特点，在继承中有所发展。受西方体操的影响，民国时期，体育养生家尝试以传统养生功法为基础，创编了八段锦舞、女子八段锦体操、五禽操和易筋经健身操等新式养生健身操。

以蒋维乔、丁福保为代表的近代养生家，为求唤起民性，广利众生，结合几十年的亲身经验，首次运用从欧美引进的生理学和心理学理论，对静坐的机理进行初步研究，客观地、科学地说明静坐法的科学机理，实事求是，简单明了。此时的静坐法超出了传统的运气、内丹和禅定等传统静坐功法，已发展成为一门既古老又科学的身心修炼方法，在近代风行了半个世纪，影响遍及中国与东南亚各地。

这一时期，五禽戏的继承和发展以席锡藩所著《内外功图说辑要》中所辑的《五禽舞行功法图说》为代表。五禽戏的主要特点是将新五禽戏与龙虎丹法联系起来，主要作为女子入室静炼前的修持功法而加以推广，所以每一势所绘图像也改作女子形态。

在清代梁世昌的《易筋经外经图说》产生之前，“八段锦”特指坐势八段锦，立势八段锦通常叫作“引导诀”“安乐歌”等。坐势八段锦形成的年代较早，功法口诀完备，流传广泛，影响深远，到了近代，由于历史的发展和自身的局限性，逐渐被立势八段锦所取代。而立势八段锦在此时逐渐定型并迅速流传开来，应该与西方体育文化的影响有一定关系。与坐势八段锦相比，立势八段锦更加接近西方体育文化的精神。

气功养生是兼备道、释、儒、医、武等众多养生哲理汇总凝练而成的。在西方新体育思想和练习方式传入之后，对气功进行批判挞伐的不乏其人。在这种剧烈动荡的社会背景下，对气功的发展产生了致命的影响。从长远来看，这些批判是气功成长过程中的一次革命性的洗礼。革故鼎新，传承精华，剔除晦涩难懂、故弄玄虚的糟粕，以科学的视角揭开气功健身机理的神秘面纱，使之更加健康地向前发展，也是气功发展的需要。

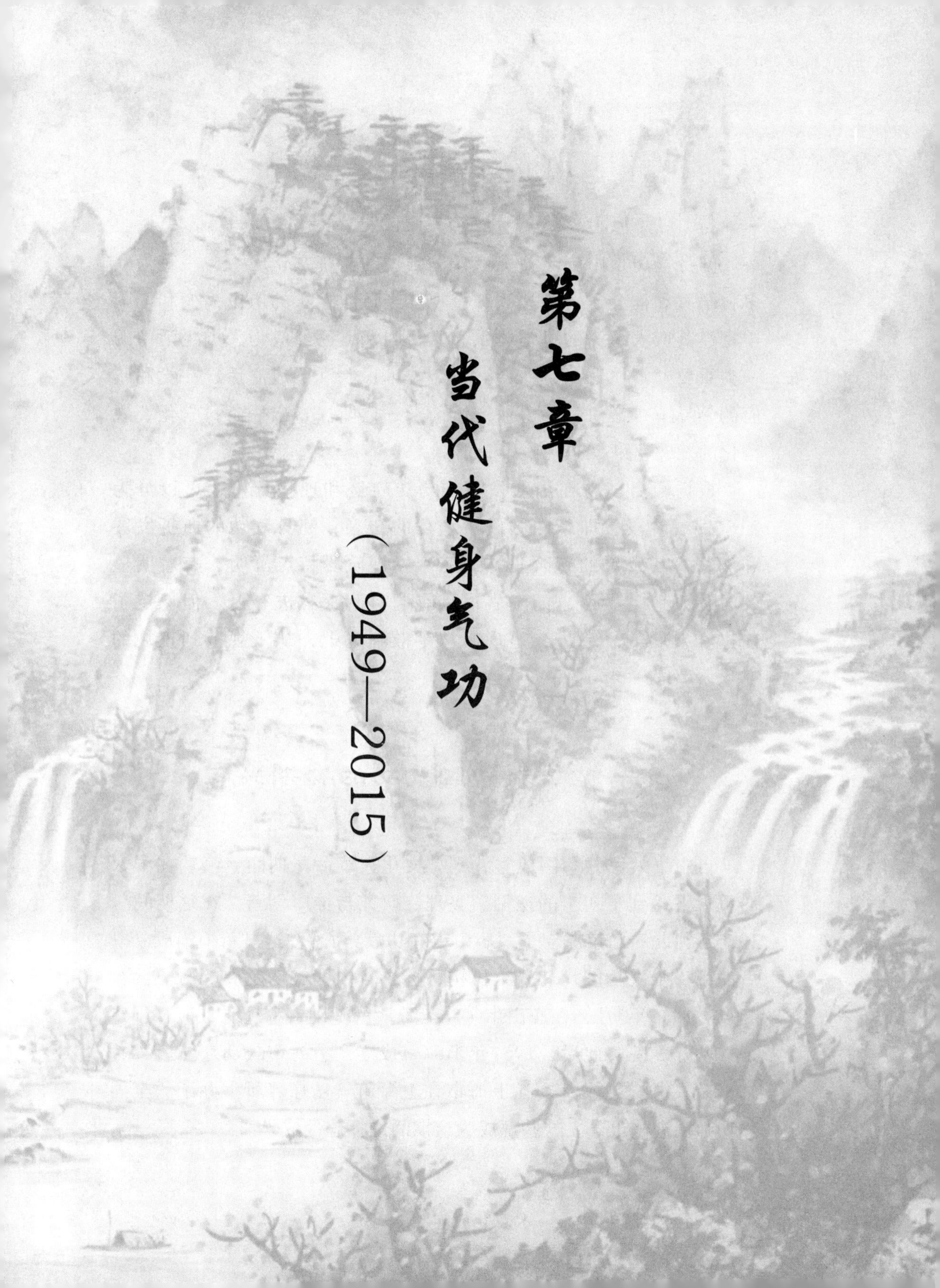

第七章 当代健身气功（1949—2015）

健身气功是中华文明史上最早出现的传统文化之一，一直为众多科学家和社会学者所关注和重视。经过数千年的历史演变和逐渐丰富，其博大精深的科学体系和文化内涵，已经成为人类生活中的一类重要财富。尤其是在1949年中华人民共和国成立后，在党和政府的领导下，健身气功事业继续前行，逐渐探索出一条科学化、规范化的发展道路。

根据健身气功在当代发展的历史轨迹和现状分析，可以分为三个发展阶段，即新中国健身气功的初兴、健身气功的曲折发展和健身气功发展的新阶段。这三个发展阶段特点鲜明，有着明显的时代特色。虽然总的发展过程有起有落、有进有退，但保持了前进和发展的总趋势，呈现出从零散到集中，从不规范到正规的变化。

第一节　新中国气功的初期兴起

自中华人民共和国成立，到“文化大革命”期间，气功在国家的重视下得到了初步的挖掘、整理、研究与推广创新。在这期间，1955年河北唐山市成立了“唐山市气功疗养所”，这是新中国成立以后的第一个气功医疗和研究机构，标志着中国气功发展的历史性新起点。1956年3月，在唐山市气功疗养所的基础上移址北戴河，创建了气功疗养院。此后，1957年上海市成立“上海市气功疗养所”。1960年，中央卫生部委托上海市在上海市气功疗养所举办了“全国气功师资进修班”。这些都成为这期间的标志性成果。

一、刘贵珍与北戴河气功疗养院

北戴河气功疗养院与刘贵珍密切相关。刘贵珍（1902—1983），河北威县人。他从小家境贫寒，抗战时期投身革命，在冀南行署工作，后因环境艰苦、劳累，积劳成疾，生命垂危。限于当时战争环境缺少医药的条件，组织上束手无策。当时刘贵珍打定主意，就是死也要死在老家，就向组织提出回老家养病，于是组织上派人用担架把他抬回威县大寺庄。回到老家后，在刘贵珍的远房叔叔、内养功传人刘渡舟的治疗下，经过102天的努力，刘贵珍竟然完全康复，他所患肺结核、胸膜炎、胃溃疡和严重的神经衰弱也奇迹般地痊愈了。当他回到冀南行署时，大家简直不敢相信自己的眼睛。刘贵珍将自己练内养功的情况如实地向领导汇报，并向组织提出拜刘渡舟先生为师，全面继承内养功，用这种古老的健身气功来为民众服务。经组织批准后，刘贵珍于1948年回到家乡，正式拜刘渡舟先生为师学练内养功。

刘贵珍学习内养功后，毕生与气功结下不解之缘。他热爱气功，把它当成自己的事业。为了挖掘传统功法，他潜心钻研古代典籍，利用一切机会，拜访气功名宿。1958年，他拜访了精于佛教天台宗止观功夫的蒋维乔先生。当时，蒋维乔先生已近90岁了，他曾经以《因是子静坐法》一书而名重一时。蒋维乔少年多病，学习气功后，身体康复，后钻研佛学，深入学习佛教天台宗的止观功夫，深得禅定三昧，晚年又修密宗。蒋维乔先生见刘贵珍求学极为诚恳，便为他深入介绍了自己对禅定功夫的实际证悟。这都使刘贵珍受益匪浅，也为刘贵珍先生成为一代气功大家打下基础①。

①余志超：《新中国气功事业的开拓者刘贵珍和他的内养功》，载《中国气功科学》，1999年10期。

新中国的气功事业可以说是从刘贵珍先生开始的，正因为他对气功的推广与倡导，才引起了政府的重视。从部队回到地方不久，刘贵珍先后被调到河北省邢台地区干休所、省第二干部疗养院教气功。1954年3月，刘贵珍又由保定借调到唐山，成立唐山市气功疗养所。

1955年12月，因工作业绩突出，卫生部部长李德全签署了对唐山气功疗法小组的嘉奖令，气功医疗由此进入新中国的医学领域，成为一种重要的治病、康复手段。这一年，刘贵珍在《中医杂志》发表了《在实验研究中的中医气功疗法》一文。在文中，他对“气功疗法”的操作方法以及原理和优缺点做了详细的介绍及分析，指出：“气功疗法是在医生的指导下，学会掌握坐卧姿势和呼吸方法，在安静和舒适的环境下，不吃药，不打针，不动手术，使本身的生理机能恢复到正常，达到医疗的目的。进行气功疗法，不需要特殊的设备，它是一种既经济又简便而有效的治疗方法。①”

受到卫生部的嘉奖后，刘少奇同志还专门听取汇报，对刘贵珍研究气功给予高度评价。此后，一些中央领导，如董必武、谢觉哉、林伯渠、李富春、陈毅、叶剑英等都找刘贵珍学习内养功。1956年，刘贵珍被评为河北省先进工作者、全国劳动模范，在北京举行的全国劳模会议上，受到毛泽东主席等中央领导人的接见。

1956年3月，刘贵珍在唐山气功疗养所，移址北戴河创建了气功疗养院，并亲任院长。1957年，刘贵珍编著的《气功疗法实践》一书出版，谢觉哉为该书题词：“气功疗法，人人可行，不花钱，不费事，可以却病，可以强身，可以全生，可以延年。”（图62）1957年，受国家卫生部和省卫生厅的委托，他连续举办了多期全国气功师资培训班，为各省、市培训了大量的气功人才。1959年，《内养功疗法》一书由人民卫生出版社出版，进一步促进了内养功的社会普及与推广。1961年7月

①刘贵珍：《在实验研究中的中医气功疗法》，载《中医杂志》，1955年10期。

25日，时任卫生部部长傅连璋在《中国青年报》上发表了《练气功好处多》，指出“近几年的实践进一步证实气功在增强体质防治疾病方面，的确有很好的效果。在神经系统方面，气功能够调整兴奋和抑制过程的平衡。气功有助于血液循环，能改善心脏功能。气功对消化系统的影响也很明显。气功使人体的新陈代谢旺盛，各种腺体的分泌增加，体重增加，情绪安定，从而提高工作、学习的效果。[①]”这一表述高度评价了气功的医疗价值。

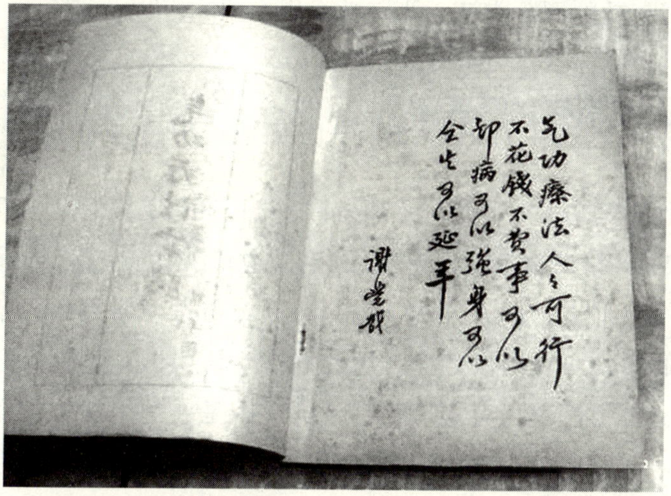

图62　谢觉哉先生为《气功疗法实践》一书的题词

作为当代气功事业的开拓者，刘贵珍先生是作出很大贡献的。他所传承的内养功看起来不外乎是吐纳调息法，但在临床上，内养功可以根据不同患者的阴阳辨证，运用多种调息法，疗效非常显著。由于内养功的呼吸方法有多种，口诀也有多种，因而刘贵珍在临床上往往是根据不

①傅连璋：《练气功好处多》，载《中国青年报》，1961-7-25。

同的对象采用不同的方法。例如，内养功的呼吸法有软硬两种：硬呼吸法有壮阳、补气的作用，效果快，作用猛，适合气虚阳虚一类病人；软呼吸法有滋阴的作用，适合于高血压一类的病人。这种因人施教的方法在临床上取得了很好的疗效。总之，刘贵珍先生对新中国初期气功事业的贡献可以概括为：一是确定气功名称，倡导气功疗法；二是把气功用于医疗实践，创办北戴河气功疗养院；三是多次举办气功培训班，培养了一批气功人才；四是大量挖掘了民间和古代的气功遗产；五是开展气功科研，对气功在临床上的疗效做了大量的实验，积累了丰富的资料；六是促进了气功的国际交流，为气功赢得了国际声誉。

二、上海市气功疗养所

随着北方气功的日益普及，不断被应用于医疗，上海也开始了这项工作。1955年和1956年，上海市卫生局邀请养生专家蒋维乔在上海举办了两期气功讲座。作为矢志于教育救国，与蔡元培等致力于中国近代教育改革的颇具声名的教育家，蒋维乔先生从民国开始就潜心于佛学和养生，旁及诸子哲学，著述宏富，他的《因是子静坐法》翻印数十次，是当时影响甚大的养生学著作。因此，无论是从教育，还是从佛学、哲学、养生学，蒋维乔都可算是一位不可忽略的人物。正因为如此，1957年7月1日，上海市气功疗养所宣告成立伊始，首任所长陈涛先生（1922—1968）就聘任蒋维乔为顾问。

上海气功疗养所成立后做了大量的气功推广和普及工作。1958年2月27日，上海气功疗养所邀请上海市练习气功有经验和心得的相关人士，以“内动感觉和外动现象”为问题中心，就“在练气功中自发的全身震动或不自觉四肢运动，是否是练静功的必然经过”和“所谓三关（尾闾、夹脊、玉枕）一通，究竟是否正确”两个问题进行了深入探讨。窥一斑而见全貌，对于类似问题的探讨，说明当时国内气功练习者已经在理论上开始进行深入思考。1958年，该所受到卫生部的表彰，陈涛本人被聘为中国医学科学院特约研究员。

其实，陈涛最早也是一位严重的神经衰弱症患者，受益于气功后，开始从事气功事业，并因此成为气功发展的积极推动者。在临床上，他多方扩大气功治疗病种；在科研上，与上海第一医学院合作，探索气功的健身和治疗机制；在教学上，举办全国气功师进修班，编写《气功科学常识》与《气功疗法讲义》；在他和医务人员的努力下，整理出一套名为“放松功”的气功功法，在全国推广，效果显著；在培养人才方面，卫生部委托上海市气功疗养所主办的“全国气功师资进修班”，为各地培养了一批专业人员。

在这一阶段，中国的气功形成北方以北戴河为中心、以内养功为主要内容，南方以上海为中心、以放松功为主要内容的两个传播和研究中心，为新中国初期的第一次气功发展高潮兴起发挥了积极推动作用。

三、气功的理论探索与发展特点

继北戴河气功疗养院和上海气功疗养所建立后，温州气功疗养院也建立起来，许多综合医院和各省疗养院均陆续开展气功临床医疗，如辽宁兴城工人疗养院、干部疗养院、八一疗养院、北京小汤山、亚非拉等，还有青岛、大连、太阳岛的疗养机构及南京中医学院附属医院等。

1959年10月16—31日，根据卫生部指示，在北戴河气功疗养院召开了全国首届气功学术交流会议。北京、上海、广东、福建、内蒙古、黑龙江、湖南、湖北、浙江、山西、河北、河南、吉林、辽宁、山东、江苏、甘肃等众多省市区的61个单位84名代表参加了会议。会议报告和交流的64篇论文中，许多与气功健身祛病有关。另外，通过对《气功疗法集锦》附录的“全国主要报纸、期刊发表的部分气功研究论文资料索引（1954—1966）”和“中国知网”的相关检索此时期发表的320篇论文分析可以发现：一是大部分论文涉及气功健身治病，并主要限于医学领域内；二是论文作者大多是气功医疗工作者或是医学院的相关研究者；三是论文大多是在相关专业医学期刊上发表，如《中医杂志》《上海中医杂志》《天津医药杂志》等，以发表在中医类期刊上居多。

这一时期，在上海和北京等地的一些科学家，如徐丰彦教授、邝安堃教授，对气功的生理基础和临床应用也进行了研究。胡耀贞先生在气功医疗方面也作出了重要贡献。

从新中国成立后第一阶段气功的发展特点来看，由于生活水平较低，生活资料相对缺乏，人们的健康势必会受到一定的影响，因而人们所关注的重点还是在医学气功方面，这与新中国成立初期整个社会发展的特点相适应。具体来说，唐山市气功疗养所的代表项目是应用内养功治疗消化性溃疡，上海市气功疗养所的代表项目是应用放松功治疗高血压，均着眼于临床治疗。全国气功师资进修班的学员来自各省市的医学院校和医疗单位。在这一方向的引导下，此阶段的气功应用于临床治疗的疾病逐渐扩大到慢性肝炎、肺结核、糖尿病等20余种，且大多在医疗单位中由医师指导进行。气功还被用作针刺麻醉的辅助手段。与此同时，围绕气功的临床治疗，判定气功疗效和探讨气功治疗机理的科学研究也有一定进展。例如开展了气功对呼吸、消化、循环、神经系统影响的一系列实验研究，取得了一批研究成果。这一阶段的气功发展讲求实效，前进比较平稳[①]。

第二节　气功的摸索发展阶段

“文革”期间，气功被打入“冷宫”。党的十一届三中全会以来，气功事业迅速得到恢复和发展，许多与健身密切相关的气功功法相继问世，受到人们的普遍喜爱，在20世纪80年代形成了气功高潮，各种气功

①刘天君：《近五十年来的中国气功发展概况》，载《养生大世界》，2004年7期。

组织陆续涌现。例如，1979年中华全国医学会召开了“全国气功研究汇报会”，1986年“中国气功科学研究会”成立，1989年“世界医学气功学会”成立等。与此同时，关于气功的研究日益兴盛，其影响远远超出单纯科研范围，不但涉及物理、化学、心理等自然科学界，还涉及历史、哲学等社会科学界，甚至涉及文学、音乐等艺术领域，一时间成为社会的热门话题。

一、气功科研机构的建立

1978年1月22—30日，全国体育工作会议在北京召开，明确提出“大打体育科技之仗”的要求。同年3月18—31日在北京召开的全国科学大会，宣告科学春天的来临。正是在这样的时代背景下，刘贵珍等气功师得到平反，北戴河气功疗养院恢复了门诊业务。

1979年7月，卫生部中医局局长吕炳奎等，组织上海、北京等部分科研人员和气功师，向时任全国人大常委会副委员长谭震林、国务院副总理方毅等领导，用当场测试的方法汇报了气功科研成果，对气功活动的发展起了有力的开拓作用。同年12月，北京市科协批准成立北京气功研究会。

1981年9月9日，在吕炳奎等的推动下，中华全国中医学会建立了全国性的气功科学研究会（以后改组为医学气功科学研究会），并通过了《中华全国中医学会气功科学研究会章程》。

1983年和1985年，北京和上海分别成立气功研究所。1984年和1986年卫生部委托河北省气功疗养院举办两期气功培训班，并由北京中医学院气功研究所、中国中医研究院、海军总医院、中国科学院、北京体育大学等20多个单位的科研人员组成北京地区气功科研协作小组。这些学术组织和气功专业研究机构的建立，促进了气功疗法的发展。

值得一提的是，中国中医科学院在1983年成立了气功研究室，1986年获得气功学硕士学位授予权。成立于1985年的上海市气功研究所，隶属于上海中医药大学。这两个单位坚持科学态度，弘扬科学精神，对祖国传统文化瑰宝之一的气功开展了一系列科学研究，取得了丰硕的研究成果。

1985年12月25日，经国家经济体制改革委员会批准，中国气功科学研究会正式成立，并明确其宗旨是团结广大气功界人士，把科研、教育、卫生、体育、文化等领域有志于从事气功研究的人员团结起来，开展气功的科学研究工作，为振兴中华、为祖国的四化服务，为科学文化的繁荣做贡献。

1986年2月23日，在中国气功科学研究会召开的座谈会上，钱学森发言指出，当前气功科学界的一项任务是“建立唯象气功学”。1986年4月30日，中国气功科学研究会在北京成立。在成立大会上，钱学森做了题为《团结一致，迎接新的科学革命》的讲话，认为：“气功和我国传统医学（包括中医、蒙医、藏医，还有其他的民族医学等）以及人体特异功能这几个方面综合在一起，一旦同现代的科学技术相结合……必然导致爆发一次科学革命。”在这里，钱学森对气功科学研究寄予厚望[①]。

1987年，中国体育气功研究会经国家体委批准成立，隶属国家体委、中华全国体育总会，该会主要从事气功研究、推广和普及等工作。

在各种气功科研机构纷纷建立的基础上，气功的对外交流与合作也取得了很好的成绩。从1986年起，上海市气功研究所就通过定期召开国际气功研讨会、举办各类国际气功学习班等形式，向国际友人介绍、宣传气功。1988年10月10日，中国、美国、日本、意大利、法国、澳大利亚、新加坡7个国家的代表云集北京，召开了第一届国际医学气功学术交流会议。大会认为，为了推动气功医疗保健事业，深入开展气功科学研究，加强气功学术交流和促进世界各地气功组织的团结合作，应尽快成立世界医学气功组织。同年10月12日，中国、美国、日本、意大利、

①钱学森：《团结一致，迎接新的科学革命》，载《中国气功科学》，1994年1期。

比利时、西德、苏联、芬兰、加拿大、菲律宾、新加坡、澳大利亚、西班牙及中国港澳台等国家和地区的代表召开筹备会，起草《关于成立世界气功组织倡议书》，协商有关事宜。在报请国家中医药局和卫生部核准，得到国务院有关领导审批后，1989年11月17日，在北京召开了世界医学气功学会成立大会。

这一时期，一些高等院校，如清华大学、中国人民大学、北京体育大学、北京航空航天大学、北京中医学院、武汉地质大学、武汉体育学院、聊城大学等纷纷开设气功养生课，进行气功科学研究。中国人民解放军总医院、海军总医院、中国中医研究院、北京西苑医院等医疗机构，还设立了气功医疗专门科室。

1993年10月，全国气功教育研究会成立；1996年6月，经中国科协批准，国家民政部注册，中国气功科学研究会科学普及工作委员会正式成立，标志着中国气功研究已踏上一个新的阶梯。

二、气功著述

在诸多气功科研机构逐渐建立的同时，社会上对气功的宣传力度也在不断加大。这一过程中，作为舆论宣传的最主要形式，大批气功杂志创刊，大批气功著作出版发行。

（一）气功刊物

1980年12月，《气功》杂志在杭州创刊，由浙江中医杂志社编辑，是中国第一家公开发行的气功期刊，早期为双月刊，后改为月刊，2001年改名为《养生月刊》。

1982年8月，《气功与科学》杂志在广州创刊，由广州气功科学研究协会主办，后改由广东气功科学研究协会主办，开始为双月刊，1984年改为月刊，于1999年12月停刊。

1983年，《中华气功》杂志在北京创刊，由中华全国中医学会气功科学研究会主办，开始为双月刊，1999年改为月刊， 2001年改名为《中华养生保健》。

1984年9月，《北戴河气功》杂志创刊，由北戴河气功疗养院主办，1986年改名为《中国气功》，2001年更名为《现代养生》。

1985年，《气功与体育》杂志在西安创刊，由陕西省委统战部主办，开始为双月刊，1994年改为月刊，于1999年年底停刊。

1986年2月，《东方气功》杂志创刊，由北京气功研究会主办，杂志创刊时为季刊，1988年改为双月刊，于2000年年底停刊。

1994年1月，《中国气功科学》杂志正式创刊，由中国气功科学研究会主办，于2000年年底停刊。

2004年，《健身气功》杂志创刊，由国家体育总局主管，中国健身气功协会、中国体育报业总社主办。为双月刊，是目前国内唯一一份国家级健身气功刊物（图63）。

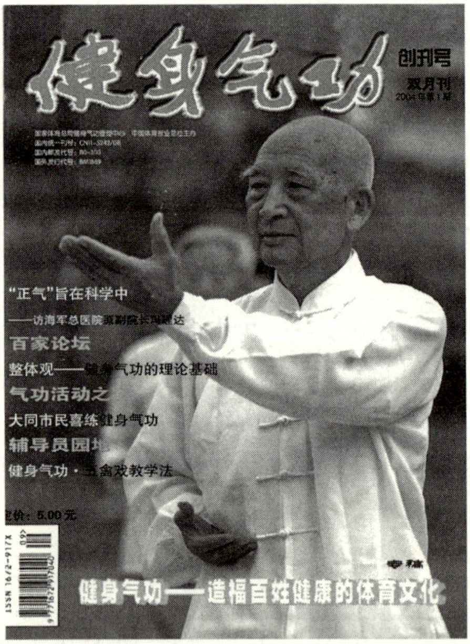

图63 《健身气功》创刊号

（二）气功书籍

同一时期，气功著作亦大量涌现，选取部分有代表性的气功著述列举如下：

1981年，阎海编写的《气功精选》在人民体育出版社出版，全书分各种气功练法、气功资料和练功典型等部分。1985年，阎海又出版《气功精选续编》，1993年再次出版《气功精选第三辑》。

1983年，马济人编著的《中国气功学》，由陕西科学技术出版社出版。

1988年6月，李志庸编写的《中国气功史》，在河南科学技术出版社出版。

1988年8月，裴锡荣、徐啸等编著的《中华气功发展史》，在天则出版社出版。

1989年7月，王卜雄、周世荣编著的《中国气功学术发展史》，在湖南科学技术出版社出版。

1985年起，林中鹏的《中华气功学基础教程》系列丛书出版，全套丛书包括《中华气功史导论》《中华气功学方法论》《中华气功学经典理论基础》《中华气功学功法原理》《中华气功学现代科学研究》等，兼收当代中外气功学者的研究成果。

1988年，林中鹏主编的《中华气功学》，由北京体育学院（现北京体育大学）出版社出版。同年，吕光荣主编的《中国气功辞典》，林雅谷与马济人主编的《中国医学百科全书·气功学》，李远国撰写的《中国气功养生学》，林厚省主编的《气功学》等分别由人民卫生出版社、上海科学技术出版社、四川省社会科学出版社、青岛出版社出版。

1989年，王极盛撰写的《中国气功心理学》，由中国社会科学出版社出版。

1990年，陶祖莱编著的《气功、科学与现代文明》，由华夏出版社出版。同年，吕光荣主编的《中国气功经典》系列全书，按照朝代分十卷辑录各朝大量气功经典典籍，在人民体育出版社出版。

1985年以后，各种气功研究书籍，开始走进人们的视野。收音机、报纸等传播媒介亦不断地介绍着各类气功。气功的发展，尤其是气功的宣传和普及，对增强广大民众的健身意识，普及健身形式起到了较大的作用。但与此同时，一些不良现象也在滋生蔓延，特别是通过各种媒体进入社会，对广大民众的身心健康甚至社会治安造成了一定的影响，这也是当时气功界一个显著的时代特征和社会文化现象。

（三）健身气功管理中心组织编写的成果

2001年6月5日国家体育总局健身气功管理中心成立后，为了配合健身气功养生理念和新功法的推广普及，组织专家编写了一系列健身气功书籍，这对新阶段健身气功的科学发展起到很好的推动作用。

2003年，组织北京体育大学、上海体育学院、武汉体育学院、首都体育学院、中国中医研究院西苑医院、北京中医药大学等单位专家编写了《健身气功·易筋经》《健身气功·五禽戏》《健身气功·六字诀》《健身气功·八段锦》等健身新功法丛书。2010年又组织清华大学、北京体育大学、上海体育学院、武汉体育学院等单位的专家编写了《健身气功·太极养生杖》《健身气功·导引养生功十二法》《健身气功·十二段锦》《健身气功·马王堆导引术》《健身气功·大舞》等健身新功法丛书。这些健身气功书籍，简要地介绍了各健身气功功法的源流、特点和习练要领，对功法的每个动作都进行了分解说明，附有动作要点、易犯错误、纠正方法和功理作用，以便于习练者参考对照，是习练健身气功的规范指导用书（图64）。

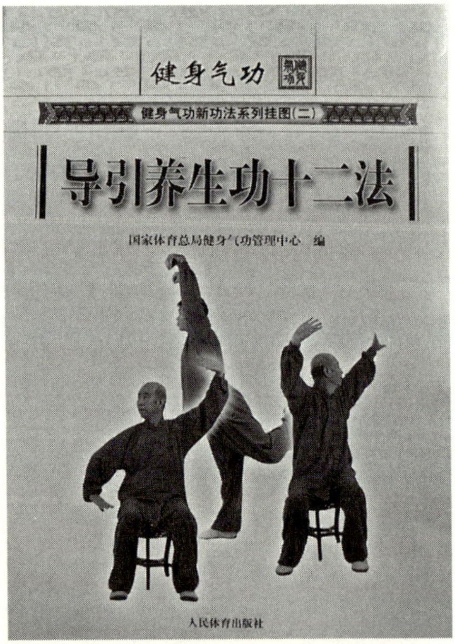

图64 《健身气功·导引养生功十二法》书影

2006年，组织专家编写《走进健身气功》，由北京体育大学出版社出版。该书从科学锻炼入手，用通俗易懂的语言和规范严格的数据，将有关健身气功的知识、理念介绍给广大读者，为大众开启了一道科学练功、科学健身的大门。2007年，《健身气功200问》在人民体育出版社出版。该书采用一问一答的形式，对爱好者在习练健身气功过程中经常遇到的种种困惑进行了解答。

2007年10月，组织专家编写的《健身气功社会体育指导员培训教材》由人民体育出版社出版。该教材是培训健身气功项目社会体育指导员的唯一专业教材，在充分吸纳《健身气功培训教程（试用）》和体育院校相关教材内容的基础上，参照大量文献资料编撰而成。全书分为上、下两篇。上篇为健身气功基本理论；下篇为国家体育总局组织编创的四种健身气功，包括健身气功概述、健身气功的历史渊源、健身气功的练功要素、健身气功的传统理论基础练功反应与偏差预防等。

《四种健身气功健身效果研究》和《五种健身气功功法效果研究》分别于2007年和2011年在人民体育出版社出版。这两本专著运用现代科学知识和手段，分别对健身气功·易筋经、五禽戏、六字诀、八段锦和太极养生杖、导引养生功十二法、十二段锦、马王堆导引术、大舞9种功法的健身效果进行了汇编，可谓是汇集多点研究成果，既独立成章，又浑然一体，数据可靠、实验严密、撰写规范，为9种功法的推广普及提供了翔实的科学依据。

2012年10月，国家体育总局健身气功管理中心组织编写了《健身气功常用词汇手册》，由高等教育出版社出版。该书收录词目三百条，除健身气功专用词汇以外，也收录了一些相关健身养生词汇。需要特别指出的是，此词汇手册增收了近些年来产生的新词新义以及使用频率较高的词汇。词汇手册采用小百科体例撰写，释义简洁规范、图文并茂、通俗易懂，既可作为健身气功教学和研究的工具书，也可作为练功群众的科普读物。

2013年1月，由中国健身气功协会审定的《健身气功竞赛规则》由人民体育出版社出版发行。全书主要内容包括竞赛组织机构，竞赛通则，评分方法与标准，竞赛功法难度动作名称、扣分内容及标准，竞赛场地示意图，竞赛表格等。

2013年，国家体育总局健身气功管理中心组织编订了《健身气功新功法系列挂图》，主要有易筋经、五禽戏、六字诀、八段锦、太极养生杖、导引养生功十二法、十二段锦、马王堆导引术、大舞等。

在国家体育总局健身气功管理中心的大力推动和组织下，围绕以发展健身气功项目、服务广大群众身心健康为宗旨编写的上述系列健身气功书籍，有效地推动了健身气功科学健身理念和方法的推广与普及。

三、健身气功管理工作的加强与群众性健身气功活动规范化发展

改革开放以后，人们的健身意识逐渐增强，社会上出现了广大群众以祛病健身为目的的“气功热”，参加气功锻炼的人数约有6千万之众，功法数百种，各种气功活动空前活跃，气功已经成为一项日趋广泛的群众性社会活动，在全民健身、祛病养生、提高身心健康等方面发挥着积极作用。但是，随着气功活动的迅速发展，一些不良现象也在滋生蔓延，有人借机诈骗敛财，有人进行封建迷信宣传，有的甚至危害社会安定团结。有关部门为了适应形势发展的需要，从行业角度进行规范和整顿。在六届全国人大五次会议上，中国气功科学研究会理事长张震寰等提交了第201号议案——《关于在学校开展气功科学的教学和科研的建议》。1987年7月16日，国家教委对此给予答复“从教育入手，开展气功科学的教学和科研，确有十分重要的意义”，而“为了在各级学校中开展‘保健气功’的教学和科研”，教育部早已于1986年9月修订了高等师范院校体育专业教学计划（试点方案），在必修课程中增加了“保健气功”课程。不但如此，国家教委还于1987年7月13日至8月12日在安徽师范大学举办了首届全国高校保健气功讲习班，以培养高校气功师。在这一背景下，北京体育大学、中国中医科学院、武汉体育学院、广州大学等高校和科研院所开始培养气功人才，一些高校则纷纷开设了保健气功、体育气功等课程。

为了有效引导社会气功活动健康发展，促进社会主义精神文明建设，遵照中央领导“要在大力提倡科学，坚决反对迷信，引导社会化气功活动健康发展等方面加强管理”的指示精神，中共中央宣传部、国家体委、卫生部、民政部、公安部、国家中医药管理局、国家工商行政管理局等部委于1996年8月5日联合下发《关于加强社会气功管理的通知》。《通知》明确指出，气功是中华民族宝贵的文化遗产，划分了政府各有关行政部门在社会气功管理工作中的职责范围及相互间协调共管的工作关系，确定了社会气功管理的重点；第一次提出什么是社会气功，什么是健身气功，什么是医疗气功，明确界定“社会气功是指社会上众多人员参与的健身气功和气功医疗活动”，“群众通过参加锻炼，从而强身健体、养生康复的，属健身气功”，“对他人传授或运用气功疗法直接治疗疾病，构成医疗行为的，属气功医疗”。《通知》的下发，标志着社会气功的管理已纳入到党和政府的议事日程，是社会气功迈向法制化、规范化、科学化管理轨道的开端。

1996年8月26日，国家体委办公厅下发《贯彻落实〈关于加强社会气功管理的通知〉有关问题的通知》，明确健身气功归口国家体委武术运动管理中心，中心下设气功部负责具体工作。以此为标志，中国以健身为特征的气功活动进入依法行政、规范管理和健康有序的发展阶段。

1997年5月7—9日，为进一步贯彻执行七部委《关于加强社会气功管理的通知》精神，国家体委武术运动管理中心在北京召开了全国健身气功管理工作会议，时任国家体委主任的伍绍祖出席并详细阐述了各级行政体育部门必须把健身气功工作纳入议事日程，且提出了具体要求。

1998年2月22日，国家体委正式颁发了《健身气功管理办法》（草案）。该管理办法是新中国诞生以来第一部由国家行政部门制定的气功管理法规性文件，它的诞生，标志着我国健身气功管理工作进入依法行政、依法治气的新阶段。

《健身气功管理办法》（草案）指出，“从事健身活动的企业、事业单位、社会团体和个人必须遵守下列行为规范”。①拥护中国共产党的领导，热爱社会主义祖国，遵守国家法纪和社会公德，热心健身气功事业；②不得借气功之名进行欺诈和封建迷信活动；③不得非法出版、经营气功书刊、音像制品及信息物；④不得通过各种媒体刊登、播放、张贴、邮寄未经体育行政部门审核同意的健身气功宣传广告；⑤不得妨碍社会治安。

2000年9月，国家体育总局颁布的《健身气功管理暂行办法》，对健身气功的概念做了进一步的阐述："健身气功是以自身形体活动、呼吸吐纳、心理调节相结合为主要运动形式的民族传统体育项目，是中华悠久文化的组成部分。"至此，健身气功的管理工作逐步走上正轨，群众性气功健身活动开始步入规范化轨道。

第三节　健身气功发展的新阶段

2001年国家体育总局健身气功管理中心的成立，标志着健身气功的发展进入一个新的历史阶段。健身气功管理中心成立之后，陆续编创推出健身气功新功法，先后颁布《健身气功管理办法》等系列规章制度，积极推动各省区市成立专门机构，在境内外举办形式多样的健身气功交流活动。健身气功管理工作，不仅走出制度缺失、管理滞后、谈气色变的困境，而且呈现出功法推广由城市社区向村镇、学校、企业和机关发展，业务骨干由辅导员向社会体育指导员和裁判员、教练员发展，活动组织由建站设点向俱乐部、培训基地发展，活动内容由推广功法向表演展示和交流比赛发展，项目建设由国内推广向国外传播发展的良好态势。

一、健身气功管理中心的成立与健身气功管理的规范化

在20世纪末对社会气功组织清理整顿的基础上，经中编办批准，国

家体育总局健身气功管理中心于2001年6月5日在北京举行了挂牌仪式，健身气功管理中心为国家体育总局直属事业单位（图65）。

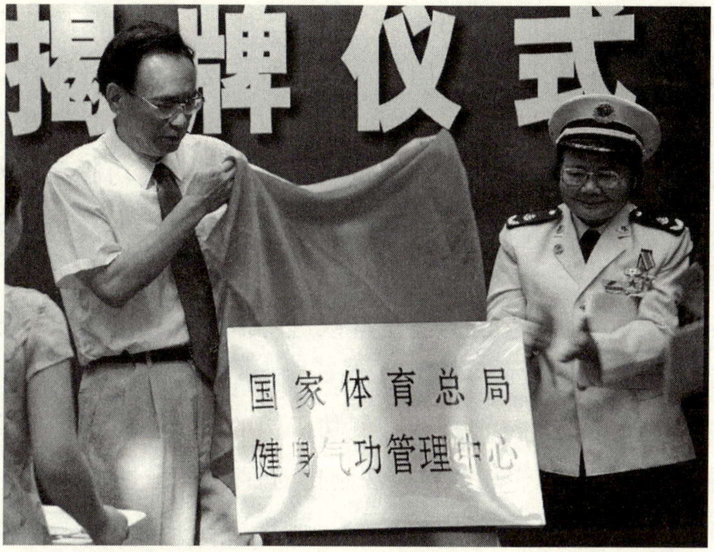

图65　2001年6月5日，时任国家体育总局党组书记李志坚与海军总医院副院长冯理达为健身气功管理中心成立揭牌

2003年2月28日，国家体育总局做出了《关于将健身气功列为我国正式开展体育项目的批复》（体竞字［2003］22号），同意将健身气功列为我国正式开展的体育项目，日常业务工作属国家体育总局健身气功管理中心管理，上级主管部门为国家体育总局，这为推动群众性健身气功活动的顺利开展奠定了坚实基础。

在健身气功管理中心成立初期，根据国内健身气功的发展现状，主要做了以下工作：

一是进一步健全规范各项规章制度。为加强对健身气功的管理，保障健身气功的健康发展，根据《中华人民共和国体育法》等法律法规，2003年1月13日，以国家体育总局办公厅名义下发了《健身气功活动站、点管理办法》，逐步健全完善了健身气功管理工作规章制度。

二是加强健身气功管理人才的教育培养。2003年11月，国家体育总局健身气功管理中心在上海举办了全国健身气功管理干部培训班，为切实加强健身气功管理队伍建设奠定了基础。

三是成立中国健身气功协会。2004年5月，经国家民政部批准，中国健身气功协会登记成立。中国健身气功协会是中华全国体育总会的团体会员，国家体育总局健身气功中心是中国健身气功协会的常设办事机构。与此同时，部分省区市和地市也相续成立健身气功协会，使其在政府和群众之间搭建起有效的桥梁和纽带，成为当地健身气功试行推广工作的重要依托。这些组织为当地健身气功的推广以及整个健身气功管理做了大量卓有成效的工作，为满足群众健身需求和维护社会和谐稳定发挥了重要作用。

上述措施的实施，特别是健身气功机构的设立，标志着健身气功这一体育项目进入科学化、规范化、法制化的管理轨道。

在国家体育总局的重视和领导下，健身气功中心积极稳妥地推进健身气功规范化管理，并确立了“讲科学，倡主流，抓管理”的总体工作思路。其中，“讲科学”是做好健身气功工作的基础。“倡主流”是做好健身气功工作的重要手段，是推动健身气功事业发展的根本。而“抓管理”，则是做好健身气功工作的关键和保障。在这一工作总体思路的基础上，按照中央的部署和要求，顺利完成了气功清理整顿工作，维护了社会稳定。与此同时，在遵循坚持依法行政、依法治体的方针下，加强建章立制工作，使得健身气功规范化管理局面基本形成，并积极探索出了健身气功管理的有效途径，形成了体育、公安、民政、街道等部门齐抓共管的工作机制。

在有关部门的积极支持配合下，在国家体育总局健身气功管理中心的指导下，围绕一个中心（以发展健身气功项目为中心），提供两个服务（为维护社会政治稳定服务、为满足广大人民群众健身需求服务），贯彻三条思路（讲科学、倡主流、抓管理），推广四种功法（易筋经、五禽戏、六字诀、八段锦），取得了可喜的成绩。在此推动下，到2004

年仅仅一年多的时间，全国已有12个省区市体育局成立了健身气功管理中心，有5个省体育局设立了健身气功管理办公室，有1个省体育局在相关机构下设立健身气功部，还有6个省和部分地市成立了健身气功协会。试行推广工作由13个省区市发展到29个省区市，站点由256个发展到762个，辅导员由110人发展到了1504人[①]，中国健身气功事业已步入正轨。

在2005年11月25日举行的全国健身气功管理工作会议上，国家体育总局局长助理晓敏指出，在如何对待气功这个问题上，国家体育总局提出的“讲科学，倡主流，抓管理”，就是健身气功管理工作总的原则；而总局制定的《健身气功管理暂行办法》和《健身气功活动站点管理办法》是开展健身气功工作必须遵循的依据；试行推广四种健身气功“积极稳妥、由点到面、分期分批”的要求，既是工作方法，也是方针政策。健身气功是行政许可项目，要使得健身气功朝着健康的方向发展，就必须切实加强组织建设，各级体育部门一定要把健身气功的组织建设作为首要任务来抓。特别是那些尚未建立专门机构的省区市，要主动向当地党委和政府请示汇报，主动地创造条件尽快建立起机构；已经建立起工作机构的省区市，也要加强组织建设，特别是要注重站点组织的建设，与社区、街道等基层行政单位密切结合，建立管理队伍，选准配强管理人员。与此同时，健身气功协会是开展群众健身气功工作的重要依托，健身气功协会作为社团组织，可以很好地把各方面人士团结起来、组织起来、利用起来，在政府和群众之间起到桥梁和纽带作用。一些地方的经验证明，推广四种健身气功由健身气功协会负责具体组织实施，可以避免政府直接出面管理带来的诸多问题[②]。

①牢固树立科学发展观 努力把健身气功工作提高到一个新水平，张发强同志在2004年全国试行推广四种健身气功工作会议上的讲话（摘要），http://jsqg.sport.org.cn/gg/2005-02-22/223893.html。

②2006年健身气功工作再上新台阶——国家体育总局局长助理晓敏在全国健身气功管理工作会议上的总结讲话（2005年11月25日），http://jsqg.sport.org.cn/gg/2006-02-10/223886.html。

健身气功管理规范化发展的基础，除了机构的建立，逐步完善的制度建设也是一个重要的方面。为此，国家体育总局早在2000年就制定颁布了《健身气功管理暂行办法》，2003年又制定颁布了《健身气功活动站点管理办法》。根据健身气功管理工作的发展需要，2006年对上述两个办法进行了修改合并，出台了《健身气功管理办法》，特别明确规定了开展健身气功活动、设立健身气功站点为国家规定的行政许可项目。除此以外，还先后制定了《健身气功科研课题管理办法》《健身气功项目实施〈社会体育指导员技术等级制度〉暂行办法》《健身气功竞赛规则》《健身气功裁判员管理暂行办法》，以及《中国健身气功对外技术等级评定办法》《中国健身气功对外技术等级套段细则》等。

经过几年的发展，健身气功无论在站点数量、参与人数，还是在相对应的组织结构与管理制度方面，都为健身气功的发展创造了前所未有的发展契机，但也同时出现了一些新的矛盾。在这一现实发展背景下，为了推动健身气功事业科学、规范发展，在反复征求各方面意见建议的基础上，2013年8月28日以国家体育总局办公厅名义正式印发了《健身气功发展规划（2013—2018年）》（以下简称《规划》）。这无疑成为健身气功在新时期发展的最为重要而积极的助推器。

《规划》由指导思想、基本原则、目标任务、对策措施、组织实施5个部分组成。其中，第一部分的指导思想，主要是对整个《规划》的基本定位，明确了“以完善管理体制和运行机制、丰富健身气功功法和文化内涵为重点”[①]这一核心内容，以及“进一步提高健身气功科学化、规范化、社会化、国际化管理水平”[②]这一基本发展目标。

①国家体育总局印发《健身气功发展规划（2013—2018年）》. http://www.sport.gov.cn/n16/n33193/n33223/n35169/n2320008/4621751.html。

②国家体育总局印发《健身气功发展规划（2013—2018年）》. http://www.sport.gov.cn/n16/n33193/n33223/n35169/n2320008/4621751.html。

第二部分的基本原则，则是在指导思想引领下更为具体的发展方式与趋向的规划。在服务大局、统筹兼顾、稳中求进这三个基本的原则之外，还着重对应健身气功项目在以往发展过程中遇到的“将气功‘神化’‘玄化’”①的误解等现实问题，强调了科学发展原则，明确提出要“倡导科学，反对迷信，把‘讲科学’贯穿到项目发展和管理工作的始终”②。

第三部分目标任务是《规划》的重点，是在指导思想与基本原则引领下，针对健身气功项目本身的发展现状、特点与趋势提出的更为具体的发展目标，基本涵盖了目前我国健身气功发展中所要解决的各个主要问题领域，分别体现在公共服务能力、组织管理体系、比赛活动体系、境外推广力度、人才队伍建设、科研宣传6个方面。且各个领域的具体目标依据现实发展的差异，在发展要求上也有相应的区分。如对公共服务能力和科研宣传这两个已经具备较好发展基础的问题，明确指出需要有“明显提高”；而对组织管理体系和比赛活动体系这样现实发展相对缓慢、基础相对薄弱的问题，目标限定则是“更加完善、基本形成”。

第四部分对策措施同样是《规划》的重要内容，基本是对应着目标任务中指出的6个主要问题领域而相应提出的发展对策，使发展目标得以通过更为明确而具体的、更具可操作性的表述体现出来。这一部分内容包括9个方面，分别涉及组织管理、经费投入、站点建立、品牌赛事、发展模式、对外推广、人才队伍、科研水平以及媒介传播9个具体问题。虽然各个具体问题间看似相互独立，但实质上都关涉到了健身气功的组织管理体系的完善问题，这也进一步明确了整个规划的侧重点还是在于组织管理机制的制定与实施层面上。

---

①虞定海、王林：《新编健身气功推广策略研究》，载《武汉体育学院学报》. 2009年1期，66~68页。

②国家体育总局印发《健身气功发展规划（2013—2018年）》. http://www.sport.gov.cn/n16/n33193/ n33223/n35169/n2320008/4621751.html。

第五部分组织实施，则是在具体的对策措施基础上对各级组织管理部门职能与责任分工的进一步明确。

《规划》作为健身气功发展的纲领性文件，明确了未来5年本项目发展的指导思想、基本原则和总目标，提出了健身气功国内推广、对外推广、科学研究、新闻宣传的发展领域、主要目标和策略措施，清晰地勾画出健身气功的发展蓝图，为健身气功各项工作指明了方向。使健身气功管理工作做到了有法可依、有章可循，向法制化、规范化迈出了坚实的步伐。

二、健身气功的创新与推广

进入20世纪以后，为了推动健身气功这一传统体育项目沿着正确的方向发展，中央领导明确指出，“气功是中国几千年传统文化的组成部分，其中有一些有益于人体健康的合理成分，也有宣扬愚昧迷信的糟粕部分，我们对气功不能一概否定，否则就不是唯物主义者。关键是如何取其精华，去其糟粕，加强管理，既使其为人民的身体健康发挥积极作用，又不被别有用心的人用来危害社会政治稳定[①]”。根据中央领导的指示精神，在国家体育总局的领导下，健身气功管理中心在广泛调研的基础上，充分利用有限的科研资源，大力开展科研协作，全面加强科研管理和服务保障，依托有关体育、中医院校、科研院所，积极创造条件，开展健身气功科研工作。并从挖掘整理优秀传统养生健身功法入手，通过编创健身气功新功法，积极引导群众开展健康文明的健身气功活动，以达到满足广大群众的多元化健身需求。

健身气功新功法的编创，是严格按照科研课题方式进行的。2001

①国家体育总局：《拼搏历程 辉煌成就——新中国体育60年（项目卷）》，2009年版，486～501页。

年，经国家体育总局科教司批准立项，向全国20所具有气功教学和科研实力的体育、中医院校和科研单位公开招标，并本着“公开、公平、公正”的原则，举行了竞标会。经过激烈角逐和评审，北京体育大学、上海体育学院、武汉体育学院和中国中医科学院（原名中国中医研究院）西苑医院、北京中医药大学等单位申请的历史悠久、深受广大群众欢迎且具有品牌效应的易筋经、五禽戏、六字诀和八段锦4套功法的研究课题中标。

这4套新功法的研究在国家体育总局科教司立项的基础上，获得了国家体育总局群体司体育彩票公益金的资助。经过一年时间的艰苦努力，在继承传统优秀气功的基础上，富有时代特色的易筋经、五禽戏、六字诀、八段锦4种健身气功编创整理完成。4种健身气功动作优美，内涵丰富，深受广大群众喜爱，目前已成为我们推广普及健身气功的基本功法。

易筋经、五禽戏、六字诀和八段锦4套功法的动作素材均是来源于历代文献资料。为做好编创工作，各课题组进行了数百万字的文献检索考证和广泛的交流研讨，先后在北京、上海、湖北武当山等地举办了传统功法观摩研讨会。在反复比较、认真吸收传统功法不同流派优点的基础上，对功法基本动作进行了编排，并结合时代特点有新的发展、新的突破。为检验新功法的科学性和群众接受程度，在有关体育行政部门、街道社区的积极支持下，各课题组分别在北京、上海、河南、黑龙江、江苏等地进行了为期数月的新功法试验。同时开展了科研测试和问卷调查，采集数据数万个，取得了一些有价值的成果。

正是在上述基础上，健身气功管理中心于2003年10月在北京召开了全国试行推广4种健身气功工作会议，并研究部署了试行推广4种健身气功的工作。当年的6月、12月，还分两批在北京、上海、黑龙江等20多个省市启动了有关试行推广工作，并先后举办了4种健身气功辅导员培训班和日本健身气功爱好者培训班。编辑出版了4种健身气功图书，努力打造4种健身气功精品，为全面开展4种健身气功推广工作，进一步加强健身气功管理，创造了良好的开端。

为进一步检验4种健身气功的健身效果，在推广试行不久，经总局科教司批准立项，国家体育总局健身气功管理中心又组织了6个课题组开展了“四种健身气功健身效果研究”，历时两年，其中问卷调查涉及7个省市5322人，实验观察样本量总人数1203人。结果表明，坚持习练4种健身气功对人体的生理机能、身体素质以及心理状态等方面都有积极的改善。

经过3年的推广试行，以推广普及4种健身气功为主要任务的各项工作取得了明显成绩和进步。仅2006年一年的时间，全国各省区市就举办了不同层次的培训班100余次，培训管理干部和辅导人员5000余人次；各地举办各种形式交流展示活动60余次，组团到13个国家和地区进行推广宣传活动，并首次举办了国际交流展示大会。

由于编创和测试工作科学严谨，4种健身气功推出后受到越来越多爱好者的欢迎。专家们普遍认为，健身气功新功法具有4个显著特点：一是既吸收了传统功法的精髓，又体现了时代特色，是对中国民族传统文化的继承和发扬；二是博采众长，凝聚了各方面专家学者、各级体育行政部门和参加试验群众的辛劳和汗水，是集体智慧的结晶；三是坚持以中、西医、体育以及相关现代科学理论为基础，进行了较为严格的科学实验检验，具有明显的健身、养身效果；四是动作简单易学，形态优美，群众认可度高。

从2008年开始，为满足不同人群的练功需要，国家体育总局健身气功管理中心又着手组织编创新的健身气功功法。新功法的编创同样以科研课题的形式进行，通过公开招标、公开竞标、严格评审，在全国20多所具有健身气功教学和科研实力的院校及科研单位中确定了清华大学、北京体育大学、上海体育学院、武汉体育学院承担新功法的编创工作。并初步确定以太极养生杖、十二段锦、导引养生功十二法、马王堆导引术和大舞5种健身气功功法为子课题。各子课题组在编创工作中以尊重历史、尊重科学为原则，先后进行了大量的文献检索考证和广泛的交流研讨，开展了严格的科研测试和问卷调查，在此基础上对功法动作反复推敲，对功理、功效反复论证。经过两年多的努力，于2010年编创完成并正式出版5套健身气功功法丛书。

这5套新的健身气功功法，以其明显的健身养生效果以及动作简单、柔和舒缓的运动风格，深得习练群众的喜爱。新功法内容丰富，既有徒手的，又有器械的，既有站势的，又有坐势的，动作简单易学、形态优美。新功法以体育、中西医等相关学科理论为基础，运用运动医学、心理学、社会学等学科的研究方法和手段，获得了较高水平的研究成果，具有较为明显的健身、养生效果。新功法的创编既体现了历史的传承性和创新性，又体现了健身气功科研在深度和广度上的拓展。

三、加强基层站点建设和人才培养，保障健身气功规范化发展

健身气功管理可以说是一项全新的工作。国家体育总局健身气功管理中心成立以后，首先把基础建设作为管理工作的重中之重来抓。

在基础建设方面，活动站点基层组织建设是一项重要工作。国家体育总局从2005年开始实施“和谐站点”工程，这类活动站点基层组织建设的原则是以和谐站点为主、复合站点为辅、面向广大群众提供公共体育服务的公益性推广模式，这也是健身气功最基本的推广普及模式。在这些站点的建设上，国家体育总局主要关注了以下两个方面。

第一是坚持了和谐站点建设的自愿性。在站点的设立上，对各地不做硬性规定，也不一味追求数量，只要求根据当地情况尽力满足当地练功群众的需要。在站点的注册登记上，各地比较好地采取了自愿申请、政府审批的做法。在练功人员的确定上，也是本着自觉自愿的原则，充分尊重个人的健身爱好。各省区市在体现自觉自愿方面创造了不少好的做法。如一些地区建立的新站点是在老站点练功群众越来越多的情况下分解出来的，形成了“滚雪球”的发展模式。再如江苏南京开展的广场

教学和山东淄博开展的电视教学，谁想学就跟着学，掌握基本功法后再分流到老站点或建立新站点继续习练。这些有效的做法，充分体现了政府主动服务、群众自愿参加的工作原则。

第二是坚持了和谐站点建设的包容性。站点也是一个社会细胞，需要营造和谐的环境，需要保障各方面的权益。如站点活动内容无疑是以习练健身气功为主，但由于健身气功锻炼强度不大，加之习练人群还有其他爱好，健身气功站点同样可以开展多种形式的文体活动。据调查了解，许多练功站点的活动内容至少有2～3项。河南洛阳、山西大同和河北唐山的一些练功站点还开展了自娱自乐的文化活动。健身气功站点的包容性，不仅丰富了活动内容，而且满足了不同人群的健身需求，增强了站点的吸引力和生命力。

在上述工作的前提下，国家体育总局每年用体育彩票公益金100万元资助地方建立500个站点，为所建站点培训管理人员和辅导人员，向所建站点配发音响器材和教材资料。这些做法有效地牵引了各地对站点建设的投入，各地的站点得到迅速发展。截至2005年10月底，全国的健身气功活动站点数量从2004年的762个发展到2000多个，31个省区市和新疆生产建设兵团都有了健身气功活动站点。站点数量超过100个的有山东、江西、河南、河北、云南、重庆、甘肃、湖北、内蒙古9个省区市。其中江西、浙江、江苏、上海、甘肃、福建、重庆、吉林、湖北和新疆生产建设兵团的站点，发展到辖区所有地市一级，江西的站点还延伸到了所有的县市。到了2006年11月底，全国健身气功站点已经发展到5000多个，覆盖了全国31个省区市的389个地市和区县，习练群众达到近35万人，与上一年同期相比翻了一番。2006年和2007年每年以2000多个站点速度递增，比前些年的累计数量增长了2倍。在健身气功工作发展比较快的地区，站点建设已经由城市广场、公园、社区向厂矿企业和乡镇发展。各地站点的建设管理规范，活动有序，成为了推广健身气功的主阵地。

发展至2009年，全国的健身气功站点达到1万多个，习练群众约100万人。而截至2012年年底，全国正式注册的健身气功站点已达15469个，习练群众达到150多万人。同时还以合作命名的方式挂牌成立了峨眉山首家全国健身气功培训基地（2013年又增加了九华山国际健身气功培训基地），命名成立两家中国健身气功协会俱乐部，进行阳光体育健身气功中小学试点工作，从而开辟了健身气功人才培养、社会化推广和学校教学的新领域，拓宽了健身气功推广工作的途径。2013年，“我国健身气功的站点数量已经达到了19510个，增长幅度近30 %；群众参与人数约27万人次，较往年相比增加了35 %；举办健身气功交流展示系列活动567场，这一数字也近乎是往年的3倍之多[①]”。2015年，全国健身气功注册站点达到27838个，站点习练人数3520207人，全年仅举办百城千村交流展示系列活动就达3356场，超过241万人次参与（图66）。

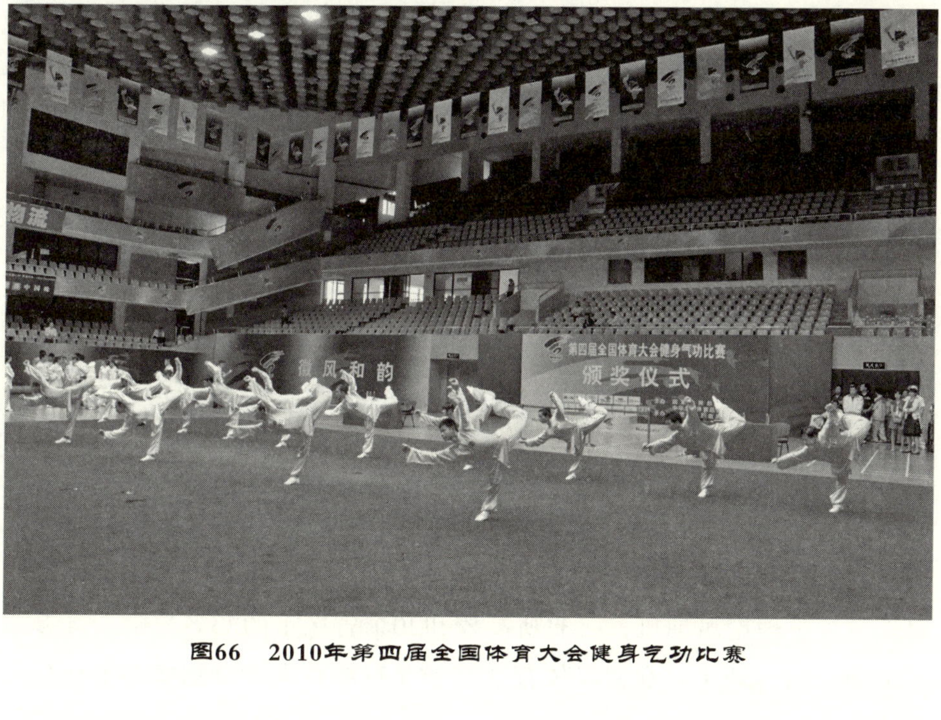

图66　2010年第四届全国体育大会健身气功比赛

①创新突破谋划蓝图 健身气功事业稳步推进，http://www.sport.gov.cn/n16/n1107/n2069668/5006220.html。

除了活动站点基层组织的建设，注重骨干队伍建设也是保障健身气功的规范化管理的重要工作。健身气功管理中心成立之初，就从健身气功科研队伍的实际出发，网罗科研人才，组建科研队伍，积极开展人才培养工作。随着科研工作的深入发展，又通过开展课题招标、组织课题攻关、举办培训班等形式，在科研人才的培养和科研队伍的建设上投入了相当的精力，使科研队伍的整体素质有了明显提高。

国家体育总局局长助理晓敏在2005年11月25日举行的全国健身气功管理工作会议上指出，发展健身气功事业，必须拥有一支自己的骨干队伍。健身气功是一项政治性、政策性、业务性都很强的工作，这就要求从事健身气功工作的同志要具备对健身气功方针政策的贯彻能力，具备对健身气功精华糟粕的鉴别能力，具备对健身气功各种活动的组织能力，具备对健身气功齐抓共管的协调能力，具备对健身气功风险防范的应变能力。这五种能力主要是对健身气功管理干部而言的。加强队伍建设还应该包括科研人员和教学辅导人员在内。广大专家学者是帮助我们做好健身气功工作的“智囊”，教学辅导人员是我们推广工作的一线骨干。对上述三支队伍，我们不仅要做到人员落实，而且要关心他们的工作、学习和生活。从事这项工作的同志也要增强光荣感、责任感和使命感，切实把健身气功工作当作党的事业、人民的事业和自己的事业来干，爱岗敬业，淡泊名利，无私奉献，以自己优异的成绩为人民群众办好事，服务好[①]。

为提高管理干部的政策水平和业务能力，仅在2009年之前就先后举办了管理干部培训班6期，受训564人次，并召开7次全国健身气功管理工作会议。其中包括2月份在北京体育大学举办了为期一周的全国健身气功对外教练员理论培训班，有31所高校和20个省区市的83名教学人员参加了培训；7、8两个月在武汉体育学院和北京体育大学分别举办了社会人

①2006年健身气功工作再上新台阶——国家体育总局局长助理晓敏在全国健身气功管理工作会议上的总结讲话（2005年11月25日），http://jsqg.sport.org.cn/gg/2006-02-10/223886.html。

员功法培训班，共培训学员150名，首次尝试了社会招生、有偿培训的路子；8月份在上海市太平洋会议中心举办了国际首期裁判员培训班和健身气功·六字诀、十二段锦培训班，培训海外骨干203人次；8月份在上海体育学院举办了首次高校师资培训班，有63个院校的70名教师参加了培训；10月份在厦门举办了全国健身气功裁判员、教练员培训班，为省区市培训业务骨干70多名；10月份在大连举办了全国健身气功科研骨干培训班，来自全国43所院校和科研单位的专家学者参加了培训；11月份在南京举办了健身气功·十二段锦、马王堆导引术新功法培训班，共培训学员161名。上述培训班的举办，为健身气功推广工作的全面发展提供了可靠的人才保障，对管理干部起到了以会代训的目的[①]。

根据健身气功工作的发展需要，国家体育总局健身气功管理中心还每年举办不同类型的健身气功教学骨干培训班，培训人数每年都在增加，各省区市也普遍开展了不同层次的骨干培训。以2012年为例，就举办了全国健身气功管理干部培训班、全国高等院校健身气功师资培训班、全国行业体协健身气功培训班、全国健身气功竞赛功法教练员培训班、健身气功社会体育指导员巡回教学志愿服务活动等一系列教学培训活动，共培训各类骨干764人。并在各地开展了不同层次、不同形式的培训，有力保证了健身气功骨干数量和素质进一步提高，为推动事业发展奠定了坚实的人才基础。2013年，国家体育总局健身气功管理中心又依托武汉体育学院和峨眉山培训基地就举办了4期培训班，分别对国家级、一级、高校的418名健身气功社会体育指导员进行了培训。举行了6场巡回教学志愿服务西北行活动，为基层培训骨干653名。举办1期行业体协培训班，培训学员50余名。截至目前，全国已有国家级社会体育指导员200余名，一级社会体育指导员近2000名[②]。

①国家体育总局：《拼搏历程 辉煌成就——新中国体育60年（项目卷），2009年版，486～501页，北京：人民出版社。

②国家体育总局健身气功管理中心常建平主任在2014年全国健身气功管理工作会议上的讲话。

2014年，国家体育总局健身气功管理中心专门设立了“健身气功精英计划”这一高层次专业技术人才培养计划。该计划拟用2～3年的时间，对从全国遴选的32名优秀中青年专业技术人才进行重点培养，希冀造就一批政治素质好、业务能力精、创新意识强、工作作风实的中青年专家队伍，使其成为推动健身气功事业国内外发展的生力军。为此，健身气功管理中心首先于2014年组织了两期全国“健身气功精英计划”培养对象高级研修班，邀请国内最高水平的专家进行授课。这一被纳入总局优秀人才培养计划的“健身气功精英计划”，为全面提升学员的综合素质奠定了坚实的基础。

四、健身气功活动的普及与推广

群众体育的一个重要特点就是要有活动，健身气功项目也不例外。只有善于融入丰富多彩的全民健身活动中去展示自己的特色，才能激发练功群众的积极性，才能提高和谐站点建设的水平。随着健身气功站点数量的发展，随着编创功法的推广普及，国家体育总局健身气功管理中心在健身气功活动的普及与推广方面做了一系列工作。

首先是组织了全国性健身气功交流展示系列活动。2004年江西宜春的健身气功队伍在第五届全国农运会开幕式上表演了4种健身气功。2005年有11个省区市参与了全国健身气功系列展示活动。尤其是2005年9月，为了纪念《中华人民共和国体育法》和《全民健身计划纲要》颁布十周年，由国家体育总局健身气功管理中心、中国老年体协和有关省区市联合主办了主题为“科学习练气功，共建和谐社会”的展示活动，活动先后在北京、四川、内蒙古、山东、安徽、河北、河南、重庆、云南、上海、江西11个省、市、自治区举行，历时3个月，各地的展示活动形式多样、各具特色，规模从几百人到上千人，充分展现了练功群众健康向上的精神风貌，宣传了健身气功的良好形象，为练功群众提供了一个很好的学习交流机会。这些展示表演，不仅极大地激发了练功群众的热情，而且产生了非常好的社会影响。

为唱响“全民健身与奥运同行”主题，国家体育总局健身气功管理中心从2007年开始组织了全国百城健身气功系列展示活动。在这一活动中，全国有30个省区市的126个城市举办了286场交流展示活动，表演的练功群众约20万人。2008年举办了全国百县千村和全国百大公园健身气功系列展示活动，有29个省区市的145个城市举办了270场交流展示活动，表演的练功群众约21万人。这一全国百城千村健身气功交流展示系列活动的实施，可以说是一项创新性的工作，为了使其在不断总结完善中发展成熟，国家体育总局和各地政府及相关部门每年都对这项活动划拨专项经费。为了确保质量，有关部门不仅做到有部署有检查，而且严格评奖标准，明确规定组织举办5场以上专项活动，上报评奖材料齐全真实的省区市体育部门可评为“优秀组织奖”；城市和乡镇一次活动分别达到1000人和500人以上，上报评奖材料齐全真实的举办地体育部门可评为“最佳展示奖”。从这项活动各年度组织情况看，不仅比较好地执行了活动工作预案，而且相关措施也得到很好的落实。仅经过一年多的实施，就开始大见成效，2009年4月，在杭州、重庆举行了全国百城和千村健身气功交流展示系列活动启动仪式，之后全年有23个省区市陆续举办百城和千村展示活动132场，参加表演展示的群众有10万余人次。6月，在武汉举行了第三届全国健身气功交流比赛大会，有30个省区市和计划单列市的266名运动员参加了比赛。8月，在秦皇岛参与组织了第一届全国老年人体育健身大会健身气功比赛，全国有38支代表队共455人参加。9月，在亳州举行了首届中国健身气功博览会，有3000多人参加了功法比赛、表演展示、教学培训、产品展销等活动。与此同时，各省区市也组织了不同层次的健身气功活动。全国健身气功活动此起彼伏地开展，产生了很好的社会效应，推动了健身气功工作的发展，不仅激发了广大群众习练健身气功的热情，而且为迎接首个全民健身日营造了氛围，也为全国体育大会健身气功比赛奠定了基础。

百城和千村展示活动带来了广泛的影响，并在全民健身活动中起到了示范带头作用。截止到2011年，共举办“百城千村”交流展示活动1000多场，参加展示的练功群众累计达90多万人次，为全民健身活动营造了良好的社会氛围。在每年的“百城千村”活动启动仪式上，国家体育总局领导都出席并给以鼓励，健身气功中心也投入专项经费达200多万元，从经费方面给予了大力支持。

在全国百城千村健身气功交流展示系列活动的开展过程中，有关部门和各个地方还将其与当地的各种活动的举办结合起来。如在每年的8月8日“全民健身日”活动期间，各地都组织练功群众进行健身气功表演展示。在2008年北京奥运会前后，各省区市体育局普遍举办了不同类型的健身气功交流展示，而北京市更把“百城千村”展示活动与迎奥运活动统一安排，使这一活动异彩纷呈。2010年8月14日，北京市又在鸟巢奥林匹克景观大道组织18个区县的练功群众，举行了万人交流展示大会。在安徽亳州，把“百城千村”活动放在“华佗养生健身节”期间举办，河南许昌把“百城千村”活动放在“三国文化节”期间举办，浙江杭州把“百城千村”活动放在“西湖博览会文化节”期间举办，云南临沧把“百城千村”活动放在“泼水节”期间举办，从而使“百城千村”活动产生了事半功倍的效果，也使“百城千村”活动产生了一举多得的效应，形成了政府推动、上下联动、群众主动的良好局面。

作为国家体育总局健身气功管理中心持续组织开展的一项品牌活动，在2011年9月21日的第十四届世界群众体育大会上，“百城千村”活动荣获国际奥委会首次设立的群众体育奖，罗格主席亲自颁奖。这是中国群众体育的荣誉，也是对广大健身气功工作者的巨大鼓励和鞭策。

从2013年开始，全国百城千村交流展示活动增加了启程和闭幕仪式，设计了会旗并举行交接仪式，取得了很好的效果。仅2013年一年共有27个省区市举办百城和千村活动共567场，参与群众约27万人次，活动场次较往年翻了近2番（图67）。

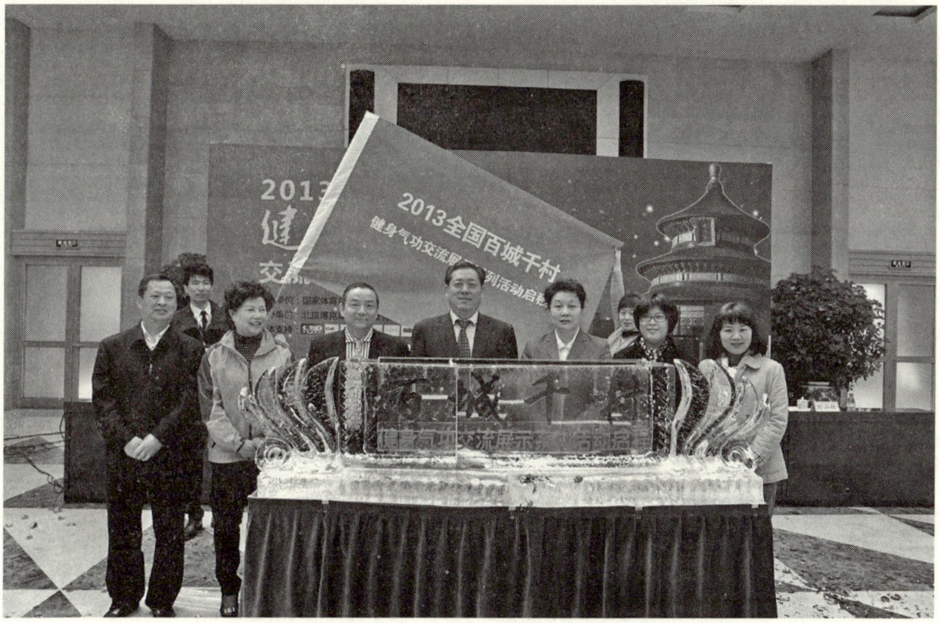

图67　2013年全国百城千村系列活动启程仪式

其次是组织了全国健身气功交流比赛大会。2007年在山东淄博市举办了第一届全国健身气功交流比赛大会，有28个省区市的277名运动员参加了比赛；2008年在内蒙古呼和浩特市举办了第二届全国健身气功交流比赛大会，有29个省区市的283名运动员参加了比赛；2009年在湖北武汉市举办了第三届全国健身气功交流比赛大会，有30个省区市的296名运动员参加了比赛。尤其是在2013年，国家体育总局健身气功管理中心在前几年举办的五届全国健身气功交流比赛大会基础上，又成功举办了第六届全国健身气功交流比赛大会。同时还举办了全国高等院校健身气功比赛及第二届全国老年人体育健身大会健身气功比赛。特别是把第三届中国健身气功博览会升格为首届中国（亳州）国际健身气功博览会，将功法比赛、交流展示、现场教学、论文交流和展览展销等活动融为一体，吸引了36支国内外队伍参赛，近万群众观摩，探索了内外结合、双向交流的国际推广新路子（图68）。

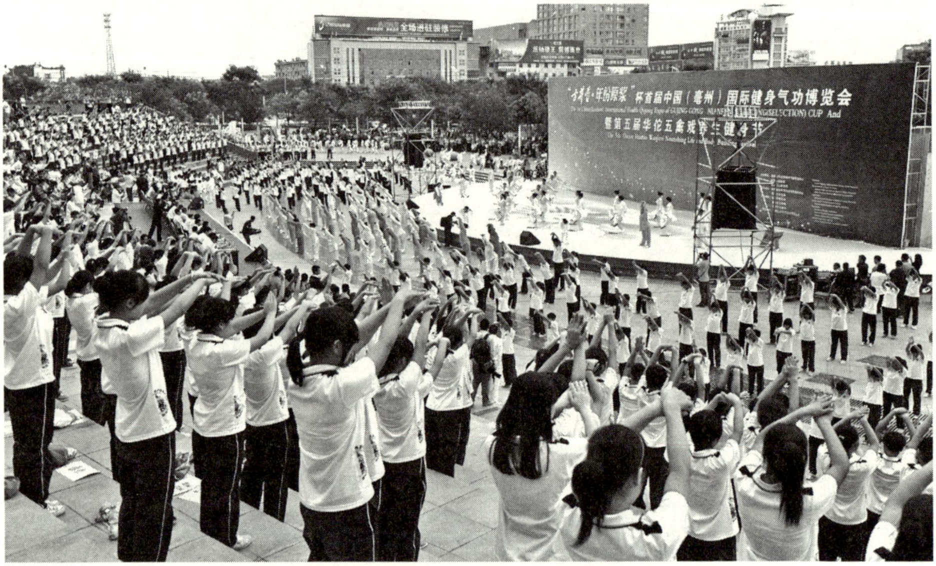

图68　2013年首届中国（亳州）国际健身气功博览会

从2014年起，全国健身气功交流比赛大会更名为“全国健身气功和谐站点联赛”，比赛项目为健身气功站点群众日常习练的健身气功普及功法，并不再进行竞赛功法比赛，同时赛会期间还将增加经验交流和专家讲座环节。该赛事同时也成为一项和全国百城千村健身气功交流展示系列活动一样贯穿全年的品牌赛事。

截止到2017年上半年，“竞赛展示并重，五类赛事互补”的交流竞赛体系逐步健全。几乎贯穿全年、覆盖全国的百城千村交流展示活动、全国站点联赛已成为品牌项目，15个省纳入本级综合性运动会，有力地推动了项目的发展。此外，还有高校比赛、区域性和国际性交流比赛，以及2017年正式纳入全运会比赛。这此不同层级、不同类型、不同规模、覆盖不同人群的展示、比赛活动，声势浩大，影响广泛，成为全民健身运动蓬勃生机中的一道靓丽风景。

除全国系列性健身气功表演展示和交流比赛活动外，各省区市在近几年也普遍开展了形式多样的交流展示活动。这些活动的举办，充分展现了气功健身的独特魅力和练功群众的崭新风貌，产生的社会效应是多方面的。

五、健身气功的科研宣传

国家体育总局健身气功管理中心成立以后，形式多样的宣传工作也逐渐成为扩大健身气功影响、倡导科学健身方法的一种重要引导和推广模式。

为了推进健身气功的普及，扩大在全社会的科研和宣传作用，以健身气功管理中心为依托，在全国建立了一支老中青结合的多学科专家队伍，使健身气功的科研力量和宣传力度有了很大加强。

在健身气功管理中心成立之初，就按照《推广四种健身气功宣传工作实施方案》要求，分四个阶段在人民日报、人民日报海外版、中央电视台、中国体育报、中华全国体育总会网站等媒体开展广泛的宣传。这一形式受到各地群众的普遍欢迎，产生了良好的社会效果。在以体育报刊为主进行常年公开宣传报道的同时，还配合健身气功的对外宣传与交流，组织编辑制作4种健身气功对外宣传品，不失时机地在健身气功科普、培训等工作中开展形式多样的宣传。

2004年8月，经国家新闻出版总署批准创办了《健身气功》杂志。该杂志是目前国内唯一一份由国家体育总局主管，中国健身气功协会、中国体育报业总社主办的国家级健身气功刊物。主要开设的栏目包括气功讲座、信息之窗、练功广场和工作交流等。《健身气功》杂志面向社会，面向大众，倡导科学健身养生理念，弘扬民族优秀健身文化，集权威性、科学性、知识性、实用性、趣味性于一体，依托强大的专家、顾问力量，从理论和实践两个方面为健身气功爱好者提供健身养生指导。同年，又开通了中国健身气功协会网站，以网络的形式宣传和普及健身气功，向群众宣传党和政府有关健身气功的方针政策、法律法规，介绍健身气功科普知识，指导群众科学健身，及时报道健身气功工作的新动态、新举措。

在加强宣传工作的同时，于健身气功管理中心建立之初，就有了一个初步的健身气功科研工作的发展目标，提出要面向健身气功实践，深入、广泛地开展健身气功科学研究，力求用5～10年时间，建立健身气功的理论、技术与方法论体系，组织一支高素质的健身气功科研队伍，建设一批不同层次、不同学科的健身气功研究基地，初步建成适应社会主义市场经济体制和健身气功科学研究自身发展规律的科研管理体制和运行机制，全面提高广大健身气功练习者的科学素养和科学锻炼水平。为了使上述发展目标更加具体、明确，具有可操作性，先后制定了《2002至2010年健身气功科研发展规划》《健身气功科研工作第一阶段（2003—2004年）计划要点》和《健身气功科研工作第二阶段（2005—2007年）计划要点》等中长期发展规划和年度发展计划。为确保各项规划和计划的顺利实施，健身气功管理中心狠抓了健身气功科研规章制度的建设，先后制定了《健身气功科研课题管理办法》《健身气功科研经费管理暂行办法》和《健身气功科研课题结题验收办法》等科研管理规章制度，并在体育总局科教司、政法司的指导下，拟制了健身气功科研课题申报、立项、中期检查、结题等规范化表格，为健身气功科研工作的规范化管理打下了良好基础，有力地保障和促进了科研工作发展规划与计划的顺利实施和各项任务的圆满完成。

在上述建章立制工作的基础上，健身气功管理中心以中国健身气功协会为平台，充分发挥各方面专家学者的作用，积极开展了健身气功科研和科普工作。

第一，组建专家委员会。为了做好健身气功的科研工作，健身气功管理中心组建了由28名专家组成的健身气功科研委员会，并建立了健身气功专家资料库。这些专家中既有中国科学院院士、学部委员，又有享受政府特殊津贴的专家，并均具有正高级职称。这些专家的研究领域涉及哲学、物理、体育、运动力学、心理、生物力学、中医等多个学科领域。

第二，与相关机构建立科研合作平台。健身气功管理中心还与一些科研院校建立了科研协作关系，这些科研单位和院校的科研负责人员还先后参加了国家体育总局和健身气功管理中心组织的科研课题的研究工作，使健身气功管理中心形成了一个以“小核心、大外围”为基本格局的科研队伍结构。

第三，每年都要举办健身气功学术交流会，通过研讨和交流，可以使专家学者围绕健身气功理论、健身气功管理、健身气功实验研究等方面进行广泛深入的探讨，以此加深认识，开阔思路，明确健身气功学术研究的方向。

第四，发挥“智囊团”作用，协助做好科研工作。通过不定期地召开小型会议座谈和函审征求意见等方式，充分调动专家委员参与健身气功工作的积极性和主动性，积极参与健身气功科研规划和计划的研究、制定，做好科研课题立项和结题评审工作，确保科研工作沿着正确的轨道规范地开展。

第五，扎实开展科普工作。组织专家学者科普团，根据情况赴各地开展科普讲座，并积极指导各地开展多种形式的科普活动，帮助群众树立健康的健身养生理念，指导群众科学练功。

第六，结合健身气功管理和推广健身气功工作的实际，不断派出专家赴各地开展调研，撰写调研报告，为健身气功的宣传与推广打下了基础。随着健身气功宣传与科研工作的快速发展，在原来 4 种健身气功普及与推广的基础上，又推出了新的五种健身功法。与此同时，还全面开展了 5 套新功法的推广工作。这些工作实践都受到了各地群众的欢迎。

2009年，在办好中文版中国健身气功协会网站的同时开设了英文版，总点击量达到30余万次。同时，《健身气功》杂志也改为彩版，健身气功宣传工作呈现出一派新的令人鼓舞的局面。截至2014年，《健身气功》杂志一年出刊6期，文字量达33万字，发行量约16.9万册，发行量实现了新的增长。与此同时，还在各地建立杂志读者俱乐部、在北京2000多个书刊报亭铺点销售、组织专家赴务川和无锡等地开展走基层咨询辅导活动、组织杂志创刊十周年研讨会和征文大赛等活动，使得《健身气功》这一宣传阵地逐步开启了走出编辑部办刊的新路子。

科研是宣传工作的基础。多年来，健身气功管理中心积极承担了多项国家体育总局政策法规司赋予的健身气功管理方面的科研课题，如《健身气功习练者现状的调查研究》《健身气功活动站点现状的研究》《转型期中国气功社团组织发展状况、演变规律及发展模式研究》《健身气功交流展示组织办法的研究》《关于健身气功科学理论基本框架的研究》《健身气功科研文献数据库的研究》《健身气功辅导人员资质评价体系的研究》等。同时，还组织力量开展了数十项中心管理的科研课题的研究工作，并陆续推出了一批有价值的研究成果。

宣传具有对科研的促进作用。为了做好宣传推广工作，先后利用科研取得的成果开展了多种形式的健身气功科普活动。为了让群众进一步了解健身气功基础知识，引导群众科学习练健身气功，多次组织专家学者分赴全国各地举办科普讲座。仅以2009年为例，在健身气功管理中心的组织下，4月份在杭州、重庆分别组织了健身气功科普讲座；8、9月份又分别在上海市和亳州市举办了国际和全国健身气功学术论文报告会，共征集论文122篇；10月份与天津电视台联合推出了曲黎敏教授的“健身气功与养生之道”28集系列讲座，并正式出版发行了讲座光盘。经过几年的发展，宣传的力度更进一步加大。仅2014年一年，就组织专家赴广东、山东、江苏、云南、贵州等5地开展讲座22场，受众近4000人次。由于受到群众普遍欢迎，根据专家的科普讲稿，又编辑出版了《健身气功科普讲座汇编》，供健身气功爱好者参阅，受到练功群众欢迎和好评。这些科普讲座以练功群众为主体，注重理论与实践结合，既解决了群众练功中的疑难问题，也传播了气功健身养生文化①。

2014年，国家体育总局健身气功管理中心与企业合作创建开通了中国健身气功协会官方网站和国际健身气功联合会官方网站，2015年又开通了中国健身气功协会官方微信公众平台。与此同时，积极借助两个官方网站建设境内外的信息管理服务平台，逐步将站点管理、段位考核、人才建设、活动报名等项目搬上互联网，并采取线上线下互助发展的新模式，既有效适应了信息化时代“互联网+”的国家发展战略，也有效提高了健身气功的宣传推广力度。

多年的科研与宣传工作，为中国健身气功界奠定了一批丰厚的科研力量和科研成果。在多年积累的基础上，2013年开始，国家体育总局健身气功管理中心又启动了明目功编创，2014年，青少版和成人版明目功法编创已经成型，并被列为国家体育总局2014年科研资助项目，与上海、安徽等地积极协调，正式开展了测试工作。与此同时，还制定了《健身气功功法鉴别要点》。通过5项7点的文字表述，对鉴别社会健身类气功功法提供了认知标准。在此基础上，通过对全国健身气功进行现状调研，组织专家编辑出版了近30万字的《健身气功论文集锦（2004—2013年）》以及《健身气功社会体育指导员培训教材》《走进健身气功》《健身气功二百问》《四种健身气功健身效果的研究》等理论教材及科普读物，为健身气功事业的发展奠定了人才的基础。

2016年制定并发布了《健身气功科研基地管理办法》，推动国内外科研合作和联合攻关。两套明目功和校园五禽戏研究顺利结题，并将

①《稳步推进 实现突破——健身气功科研宣传工作年度回顾》，载《中国体育报》，2015-1-20。

进入推广阶段。完成五套新功法比赛展演功法研究，并将于今年投入使用。持续推动四种功法教材编写，启动五套新功法教材编写。组织立项2016年度课题57项，顺利完成2015年度课题结题工作。多次举办并协办国际、国内科学论坛，搭建学术交流平台。这些都为健身气功事业的发展奠定、打牢了人才的基础。

六、积极向境外传播推广健身气功

健身气功源于中国，属于世界。传播中华优秀传统文化，造福人类健康，既是健身气功发展的需要，也是推动中华文化“走出去”，增强中国文化软实力，推动文化大发展大繁荣的需要。国家相关部门一直非常重视健身气功的对外宣传交流工作，国家体育总局健身气功管理中心和中国健身气功协会成立后，积极向海外传播推广健身气功。在健身气功对外推广途径上，主要是从举办健身气功国际赛事、教学培训、翻译出版宣传资料和建立社团交流等方面进行的。

一是举办健身气功国际赛事。让世界人民了解中国传统文化，健身气功的传播是最好的途径之一。然而普及和提高是一个渐进的过程，从现代体育项目发展的模式和经验中不难看出，竞赛是最好的推广途径。截止到2016年，健身气功的国际赛事已多次成功举办，主要有：2006年在北京举办首届国际健身气功交流展示大会，海外参赛队伍28个；2007年在北京举办第二届国际健身气功交流展示大会，海外参赛队伍29个；2008年9月在韩国釜山举办的第四届世界体育大会上健身气功被列为正式比赛项目，中国健身气功协会承担了全部竞赛组织工作；2009年8月在上海举办第三届国际健身气功交流比赛大会，此届大会有28个国家和地区的53支代表队共362人参加；2011年9月17日，第四届国际健身气功交流比赛大会在加拿大哥伦比亚大学举办，有25个国家和地区44个协会组织的300多名选手参加比赛；2013年8月，在美国纽约举办了第五届国际健身身气功交流比赛大会，这是第一次以国际健身气功联合会的名义在境外开展活动。

从2014年开始，已举办5届的国际健身气功交流比赛大会更名为“世界健身气功交流比赛大会”，每两年一届，奇数年由国际健身气功联合会举办。就在这一年的7月，在比利时蒙斯市举办了首届欧洲健身气功运动会，汇集了来自英国、法国、德国、俄罗斯等16个国家的200多名运动员、专家、学者，参加了欧洲健身气功科学论坛、文化之都欧洲健身气功展示、欧洲健身气功交流比赛以及教练员培训班、段位考试和功法培训班等活动。在开幕前3个月即陆续开办了多语言专题网站，创办比利时“气功日”，组织了百余名会员进行健身气功公开表演，举办了两场新闻发布会。在洲际培训班等重点活动上，当地媒体的报道愈加深入、专业。详细的专题报道进一步促进了健身气功在当地的推广。随着推广工作的不断深入，各国的健身气功活动逐渐呈现不同特色，如健身气功的文化底蕴和历史渊源等，受到了媒体关注。

2015年9月1日，为期6天的第六届世界健身气功交流比赛大会在欧洲体育名城葡萄牙波尔图精彩闭幕。本届大会内容包括国际健身气功联合会执行委员会会议、广场表演、交流比赛、功法培训、段位考试等，是一个综合性的盛会，共有来自中国、葡萄牙、美国、英国、巴西、新加坡、中国香港等24个国家和地区的175名运动员参与。为有效促进各国代表队的参赛积极性，本届大会进行了赛事改革，采取中国参赛队与其他各国、地区的参赛队成绩并列制，充分体现了健身气功的包容、参与、交流与提高的理念。赛事活动的成功举办对健身气功项目的推广起到重要的促进作用。

二是健身气功境外教学培训推广。自2003年第一支中国健身气功代表团出访日本，至2016年已经遍布世界各大洲40多个国家，深受人们的喜欢。2005年10月之前，中国健身气功协会已经成功地举办了5期日本健身气功爱好者培训班。仅2005年一年，中国健身气功协会协会组织开展对外宣传交流活动就达11次，接待和出访的国家包括韩国、新加坡、葡萄牙、西班牙、意大利、德国、日本和芬兰等十几个。与这些国家的健身气功团体进行了深入交流，为今后更密切地合作奠定了基础。2009年，中国健身气功协会组派25个团队121人次赴境外开展健身气功宣传推广活动，与30多个国家和地区的社团组织建立了合作关系。在2006年至2009年期间，中国健身气功协会共派出77个代表团，赴美国、澳大利亚、英国等21个国家和地区，共举行表演展示活动300多场，现场观众近7万人次；举办教学培训995场，有19个国家和地区的人员应邀来华交流学习健身气功，累计培训学员约2.8万人次。

在2012年，国家体育总局组派27个团组106人次到28个国家和地区开展健身气功宣传推广活动，与50个境外协会组织合作举办表演展示、教学培训和科普讲座，接待12个国家和地区40多人次来访和学习，累计为205名国外习练者考核颁发技术段位等级证书。还在纽约联合国总部举办了健身气功表演展示，在伦敦奥运会倒计时100天之际举办了大型健身气功表演展示，首次举办了欧洲和美洲健身气功教练员培训班。

在2013年，又派25个团组101人次，赴5大洲27个国家和地区开展健身气功宣传推广活动；共举办教学、培训、表演、讲座300多场次，直接受众14000多人次，接待近20个国家和地区的200多人次来访和学习，为健身气功在境外可持续发展夯实了基础。

2013年8月，在美国纽约举办了首届国际健身气功科学论坛，这是第一次以国际健身气功联合会的名义在境外开展活动，第一次在境外主场举办包括论坛、会议、培训和段位考试等多内容、大规模、高水准的国际活动，特别是通过举办国际科学论坛，实现了国际推广的重大突破。在此期间召开的第二届国际健身气功联合会执委会会议上，内蒙古、安徽、江西、湖北、重庆5个国内省级健身气功协会被批准成为国际健身气功联合会会员单位，进一步确立了我国在国际健身气功界的主导地位。同一年，还开创性地举办了美洲、欧洲和亚太地区3个洲际健身气功教练员培训班，为20多个国家和地区培训骨干教学人才240余名，并在日本、英国、比利时等国尝试举办全国教练员培训班，推动各国实现培训内容本地化、学员管理规范化、教学体系系统化，使对外推广工作进一步落地生根。

从2014年开始，健身气功的海外宣传推广活动更加大了力度。包括不同层次的各类师资培养，搭建了以国际培训为龙头、以洲际培训为支柱、以国家级培训为据点的三级立体师资培训体系。2月在峨眉山举办的首期国际健身气功联合会会员协会负责人培训班作为境外推广的开年之作，对各合作组织负责人从文化内涵上予以滋养、从推广方法上予以指导、从合作信心上予以增强、从发展思路上予以统一，确立了全年的推广活动框架。在此基础上，分别于10月、11月举办了第二期亚太地区教练员培训班、首期非洲教练员培训班和首期南美洲教练员培训班。同时，统筹规划每起出访活动，集中资源优势，在有条件的国家开展国家级健身气功教练员培训班，日本、法国、葡萄牙、爱沙尼亚以及美国、加拿大的东西海岸健身气功教练员培训班均取得了良好的效果。整个2014年，国家体育总局健身气功管理中心共组派24个团组计91人次，赴亚洲、欧洲、非洲、北美洲、南美洲和大洋洲的35个国家和地区的47个城市开展健身气功宣传推广活动。共举办教学培训292场，培训骨干教练员8000余人次；举办讲座35场，听众达2500余人次；举办表演展示19场，2400余名当地群众参与了表演互动。接待近20个国家和地区的近百人来访和学习；向465名国外健身气功习练者考核颁发了技术段位等级证书。形式多样的境外推广工作在配合国家公共外交和提升我国文化软实力等方面发挥了独特作用，并呈现出良好的发展态势。

2015年，圆满完成了26个团组125人次覆盖5大洲34个国家和地区76个城市的专项文化活动，成功举办了世界科学论坛和世界交流比赛大会，并在国家“一带一路”战略、中欧建交四十周年、中美人文交流机制框架、中新建交25周年等国家战略和外交大局方面做出了自己的贡献。同时，积极推动国家、国际、洲际和区域性的教学培训，同孔子学院和中国文化中心合作举办科普讲座和教学活动，同九华山和峨眉山两家公司合作开发“请进来游学项目”，同加拿大国际健身养生文化协会合作探索与瑜伽项目的跨界融合（图69）。

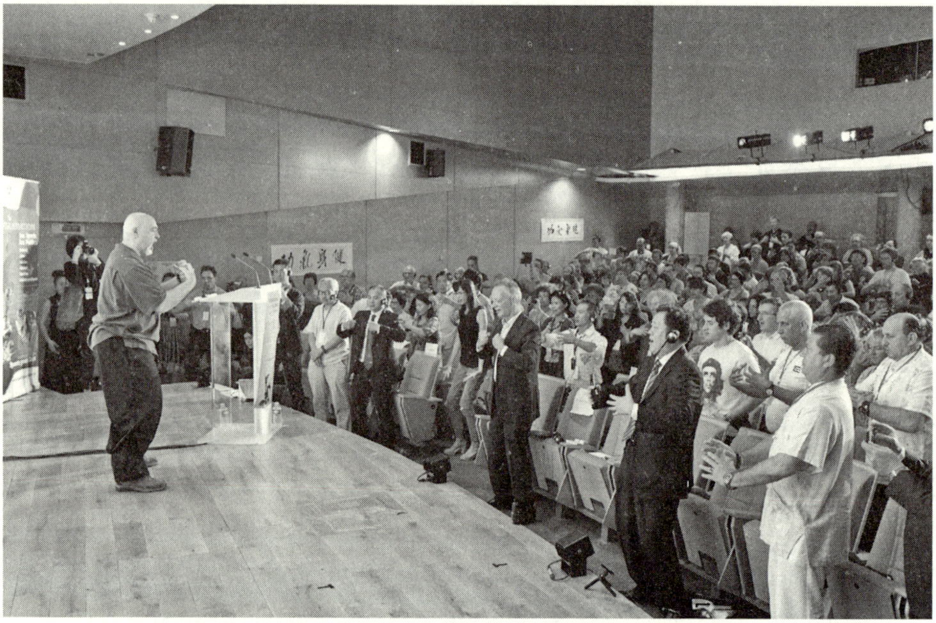

图69　2015年8月25日，第二届世界健身气功科学论坛在法国巴黎举办

三是翻译出版宣传资料。在功法推广方面，先后翻译出版了《健身气功在中国》《让世界了解健身气功》《来自中国的传统养生之道》等宣传品和9种健身气功的英、德、法、日、俄和西班牙语教材。

四是建立社团交流。在健身气功国际推广过程中，建立国际社团交流是一个很好的平台。在这一工作中，致力于筹备成立国际健身气功联合会，是国家体育总局健身气功管理中心在境外推广活动中的一项重要任务。为此，中国健身气功协会在2007年就发出筹备成立国际健身气功联合会的倡议书。2009年8月，在上海召开了国际健身气功联合会筹备会，有53名代表出席了会议。经过充分的准备，2012年9月

21日，国际健身气功联合会成立大会暨第一次会员代表大会在杭州召开，共有来自33个国家和地区、52个社团组织的86名代表参加了本次大会。在国际健身气功联合会第一届委员会和执行委员会上，表决通过了《章程》和会徽以及《财务管理办法》，决定了专项委员会的机构设置和人员组成。国家体育总局局长助理晓敏当选为国际健身气功联合会首任主席。

国际健身气功联合会的成立，是健身气功开展推广活动的必然趋势。联合会以团结和发挥健身气功会员协会力量，推动和发展会员协会之间交流合作，促进和提高世界人民身心健康水平为宗旨，组织健身气功国际比赛和活动，制定健身气功国际技术标准，制定培训和管理健身气功运动员、教练员和裁判员的管理规定，组织和开展健身气功科研和宣传工作，开发和推动国际健身气功联合会产业发展。国际健身气功联合会的成立，无论是对凝聚各国和地区有关社团组织，还是对健身气功养生文化的传播，都将产生积极的影响。

2014年8月，在首届中国国际健身气功交流比赛大会期间，举办了国际健身气功联合会特别会员代表大会、执行委员会和专项委员会会议。来自22个国家和地区的65名代表出席各项会议。会议表决通过了《国际健身气功联合会章程》（修订案），增设了健身气功执行局及常务副主席等职务，从制度上提高了工作效率。同时增加了9个会员单位，使国际健身气功联合会会员数量达到74个，遍布41个国家和地区。投票确定法国、葡萄牙为第六届世界交流比赛大会和第二届世界科学论坛的举办地。

2016年8月，第二届国际健身气功联合会会员代表大会在安徽池州召开。会上选举产生了第二届国际健身气功联合会领导机构组成成员，表决通过了第七届世界健身气功交流比赛大会暨第三届世界健身气功科学论坛举办地并签署承办协议，颁发会员牌匾和会员证书。经过民主投票，杨春波当选为国际健身气功联合会主席，常建平当选为国际健身气功联合会常务副主席兼秘书长，刘劲铮、皮埃尔·德·库克莱尔、保罗·阿拉乌如、费玉樑当选为国际健身气功联合会副主席。此届大会，“国际气联”通过精简执委会规模，整合优化专项委员会的设置来推进联合会的改革发展，并不断提升国际气联的科学化、规范化、国际化、社会化、职业化和信息化发展水平（图70）。

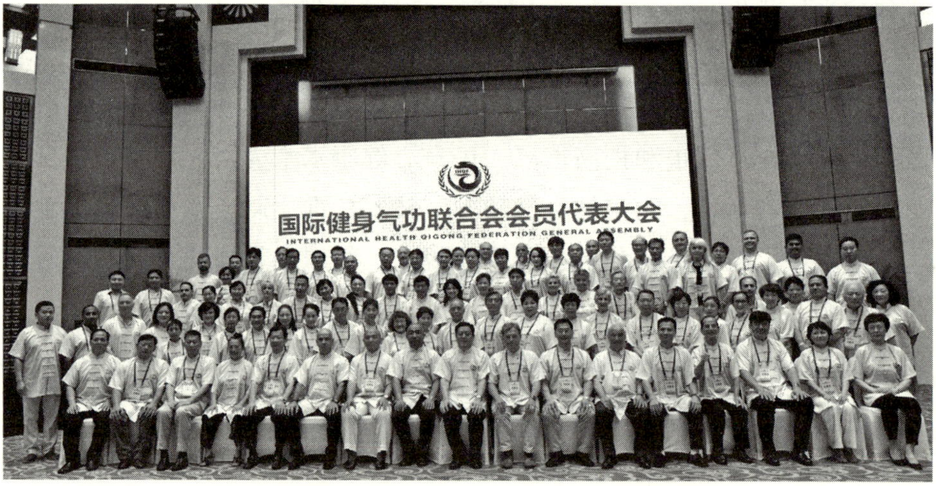

图70　2016年8月12日，国际健身气功联合会第一届第三次会员代表大会在安徽池州召开

除了成立国际健身气功联合会，中国健身气功协会还通过各种渠道，与有关国家和地区的相关健身气功社团建立了联系。2004年9月，日本成立了日本健身气功协会；2005年9月，德国成立了欧洲健身气功协会。中国健身气功协会出访了日本、韩国、新加坡、中国香港、德国、法国、葡萄牙、西班牙等多个国家和地区，均受到热烈欢迎，产生了积极影响。中国健身气功协会自2006年开展“健身气功海外行”活动以来，已通过组织数以百计的教学团、组，与近40个国家和地区的相关社团建立了联系。截至2016年，仅国际气联会员协会就已经达到87个，遍及5大洲45个国家和地区，境外习练人口突破150万。中国健身气功协会

已与40多个国家和地区的近百个社团组织建立了交流合作关系，与境外的许多大学建立了教学和科研合作关系。

通过建立国际间的社团交流，对促进健身气功国际化规范发展、提升健身气功项目的国际地位和中国文化的国际影响力发挥了积极作用（图71）。

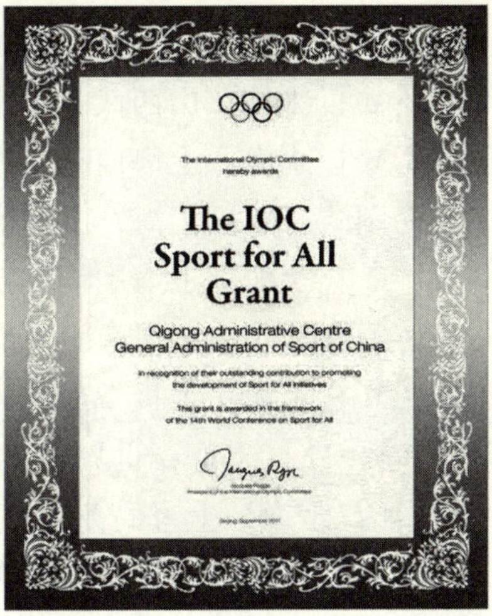

The International Olympic Committee
hereby awards
The IOC
Sport for All
Grant
Qigong Administrative Centre
General Administration of Sport of China
In recognition of their outstanding contribution to promoting
the development of Sport for All initiatives
This grant is awarded in the framework
of the 14th World Conference on Sport for All

图71　2011年健身气功荣获国际奥委会颁发的群众体育“发展与促进”奖

参考文献

［1］释禅空. 少林呼吸法［M］. 共和印刷局，1918.
［2］席裕康. 内外功图说辑要［M］. 上海：上海古籍出版社，1990.
［3］蒋维乔. 冈田静坐法［M］. 上海：上海商务印书馆，1919.
［4］丁福保. 卫生学问答［M］. 太原：山西武备学堂刻印，1900.
［5］王怀琪. 订正八段锦［M］. 上海：上海商务印书馆，1916.
［6］王怀琪. 易筋经二十四图式［M］. 上海：上海商务印书馆，1917.
［7］王怀琪. 华佗五禽戏［M］. 上海：上海中国健学社，1925.
［8］王怀琪. 实验深呼吸练习法［M］. 上海：上海商务印书馆，1926.
［9］徐致一. 太极拳浅说［M］. 上海：太极拳研究社，1927.
［10］姜容樵. 写真形意母拳［M］. 上海：世界书局，1932.
［11］王怀琪. 八段锦舞［M］. 上海：上海商务印书馆，1933.
［12］王怀琪. 八段锦［M］. 增订本. 上海：上海商务印书馆，1933.
［13］冈田虎次郎. 心身修养冈田式静坐法［M］. 蒋维乔，译. 上海：上海商务印书馆，1933.
［14］王怀琪. 新编八段锦［M］. 上海：上海国光书店，1945.
［15］王祖源. 内功图说［M］. 影印本. 北京：人民卫生出版社，1956.
［16］刘贵珍. 气功疗法实践［M］. 石家庄：河北人民出版社，1957.
［17］陈涛. 气功科学常识［M］. 上海：上海科学技术出版社，1958.
［18］王子平. 却病延年二十势［M］. 上海：上海科学技术出版社，1959.
［19］李远国. 仙家秘传祛病功［M］. 北京：人民体育出版社，1990.
［20］胡耀贞. 保健气功［M］. 北京：人民体育出版社，1962.
［21］姜容樵. 八卦掌［M］. 北京：人民体育出版社，1963.
［22］山海经校注［M］. 袁珂校注. 上海：上海古籍出版社，1980.

［23］张惠民. 气功疗法趣谈［M］. 天津：天津科学技术出版社，1980.
［24］卿希泰. 中国道教思想史纲［M］. 成都：四川人民出版社，1980.
［25］蒋敏达. 气功强身法［M］. 上海：上海教育出版社，1980.
［26］林厚省. 气功使人健康［M］. 广洲：广东科技出版社，1981.
［27］马春. 强身气功［M］. 北京：人民体育出版社，1981.
［28］李经纬，余瀛鳌，欧永欣，等. 中医大辞典［M］. 北京：人民卫生出版社，1981.
［29］吴诚德，乐秀珍. 练功与养生［M］. 北京：人民体育出版社，1982.
［30］马济人. 中国气功学［M］. 西安：陕西科学技术出版社，1983.
［31］李季芳，周西宽，徐永昌. 中国古代体育简史简编［M］. 北京：人民体育出版社，1984.
［32］尊我斋主人. 少林拳术秘诀［M］. 天津：天津市古籍书店，1984.
［33］林中鹏. 中华气功学基础教程——中华气功史导论［M］. 海口：南方出版社，1999.
［34］张荣明. 中国古代气功与先秦哲学［M］. 上海：上海人民出版社，1987.
［35］林厚省. 气功学［M］. 青岛：青岛出版社，1987.
［36］王贤宾. 意气功详解［M］. 天津：天津市古籍书店，1987.
［37］潘蔚伟. 十二段锦［M］. 影印本. 天津市古籍书店，1987.
［38］李远国. 气功精华集［M］. 成都：巴蜀书社，1988.
［39］孙禄堂. 八卦掌学［M］. 天津：天津市古籍书店，1988.
［40］席锡藩. 内外功图说辑要：上下集［M］. 王知慧，绘图. 一可，译. 田世贵，校译. 内蒙古科学技术出版社，1988.
［41］林中鹏. 中华气功学［M］. 北京：北京体育学院出版社，1989.
［42］裴锡荣，徐啸，童近仁，等. 中华气功发展史［M］. 北京：天则出版社，1989.
［43］胡春申. 中华气功学［M］. 成都：四川大学出版社，1989.
［44］李志庸. 中国气功史［M］. 郑州：河南科学技术出版社，1989.

[45] 王卜雄，周世荣. 中国气功学术发展史：中国气功养生学 第一分卷 [M]. 长沙：湖南科技出版社，1989.
[46] 孙禄堂. 太极拳学 [M]. 天津：天津市古籍出版社，1989.
[47] 方春阳. 中国气功大成 [M]. 长春：吉林科学技术出版社，1989.
[48] 李良松，郭洪涛. 中国传统文化与医学 [M]. 厦门：厦门大学出版社，1990.
[49] 李存山. 中国气论探源与发微 [M]. 北京：中国社会科学出版社，1990.
[50] 漆浩. 医、巫与气功——神秘的中国养生治病术 [M]. 北京：人民体育出版社，1990.
[51] 傅维康. 针灸推拿学史 [M]. 上海：上海古籍书版社，1991.
[52] 史兰华，等. 中国传统医学史 [M]. 北京：科学出版社，1992.
[53] 沈寿. 导引养生百法图谱 [M]. 北京：北京体育学院出版社，1994.
[54] 章方松. 中国上古文化与气功起源 [M]. 北京：学林出版社，1994.
[55] 吴志超. 导引养生史论稿 [M]. 北京：北京体育大学出版社，1995.
[56] 王宗岳. 太极拳谱 [M]. 沈寿，点校. 北京：人民体育出版社，1995.
[57] 郝勤. 导引养生 [M]. 成都：巴蜀书社，1995.
[58] 国家体委武术研究院. 中国武术史 [M]. 北京：人民体育出版社，1997.
[59] 胡孚琛. 道学通论 [M]. 北京：社会科学出版社，1999.
[60] 崔乐泉. 中国古代体育文物图录 [M]. 北京：中华书局，2000.
[61] 余瀛鳌，李经纬. 中医文献辞典 [M]. 北京：北京科学技术出版社，2000.
[62] 黄健，慧勤. 简明气功辞典 [M]. 上海：上海科学技术出版社，2000.

［63］任继愈. 中国道教史［M］. 北京：中国社会科学出版社，2001.
［64］罗时铭. 中华养生学［M］. 西安：陕西科学技术出版社，2002.
［65］吴志超. 导引健身法解说［M］. 北京：北京体育大学出版社，2002.
［66］邱丕相. 中国传统体育养生学［M］. 北京：人民体育出版社，2006.
［67］王新午. 太极拳阐宗［M］. 太原：山西科学技术出版社，2006.
［68］许禹生. 太极拳势图解［M］. 太原：山西科学技术出版社，2006.
［69］蒋维乔. 因是子静坐养生法［M］. 西安：中国长安出版社，2009.
［70］崔乐泉. 中国体育通史：第1–8卷［M］. 北京：人民体育出版社，2008.
［71］崔乐泉，杨向东. 中国体育思想史：古代、近代、现代卷［M］. 北京：首都师范大学出版社，2008.
［72］万朝顺. 中华体育养生学［M］. 昆明：云南大学出版社，2010.

图书在版编目(CIP)数据

健身气功发展史 / 国家体育总局健身气功管理中心编.
- 北京：人民体育出版社，2018
健身气功通用教材
ISBN 978-7-5009-5273-2

Ⅰ. ①健… Ⅱ. ①国… Ⅲ. ①气功-健身运动-中国
Ⅳ. ①R214

中国版本图书馆 CIP 数据核字（2017）第 275802 号

*

人民体育出版社出版发行
三河兴达印务有限公司印刷
新 华 书 店 经 销

*

787×960 16 开本 21.5 印张 266 千字
2018 年 6 月第 1 版 2018 年 6 月第 1 次印刷
印数：1—7,000 册

*

ISBN 978-7-5009-5273-2
定价：58.00 元

社址：北京市东城区体育馆路 8 号（天坛公园东门）
电话：67151482（发行部） 邮编：100061
传真：67151483 邮购：67118491
网址：www.sportspublish.cn
（购买本社图书，如遇有缺损页可与邮购部联系）